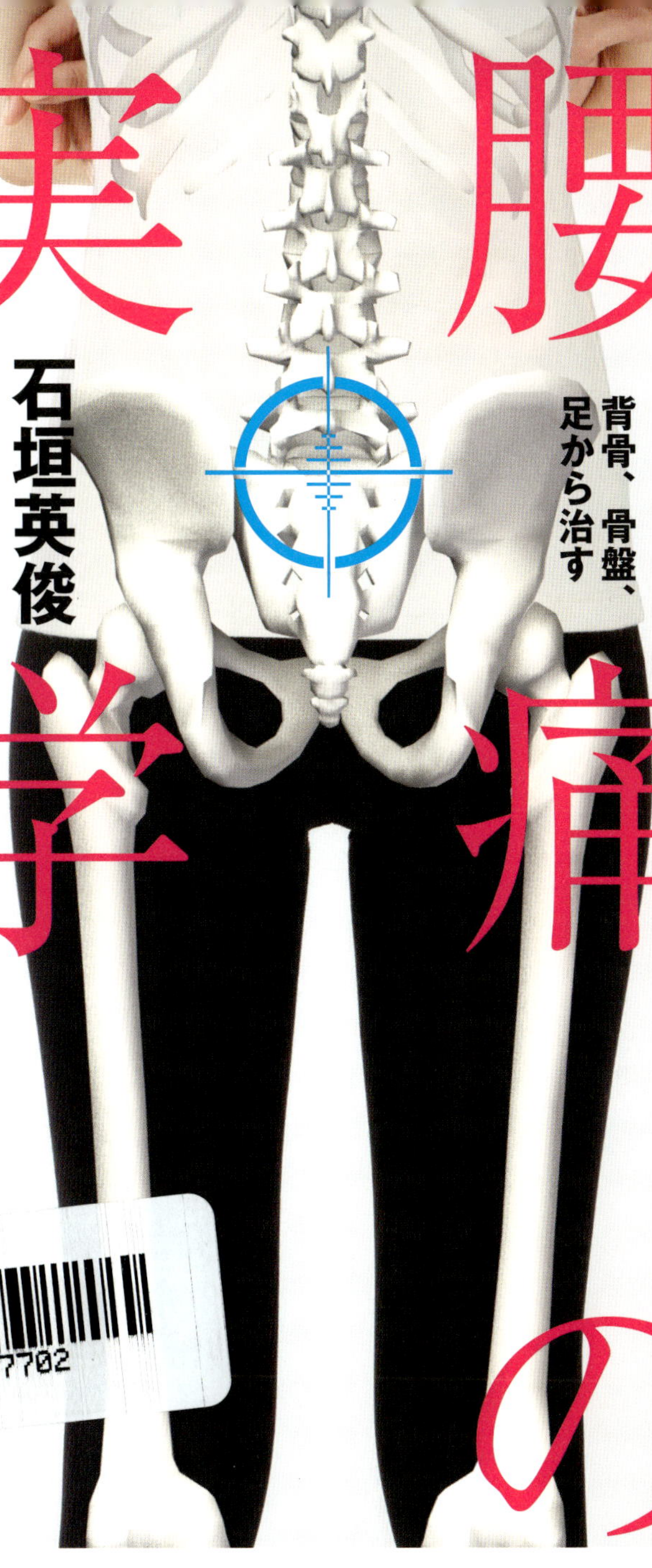

腰痛の実学

背骨、骨盤、足から治す

石垣英俊

池田書店

はじめに

この本を手にとってくださった方の多くが、今まさに腰痛に苦しんでいる方、あるいは大切な人が腰痛に悩まされている方かと思います。私の治療院にも日々、腰の痛みを訴える患者さんがいらっしゃいます。実際、腰痛は2010年に行われた国民生活基礎調査の「自覚症状のある病気やけが」という項目で、男性では1位、女性でも2位になっています。まさに「国民病」と言ってもよいでしょう。

これだけ多くの人が苦しんでいるだけに、世の中には腰痛の原因や改善法に関する情報があふれています。私も仕事柄そうした情報には敏感になっていますが、その内容は実にさまざまです。情報が多いのはありがたいことですが、多すぎるとどれが正しいのか、わかりにくくなるのも確かです。例えば、腰痛の原因にはこのような説があります。

「腰痛は骨盤の歪みの問題である」
「腰痛はココロが引き起こしている」
「内臓が悪いと腰も痛くなる」

どれが正解だと思いますか？　正解は「すべて」です。もっと言うと、原因は他にもたくさんあります。腰痛がやっかいな理由は、このように原因が人それぞれ違うことにあります。よく「○○だけやれば腰痛は治る！」といったうたい文句も目にしますが、原因がさまざまである以上、一つの方法だけで、すべての腰痛が治るとは言えません。

そこで本書では、一人でも多くの方の腰痛改善の手助けとなるように、まずは腰痛の原因を体系化することを目指しました。そして、それぞれに合った腰痛改善メニューを提案しています。自分の腰痛がどんな原因で起こっているか、そしてどんなメニューを行えばよいか。それを正しく知るためのチェック項目も用意しました。

大切なのは、自分の体と向き合うことです。今あなたの腰痛が「A」という原因で起きていたとしても、数年後にまた腰痛が起きた時、原因が「A」であるとは限りません。「B」かもしれませんし、「C」かもしれません。その時、腰痛のしくみや自分の体について理解していれば、きっと正しいアプローチを自分自身で見つけられるはずです。

腰の痛みは重大な病気のサインである可能性もあるので、病院や治療院などを頼ることは決して悪いことではありません。ですが、自分自身で腰痛のしくみや対処法を学び、自らの体についての理解を深めることは、腰痛に限らず、さまざまな病気やケガと正しく向き合い、健康を手にするための力になってくれるはずです。腰痛を通して、自分自身を見つめること。それこそが「腰痛の実学」なのです。

石垣英俊

第3章 3つの土台で考える 腰痛の治し方

第4章 3つのタイプ別 腰痛改善メソッド

本書を読み進める前に

本書を有効に活用するために、本書の構成と
使い方について紹介します。

まずは原因を探ろう！

腰痛の原因は実にさまざま。意外なものもひそんでいるので、すべてに目を通して、自分の腰痛の原因がどこにあるか探りましょう。

どうやって治せばいい？

本書では、さまざまな原因の腰痛を改善する方法を3つのタイプに分けて提案。この章では、その意味や効果について解説します。

メニューを実践しよう！

実際に腰痛を改善するためのメソッドを紹介します。自分がどのタイプかをチェックリストで調べてから、自分に合ったメニューを選びましょう。

3つのタイプ別チェックリスト
→ A 背骨タイプの腰痛改善メソッド
→ B 骨盤タイプの腰痛改善メソッド
→ C 足タイプの腰痛改善メソッド

もっと健康になりたい！

中国の伝統医学である中医学には、腰痛を改善し、もっと健康になるためのヒントがたくさん。その考え方やメソッドを学びます。

本書のキーワード

本書の中でよく出てくる２つの言葉について解説します。
最初に理解しておくと読み進めやすいでしょう。

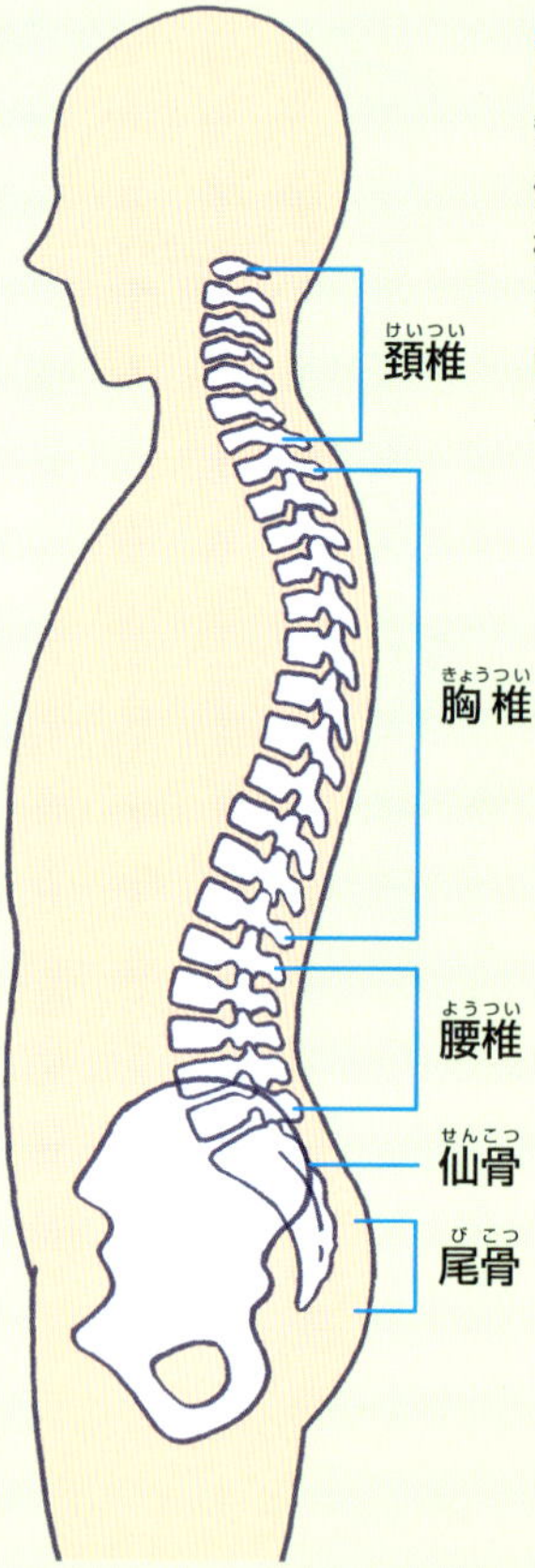

背骨

背骨は26個の骨（椎骨《ついこつ》）でできています。それぞれの部位で関節の方向や働きが違うため、上から頸椎、胸椎、腰椎、仙骨、尾骨と名称が異なりますが、すべて連動しています。頸椎は前弯（前側にカーブ）、胸椎は後弯（後ろ側にカーブ）、腰椎は前弯、仙骨・尾骨は後弯と、背骨はゆるやかなＳ字カーブを描くのが、理想的です。

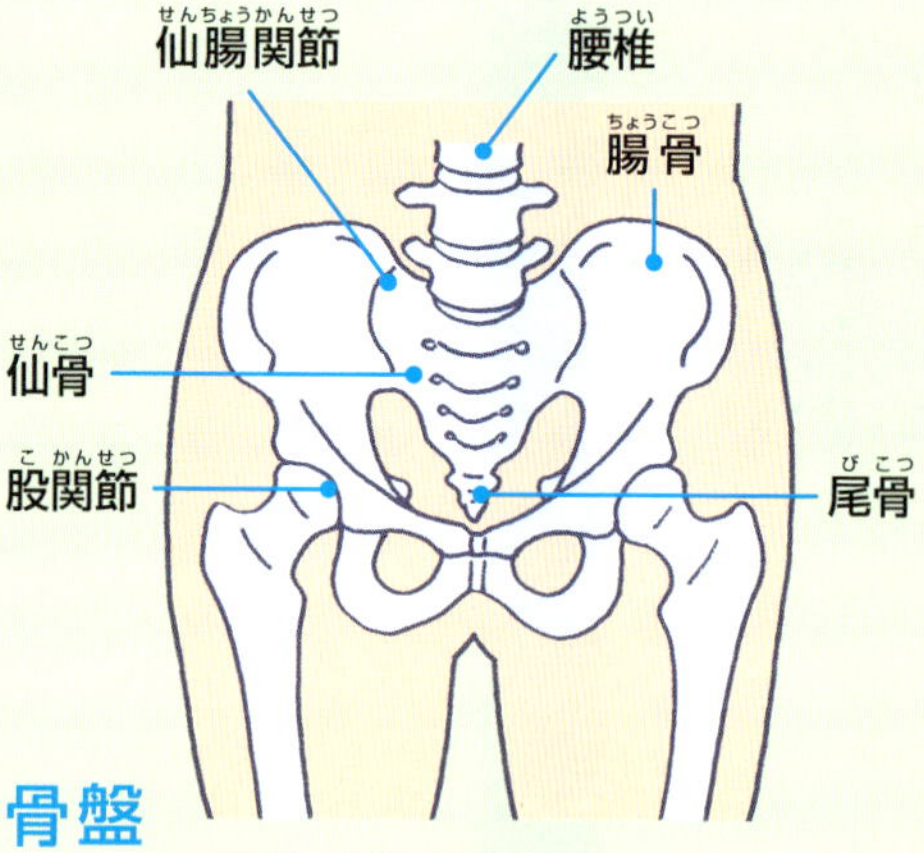

骨盤

仙骨、尾骨、寛骨《かんこつ》（坐骨《ざこつ》、腸骨《ちょうこつ》、恥骨《ちこつ》）の３つの骨から成り立つ部位で、背骨（腰椎）と脚（大腿骨《だいたいこつ》）をつなぐ重要なエリア。仙骨と腸骨は強力な靭帯に囲まれた仙腸関節によってつながっています。

メニューで使用する道具

タオルはバスタオルとフェイスタオルの２種類を用意。どちらも丸めて使用します。ある程度の硬さが必要なので、隙間がないようにきつく丸めるのがポイント。手ぬぐいは結び目を作ります。

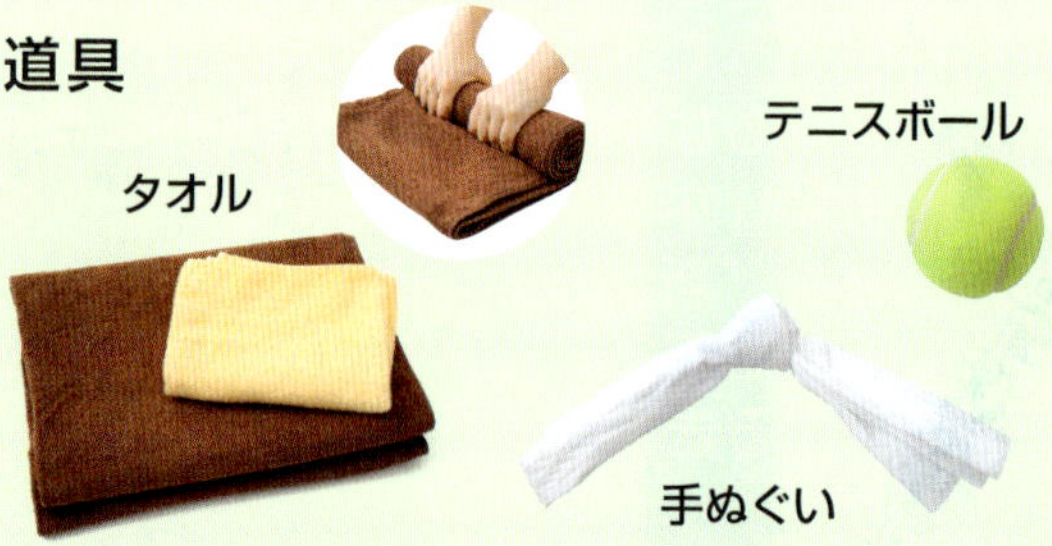

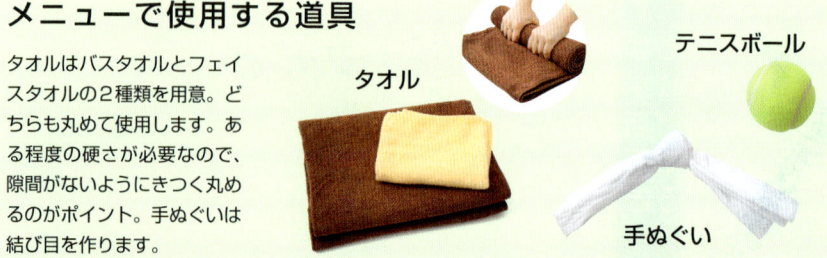

第1章だから治らなかった

腰痛の新しい常識

近年、「腰痛」に関する研究は進み、
新たな事実が明らかになっています。
しかし、それらは一般の方々に
広く浸透しているわけではありません。
何をやっても腰痛がよくならない。
そんなあなたは、もしかしたら“これまでの常識”に
とらわれすぎているのかもしれません。
腰痛で、“新しい常識”となりつつある
事実を知ることが、あなたの腰痛を劇的に
改善するきっかけになることでしょう。

新しい常識 1

腰を治療しても腰痛はよくならない

私の治療院には、さまざまな体の悩みを抱えた方がいらっしゃいます。その中には、腰が痛いという人もたくさんいます。急に痛くなった人、長年痛みに苦しめられている人など、痛み方のタイプも、痛む部位もさまざまです。

私が施術を始めると、けげんそうな顔をする人がいます。たいていは、腰ではなく、足や頚《くび》に施術しているような場合です。はっきりと口にする人もいます。

「痛いのは腰なんですけど……」

そう言いたくなる気持ちはわかるので、説明することになります。

「痛みが出ているのは腰だとしても、その原因が別のところにあるということがよくあります。○○さんの場合、原因は足にあるので、そこを調整していくことが、腰の痛みを解消するのに必要なのです」

そんな説明をして、施術を続けることになります。

腰痛の原因が必ず腰の痛いところにあるのなら、話はわかりやすいのですが、そう単純ではありません。しかし、どうして離れた部位の異常が、腰の痛みを引き起こしてしまうのでしょう。

実は、人間の体は全身がつながっています。第3章で説明しますが、関節や、筋肉を包んでいる筋膜が、足の先から頭のてっぺんまで、ずっとつ

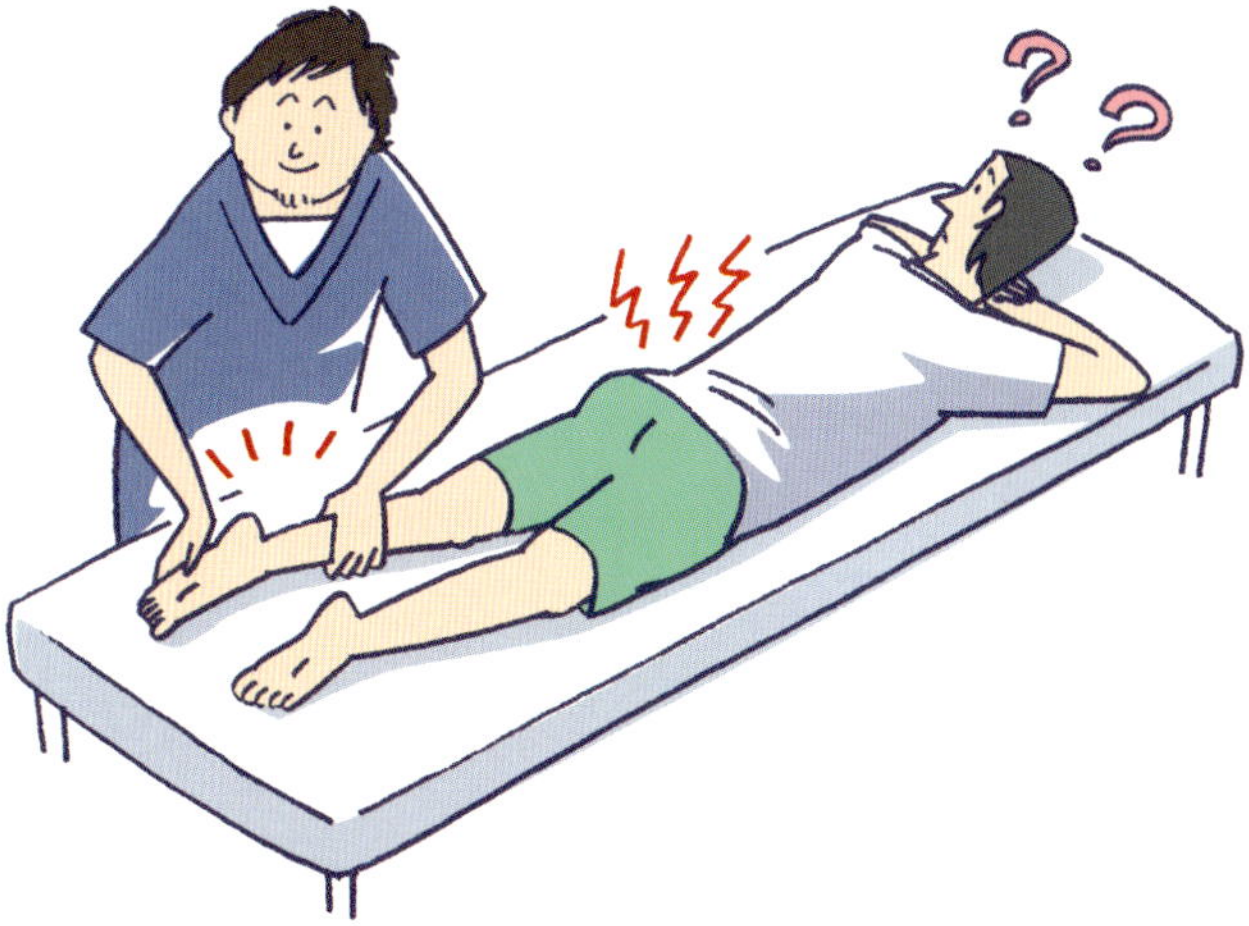

ながっているのです。そのため、ある部位に起きた異常が、離れた部位に影響を及ぼしてしまうことはよくあります。何の不思議もありません。

特に腰は、「月＝にくづきへん」に「要」と書くように、まさに人体の要と言ってもいい部分。そのため、足や骨盤や背骨などの影響が、腰に現れやすいのです。

例えば、足に問題があることで、全身に歪みが生じてしまうことがあります。骨盤に問題がある場合には、立っている時だけでなく、座っている時も腰椎（背骨の腰あたり）に悪影響を及ぼします。もちろん、背骨に問題があって腰痛が起きていることもあります。

何が原因になっているのかを探り、それに基づいて対応していくと、腰痛だからといって、腰に施術するとは限りません。むしろ、腰以外の部分を施術するようなケースの方が多いのです。

腰が痛い時、あなたはこれまでどう対処してきましたか。腰に湿布薬を貼る。腰をもんでもらう。腰を反らせてみる。腰を丸めてみる。腰を温める。——どの方法にも一長一短がありますが、腰が痛いことにとらわれ、腰にこだわりすぎていませんでしたか。

本書を手にした今が、あなたの腰痛の本当の原因を突き止めるチャンスです。腰痛の原因は、腰以外にあるかもしれません。

腰痛は○○だけでは治らない

「○○するだけで腰痛は治る！」

腰の痛みに苦しんでいる人にとって、こんな言葉は、かなり魅力的に感じられるかもしれません。しかし、腰痛はなかなかの曲者で、たった一つの方法ですべてが解決するほど簡単な相手ではありません。もし、「○○するだけで」治る腰痛が本当にあったとしても、それですべての腰痛が治るとは考えない方がいいでしょう。

実は、私自身もこれまでの人生で、腰痛を経験したことが3回あります。1回目は高校生の頃で、夢中でスポーツをやっていた時です。2回目は仕事を始めていた時期で、当時の私は強い精神的なストレスを抱えていました。3回目は同僚の施術を受けて、バキッと腰をひねった時に痛めてしまいました。こうして3回の腰痛を経験したのですが、3回とも原因が違っていたわけです。当然、治すための方法も違っていました。

ここで、水道につないだホースから水が出てこない、というシーンを思い描いてみましょう。水を出したいのであれば、どうして水が出ないのか、原因を探る必要があります。

長いホースのどこかが詰まっているのかもしれません。どこかに穴があいていて水がもれているのかもしれません。そもそも蛇口の栓が閉まっているか、貯水量が少なすぎる可能性だってあります。そうしたことを探っ

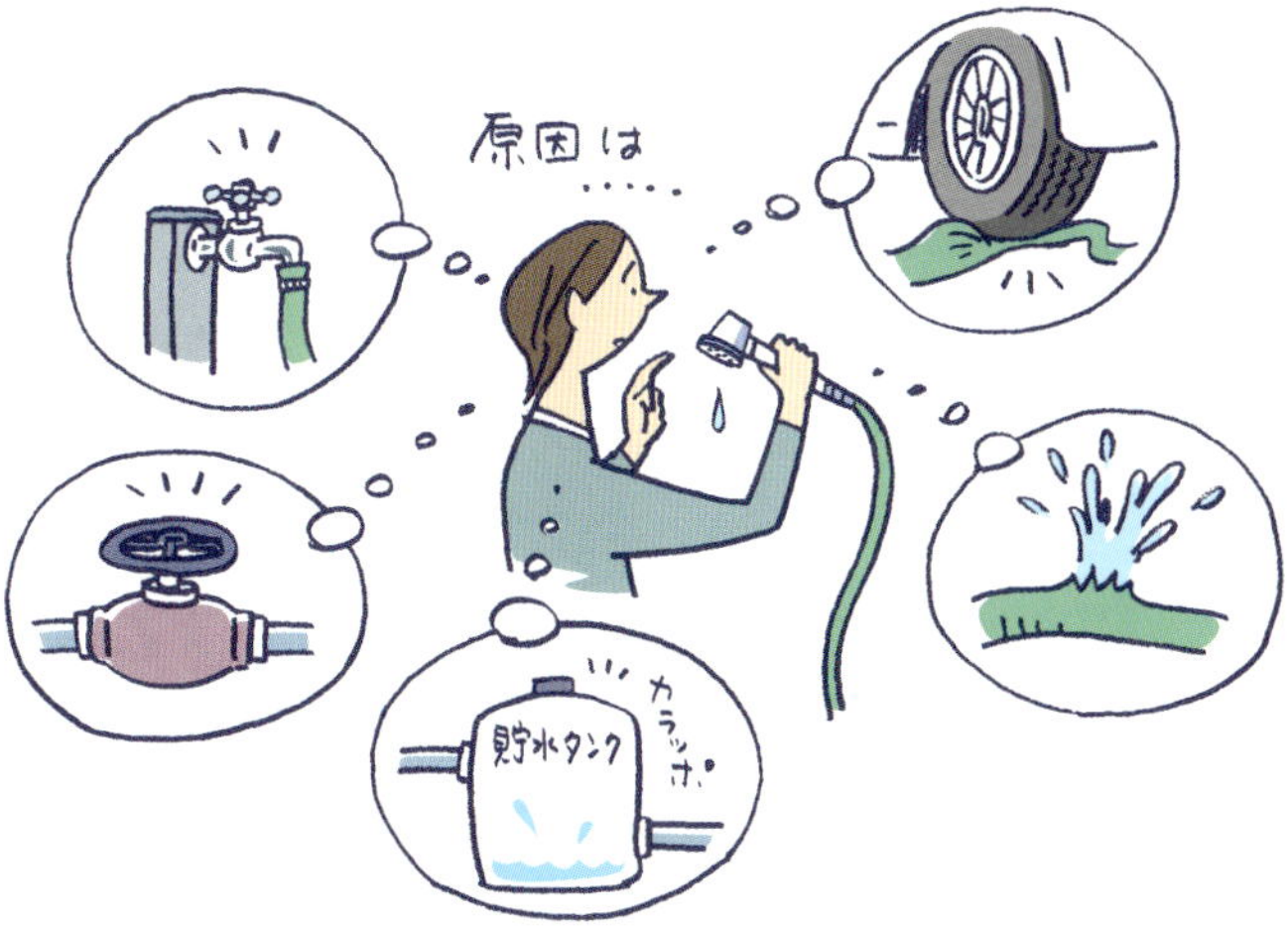

ていかなければ、水が出るようにするための適切な対処法は見つかりません。原因も突き止めずに、「穴を塞ぐだけでホースから水は出る!」「蛇口をたくさん回せば詰まりがとれて水が出る!」という言葉を信用できるでしょうか。もちろん、たまたまそれで水が出ることもあるでしょう。しかし、それだけではどうにもならないことだってあるのです。

それと同じで、本気で腰痛を治すには、「○○するだけで」という言葉にまどわされず、本当は何が原因になっているのかを探る必要があります。その時に大切なのは、原因は一つとは限らないということです。

ホースが詰まっているのが見つかっても、そこの詰まりを取り除けばいいとは限りません。他の部位にも詰まりがあるかもしれないし、他の部位に大きな穴があいているかもしれないからです。

腰痛だって同じです。例えば、骨盤の傾きに問題があり、それが腰痛の原因になっているけれども、精神的なストレスがあることで痛みが増幅している、という人がいたとします。この人の腰痛を解消するためには、骨盤を正常な状態に戻すためのアプローチと、精神的なストレスを軽減するためのアプローチが必要なはずです。

腰痛を「○○するだけで」治そうとするのではなく、その時の自分に必要な、最善の方法を選択することが大切です。

新しい常識 3

ココロも腰痛の原因になる

私は若い頃に中医学を学びました。中医学では、病気や不調の原因を「内因《ないいん》」「外因《がいいん》」「不内外因《ふないがいいん》」という3つに分類しています。

内因は、感情を含めたココロの問題を指します。外因は、細菌やウイルス、寒さや暑さなど、外からやってくる原因です。不内外因は、食べすぎや飲みすぎ、働きすぎ、過度な性生活などのこと。中医学では、病気や不調はこうした原因で起きていると考えるのです。

そして、腰痛には内因も深く関わっているとされていました。腰の痛みにココロの問題が関わっている……？　そんな馬鹿な、と思ったものです。この頃は、内因によって起こる腰痛があることを疑っていたのです。

ところが、実際に治療院で施術をするようになると、ココロに原因がある腰痛が、決して珍しくないということがわかってきました。多くの腰痛は複合的な原因で起きますが、その原因の一つとして、ココロが深く関わっているケースが多いのです。

現代医学における腰痛は、かつてはもっぱら骨格を中心とした構造の異常として扱われていました。ところが、最近では、精神的なストレスが関係する腰痛が非常に多いということが明らかにされ、テレビ番組、雑誌、書籍などで取り上げられる機会が多くなりました。中医学では古くから言われていた常識が、ようやく現代医学でも明らかになってきたのです。

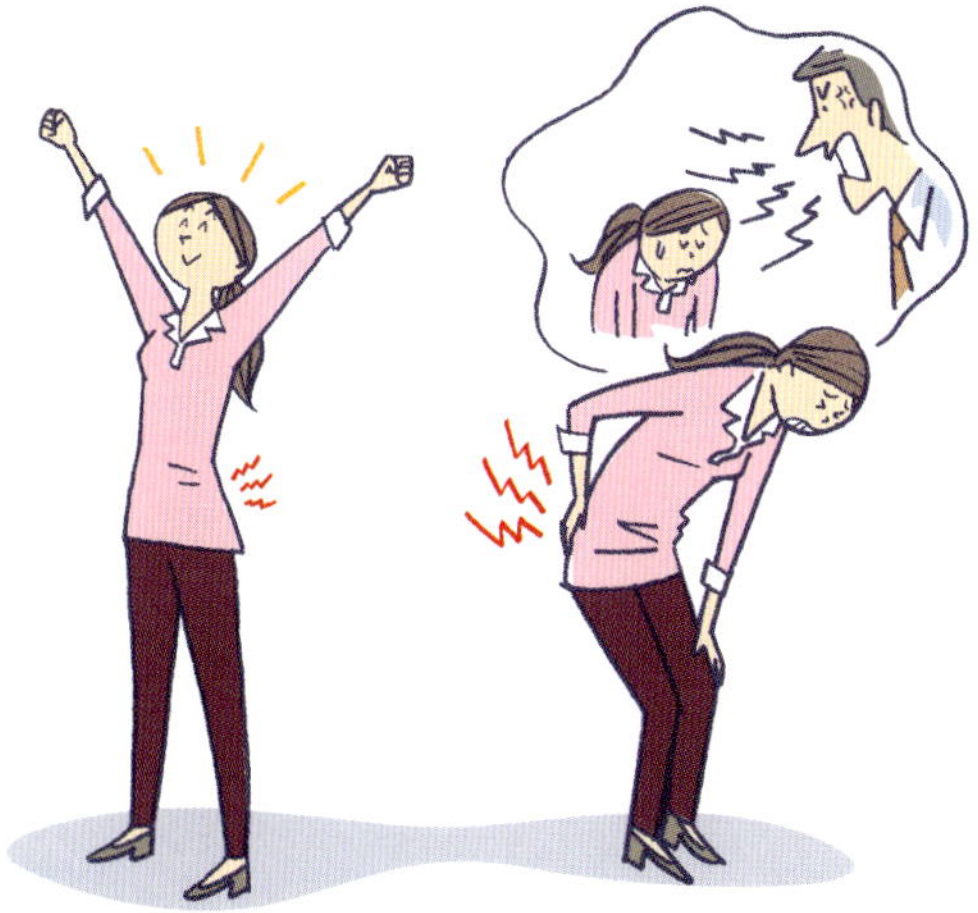

ココロの影響もわかってきました。健康な脳は、セロトニンなどの痛みをやわらげる物質を出しています。ところが、ストレス状態が続くなどすると、セロトニンなどの分泌量が減ってしまい、脳が痛みを強く感じてしまうのです。そして、精神的なストレスは自律神経に影響し、筋肉を緊張させ、血流が低下することで腰痛の原因となることもわかってきました。

こうした状態にあるのだとしたら、痛みが生じている部位を治療するだけでは、腰痛を改善するための対処法として十分ではありません。痛みが生じている部位をよい状態に戻すのと一緒に、ストレスを取り除くことも考えるべきでしょう。さらに言えば、腰痛には、内臓の働きの異常が関わっていることもよくあります。例えば、胃腸の働きが低下したことが、腰痛となって現れることがあります。また、女性の場合には、生理などによるホルモンバランスの乱れも、腰の痛みを引き起こすことになるのです。

腰痛の原因は実に多様です。腰痛があると、まず痛む部位の問題を考えがちですが、ココロに問題はないか、内臓に問題はないか、自分の置かれている環境を腰痛がない時と比べ、客観的に考えてみましょう。今まで気づかなかった腰痛の原因に、気づくかもしれません。このように、自分自身と身のまわりのすべて（Around）を見て、対処法を考えていくことを私は「アラウンドセラピー®」と呼んでいます。

新しい常識 4

検査をしても異常は見つからない

腰痛の人の約8割は、検査をしても異常が見つからないと言われています。腰痛で整形外科を受診すると、画像検査が行われることがあります。エックス線検査（レントゲン撮影）、CT検査（コンピュータ断層撮影検査）、MRI検査（磁気共鳴画像検査）などが行われるわけです。しかし、これらの検査をしても、腰部の椎間板《ついかんばん》や椎間関節《ついかんかんせつ》などに異常が見つかるのは、わずかな人でしかありません。異常が見つからない人の方が圧倒的に多いのです。

そのため、最近はこんなことが言われています。「大部分の腰痛は筋骨格（筋肉や骨）とは関係がなく、原因は他にある」

本当でしょうか。もちろん、腰痛にはココロの問題も関係していますし、内臓の働きの異常も関係しています。しかし、検査で異常が見つからないからといって、「腰痛の8割は筋骨格の異常とは無関係」などと考えるのはオススメできません。

そもそも、「画像検査で異常が写っていなければ、そこには異常が起きていない」と考えること自体に問題があるのです。現代の画像検査は非常に進歩し、細かな部分まで精密に写し出せるようになってきました。しかし、だからといって、万能なわけではありません。「画像検査で写し出せることには限界がある」と冷静に考えるべきなのです。

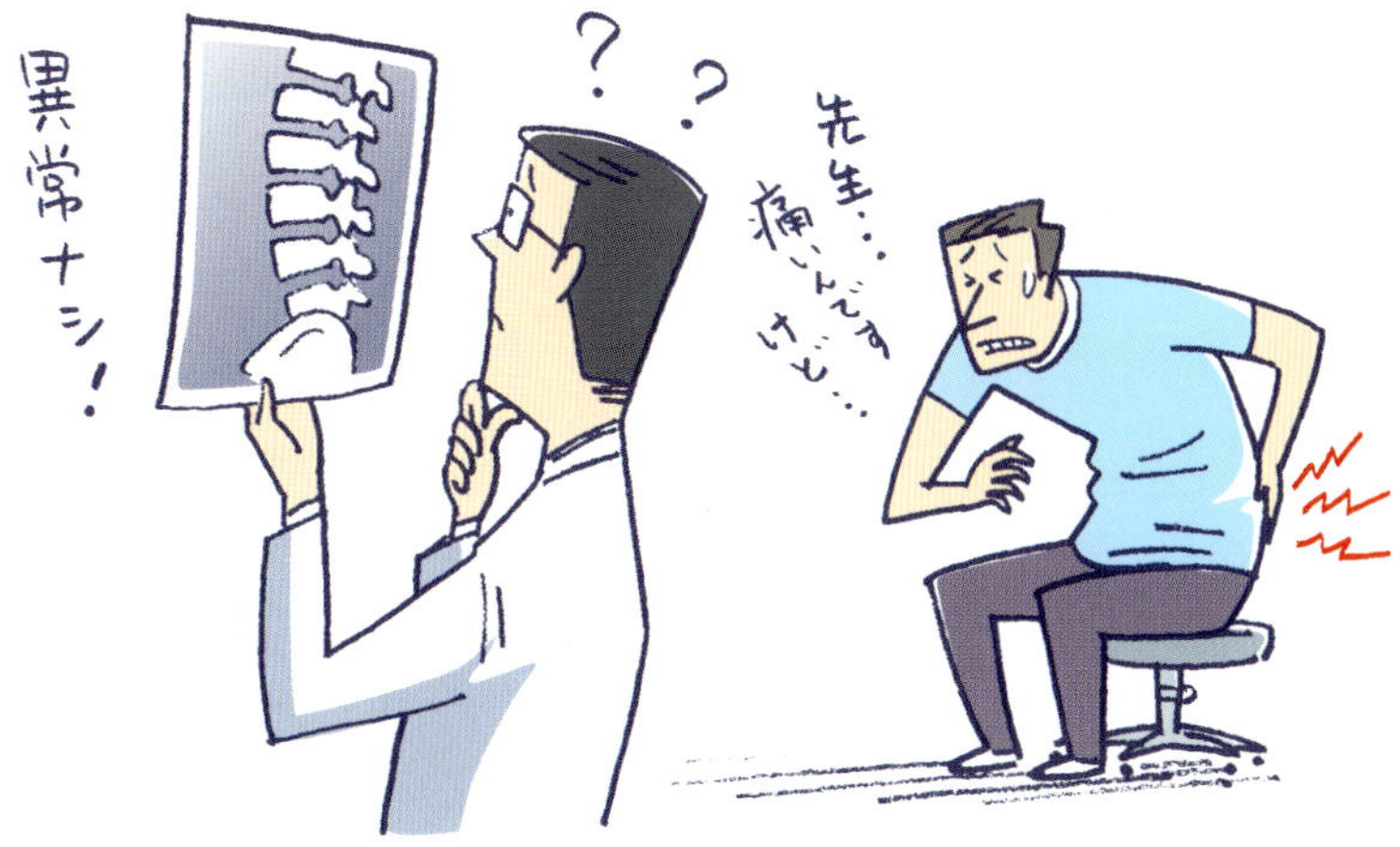

腰が痛むという症状があるのなら、たとえ画像に異常が写し出されていなくても、「画像に写らないような微細な異常が起きているのだろう」と考える必要があります。そして、そこには同時に、動きや働きといった機能的な異常も存在するのです。

本書では、検査で異常が見つからなかった人でも、画像に写らない何らかの異常が生じているとして、それを引き起こしている原因を探っていきます。現在起きている腰痛を解消するためには、そこが大切だからです。

そうやって見つかる原因は、「背骨」「骨盤」「足」という３つに大きく分類することができます。この３つは、人間の体を支えている土台のような部分で、ここに何らかの問題が生じていると、腰に異常が起きやすいのです。

したがって、検査で「異常は見つかりません」と言われた人も、途方に暮れる必要はありません。あなたの腰では、画像には写し出されない異常が起きているのです。何がそれを引き起こしたのかを探ってみましょう。

問題があるのは「足」でしょうか、「骨盤」でしょうか、それとも「背骨」でしょうか。どれか一つとは限りません。しっかりと自分の体と向き合ってみましょう。

原因がわかれば腰痛は必ず治る

腰痛の多くは自分でも改善することができます。もちろん、腰痛の中には、専門的な治療を必要とするものもあります。例えば、がんが骨に転移して腰が痛むこともあるので、そのような痛みでないことを確認しておくことも大切です。そうした点に注意することが前提となりますが、腰痛の多くは自分で改善することができるのです。

ところが、実際には、なかなかうまくいかないことが多いようです。理由ははっきりしています。腰の痛みに苦しんでいる人たちは、ほとんどの場合、自分の腰痛の本当の原因に気づいていないのです。ほとんどの人は、「腰が痛いのだから原因は腰にあるはず」と考えています。ここにとどまっている限り、自分で腰痛を改善することはできません。

腰痛の原因は実にさまざまです。本書では、どんなことが腰痛の原因になるかについて、くわしく説明していきます。その中で、自分に関係するのは一部かもしれませんが、腰痛を引き起こす原因にはどのようなものがあるのかを、ひと通り知っておくとよいでしょう。自分の腰痛の原因が、思いもよらぬところに潜んでいるのに気づくかもしれません。

腰痛を引き起こすさまざまな原因がわかると、「○○するだけ」では治らない腰痛があるということに気づきます。腰痛の原因として、最近よく取り上げられるキーワードがあります。「股関節」「骨盤」「背骨」「体幹」

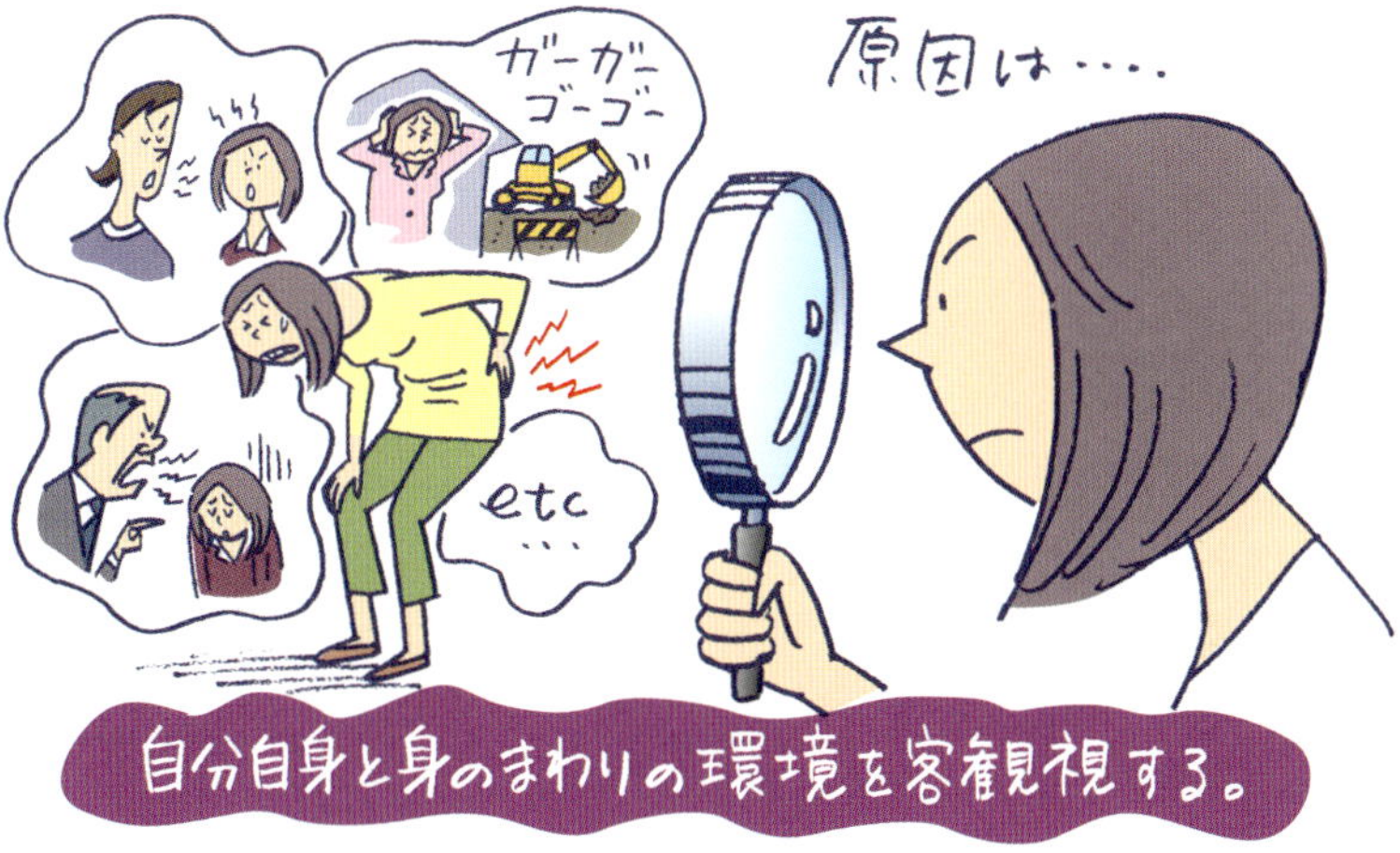
原因は・・・・
ガーガー
ゴーゴー
etc
・・・
自分自身と身のまわりの環境を客観視する。

「仙腸関節《せんちょうかんせつ》」といったあたりでしょうか。

どれも腰痛を考えるうえで重要な部分であることは確かです。しかし、たとえ骨盤の歪みを改善することでよくなる腰痛があったとしても、それですべての腰痛がよくなるわけではありません。体幹強化が重要なのは理解できますが、体幹トレーニングをやってもよくならない腰痛はいくらでもあります。

まず、腰が痛いのだから原因が痛い部位にあるはず、という先入観を捨ててください。「○○するだけで」腰痛が治ると考えるのもやめにしましょう。そして、腰痛を引き起こす原因にはどのようなものがあるかをしっかり理解したうえで、自分の体と向き合ってください。

あなたの腰痛の真の原因が明らかになれば、自分で改善する方法が見えてきます。そして、何をすればよいのかを、本書では具体的に、そして、誰でもできるように解説しました。第4章では、多くの「腰痛改善メソッド」を紹介しています。この中に、あなたの腰痛を改善する方法がきっとあるでしょう。

腰痛は日常生活に影響を及ぼし、生活の質を低下させてしまいます。長年苦しんでいる人も、あきらめずに今日からトライしてみてください。きっと腰痛のなかった快適な日々を取り戻せるはずです。

テレビ番組でも明らかに！腰痛と下痢の密接な関係

テレビのバラエティ番組を見ていて、「やはり、そうなんだな……」と思ったことがあります。

あることを共有する出演者たちがトークを繰り広げる番組なのですが、この回は「腰が痛い人VSお腹が弱い人」というくくりでした。腰痛に苦しめられているグループと、お腹が弱くていつも下痢しているグループが登場し、自分たちがどんなにつらい経験をしているか、というテーマでトークバトルを繰り広げるわけです。

番組が始まった時に私が思ったのは、この2つのグループを対峙させるのには無理があるのでは、ということでした。なぜなら、お腹が弱い人は、腰痛にも悩まされていることが多いからです。一方で腰痛の人の中にも、よく下痢をして困っている人がいます。

腰痛にはさまざまな原因がありますが、内臓の働きが悪くなっていることも、その重要な一つです。つまり、下痢をしやすい人は腰が痛くなりやすいし、腰痛に悩まされている人の中には、下痢をしやすい人が多いと言えます。

そんなことを考えながらテレビを見ていると、出演者たちのトークは違う方向に進み始めました。お腹が弱い人たちが、「実はオレも腰が痛いんだ」と話し始め、腰が痛い人たちが、「いつも下痢に悩まされている」という告白を始めたのです。「やはりそうか……」と思ったのはこの時。バラエティ番組を見ていて、腰痛の原因の複雑さを改めて感じたのでした。

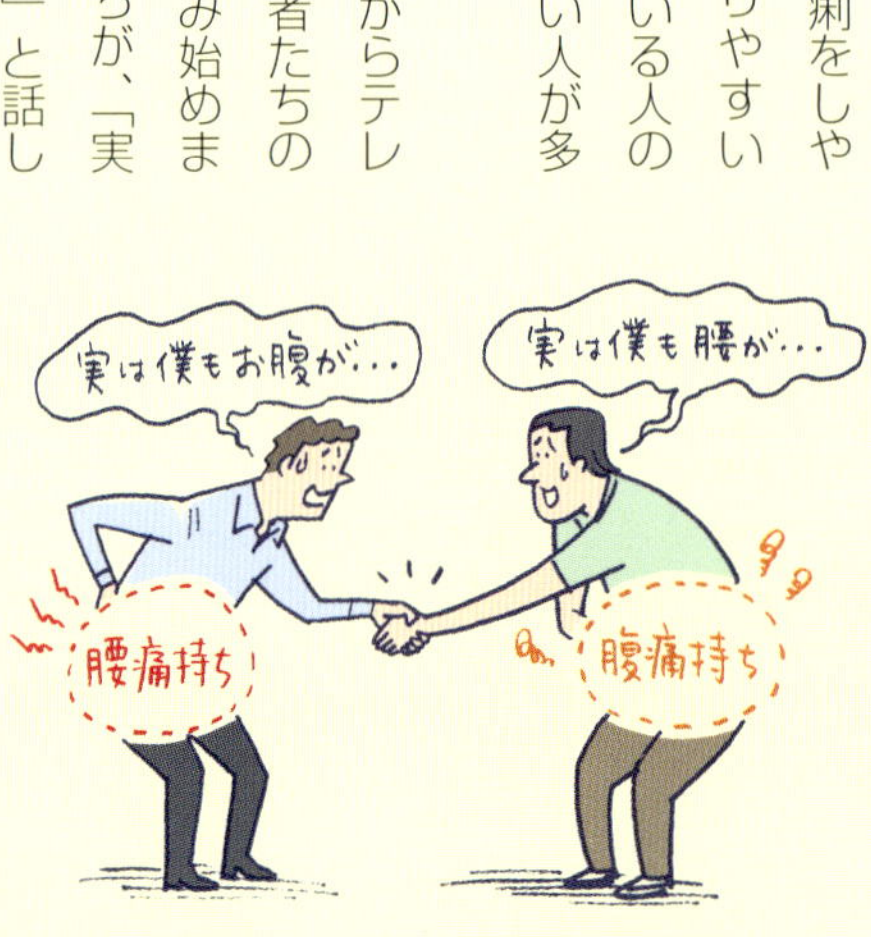
実は僕も腰が・・・
実は僕もお腹が・・・
腹痛持ち
腰痛持ち

第2章

腰痛のしくみ

原因はこんなにあった

多くの人が悩まされている腰痛。
そもそも腰痛はなぜ起こるのでしょうか？
その原因は決して一つではなく、
実にさまざまなものが存在するのです。
また、同じ人でも毎回同じ原因で
腰痛になるとは限りません。
腰痛を改善するためには、
まずはその原因を突き止めなければなりません。
この章で紹介する多種多様なものの中から、
自分の腰痛の原因を探ってみましょう。

しくみ
1

「見える腰痛」と「見えない腰痛」がある

画像検査で異常がなくても……

腰痛には、「見える腰痛」と「見えない腰痛」があります。「見える腰痛」は、レントゲン、ＭＲＩ、ＣＴなど、医療機関で行われる画像検査で、はっきりした原因となる異常が見つかる腰痛です。※椎間板《ついかんばん》ヘルニア、脊柱管狭窄症《せきちゅうかんきょうさくしょう》、脊椎《せきつい》分離すべり症、脊椎圧迫骨折などの病名がつき、それに則した治療が行われます。

「見えない腰痛」は、腰の痛みはあるのに、画像検査ではっきりとした異常が見つからないものです。この場合、医学的には原因がはっきりしないため、原因に則した根本的な治療を行うことができないものが多くなります。

専門的には、見える腰痛を「特異的腰痛」、見えない腰痛を「非特異的腰痛」と呼びます。その他に感染症や腫瘍などが原因の腰痛も一部ありますが、圧倒的に多いのは非特異的腰痛で、腰痛全体の約85％を占めると言われています。本書が対象とするのは、主にこちらです。

非特異的腰痛は、画像検査で異常が見つからなくても、筋肉の緊張や関節の動きの問題などが起きていることが考えられます。そうした見えない機能的な異常に注目し、どうして起きてくるのかを、いろいろな方向から考えていくことが腰痛の改善には必要なのです。

memo

※　椎間板ヘルニア、脊柱管狭窄症、脊椎分離すべり症の詳細はP33参照。脊椎圧迫骨折は、転倒などによって脊椎（背骨）が押しつぶされるように変形してしまう骨折のこと。

腰痛の分類

見える(原因が判明した)腰痛

＝

特異的腰痛

・椎間板ヘルニア
・脊柱管狭窄症
・脊椎分離すべり症
・脊椎圧迫骨折　など

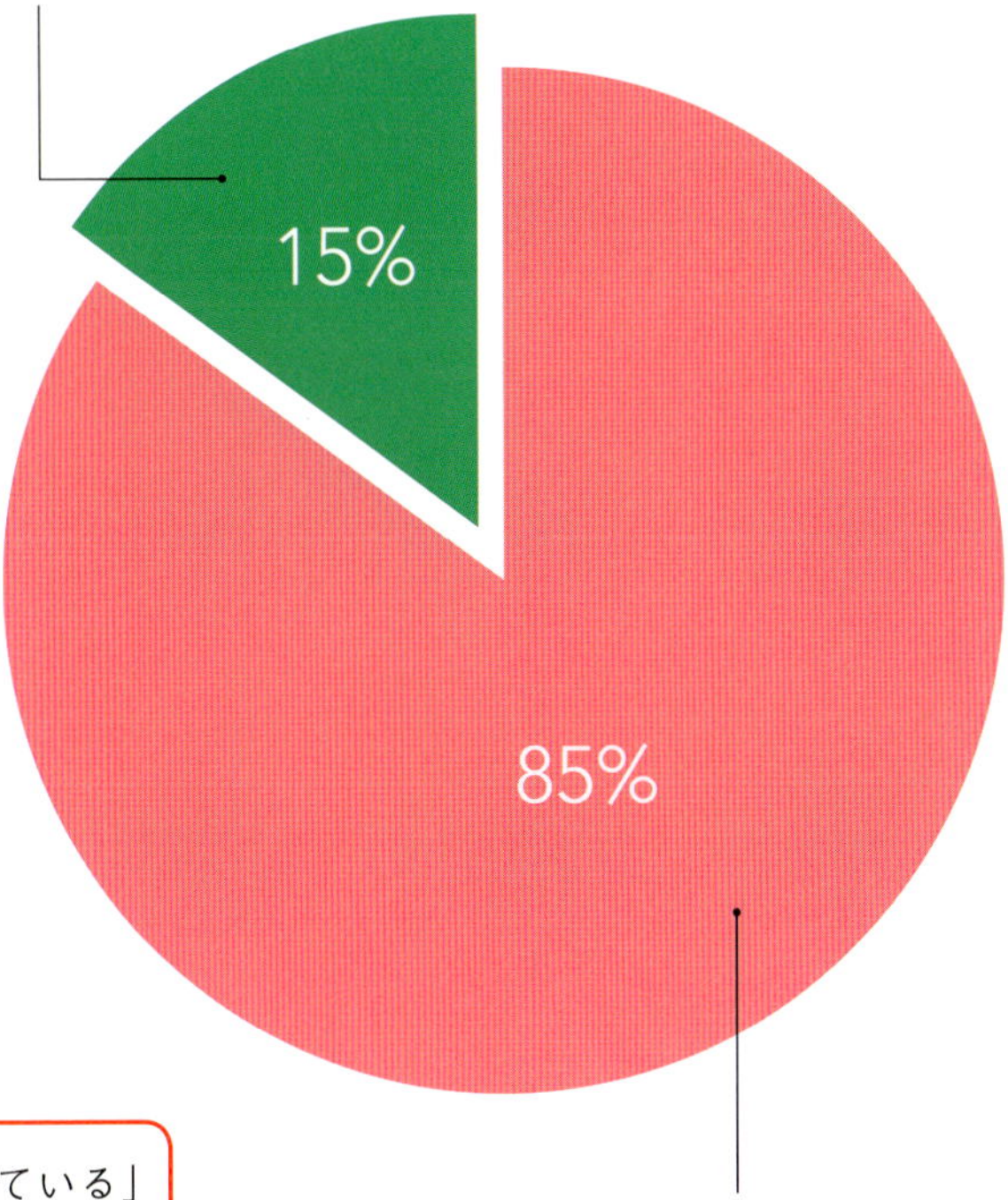

見えない(原因が判明しない)腰痛

＝

非特異的腰痛

注意事項

「強い痛みが続いている」「夜間に痛みが増す」「脚に痛みやしびれが出ている」といった症状がある場合、まずは医療機関を受診することをおすすめします。

腰痛の85%は原因がわからない

しくみ 2

腰痛は3つの要素で引き起こされる

筋骨格、内臓、ココロが密接に関係

腰痛というと、多くの人が、まず筋肉や骨格の異常を考えます。背骨の腰の部分に障害が起きているのではないか、または腰の筋肉を痛めたのではないか、と考えるわけです。こうした考えは、必ずしも間違いではありません。画像検査で異常が写らなくても、筋肉や骨に何らかの障害が起きていることは考えられます。ただ、腰痛の原因はそれほど単純ではありません。

重い物を持ち上げたり、スポーツで腰に大きな負担をかけたりといった、身に覚えのある筋肉や骨のダメージによる腰痛がある一方で、はっきりとしたきっかけが思い浮かばないのに腰痛に悩む人もいます。**目に見える形で腰に負担をかけることなどしなくても、腰痛は起こるのです。なぜなら、腰痛には、ココロ**※**の問題や内臓の問題が関係していることがあるからです。**

まさか、と思われるかもしれません。しかし、筋肉や骨格はココロや内臓と密接な関係があります。そのため、「職場の人間関係で大きなストレスを感じている」「胃腸の働きが弱って下痢が続いている」「ホルモンバランスのせいか最近イライラする」「生理にまつわる異常が続いている」といったことが原因となって、腰痛が引き起こされることがあるのです。

memo

※　近年、腰痛の治療現場では、患者に「生物・心理・社会的モデル」でアプローチをするようになっている。「生物学的要因」とは、筋肉、骨、神経などの損傷や体に起こる炎症や免疫反応など、「心理的要因」は心理的なストレスを受けているかどうかなどのココロの問題、「社会的要因」は仕事がないなど置かれている社会的な環境を指す。

腰痛を引き起こす3つの要素

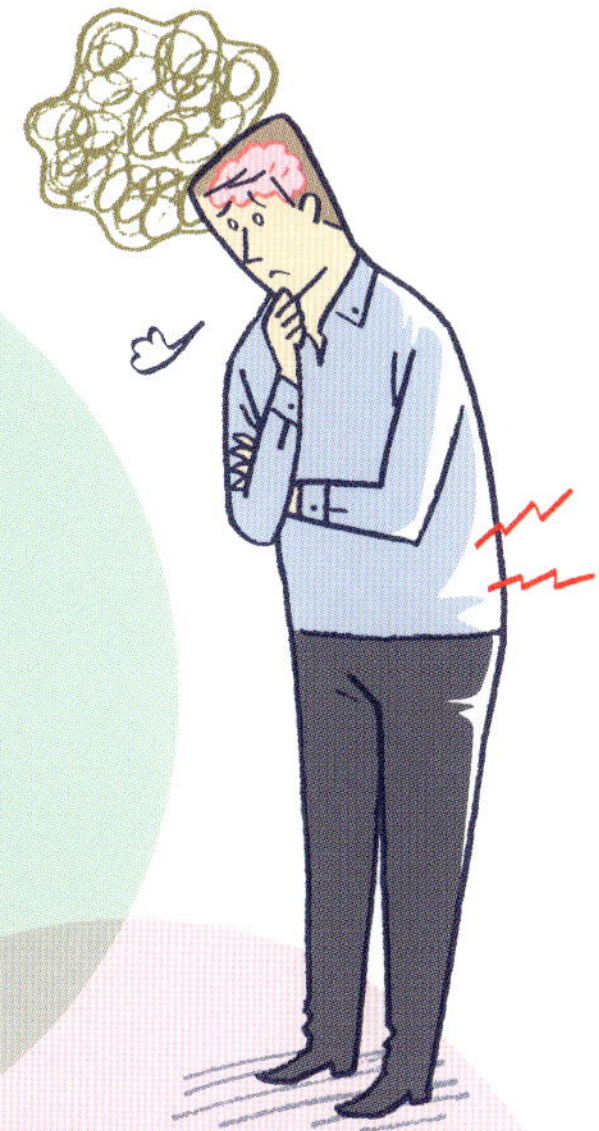

ココロ
（感情）

近年、非特異的腰痛の多くがメンタルストレスの影響を受けていると言われている。ココロと腰痛の関係は、「しくみ3」（P26）や「しくみ14」（P48）を参照。

内臓
（内側の体）

胃腸の弱い人や、ホルモンバランスが崩れやすかったり、生理にまつわる不調があったりする人は腰痛が起こりやすい。内臓と腰痛の関係は「しくみ4」（P28）や「しくみ16」（P52）を参照。

筋肉・骨格
（外側の体）

腰の近辺だけでなく、一見腰には無関係と思えるような筋肉や骨格の不調が腰痛につながっていることがある。筋肉・骨格と腰痛の関係は「しくみ5～13」（P30～P47）を参照。

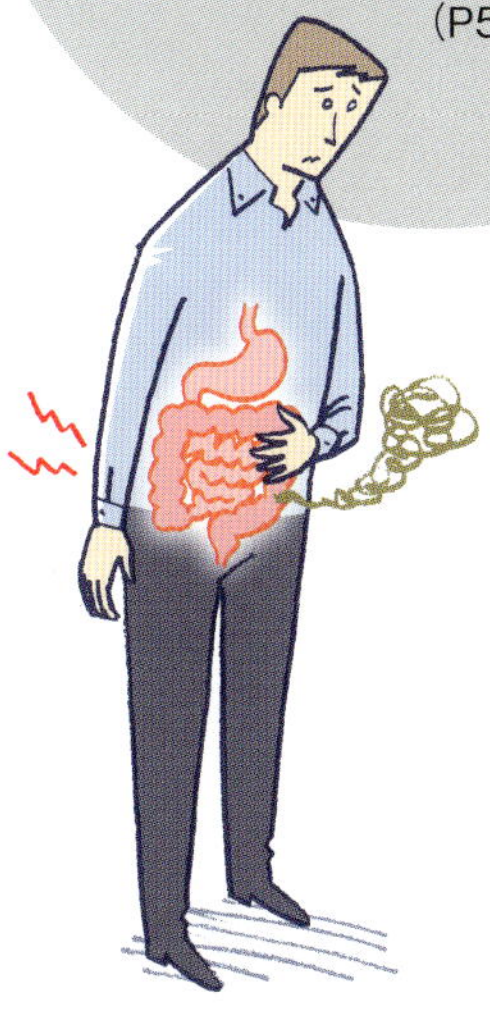

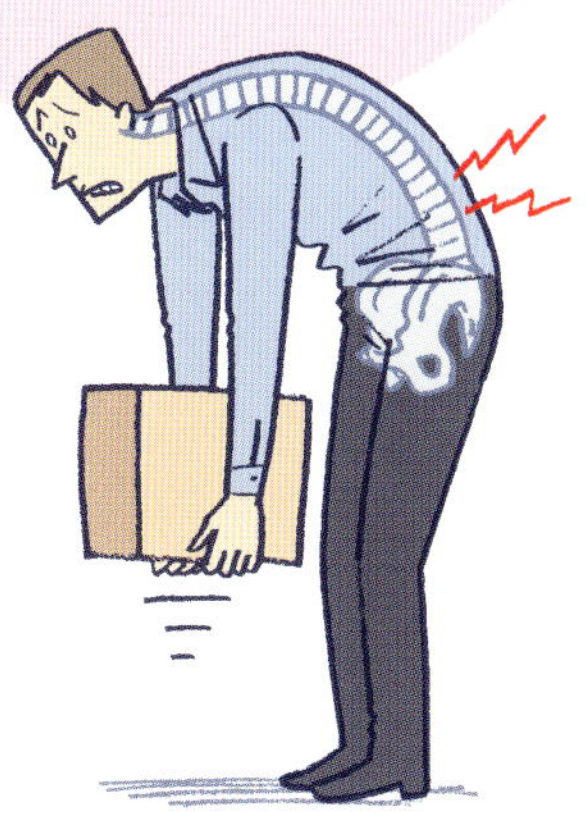

しくみ 3

ココロに問題があると筋肉にも影響する

ストレスで筋肉は緊張する

あなたの腰痛にはココロの問題が関係していると言われても、納得できない人が多いと思います。実際、腰痛で悩んでいる人の中で、初めから「自分はストレスが原因で腰痛になっている」と考えている人はほとんどいません。しかし、ココロの問題が関係している腰痛は意外に多いことがわかっています。

精神的なストレスなど何らかのココロの問題があると、筋肉は持続的に緊張します。この状態が続くと、血流が低下し、※1虚血《きょけつ》状態になるため、痛みを発する物質が蓄積します。そして、※2硬結《こうけつ》（コリ）などができ、筋肉本来の働きを失うと姿勢は崩れます。こうしたことが影響を及ぼし、腰痛が引き起こされるのです。

例えばこんな人がいました。長引く腰痛を抱えていた40代の女性です。関節の動きに制限があった腰椎《ようつい》と骨盤にアプローチしましたが、一時的に症状はよくなっても、すぐにぶり返してしまいます。話を聞くと、職場で大きなストレスを抱えているとのこと。そこで、体を動かしてストレスを発散することと、悩みを話せる相手を探すことを勧めました。そのうちに、本人がココロの問題を受け入れ、気持ちの整理をつけることで、腰痛はよくなっていったのです。

memo

※1　血液供給が急激に不足している状態。

※2　本来、やわらかいはずの筋肉や筋膜（筋肉や内臓を包む膜）などの組織が、炎症などによって、厚くなったり癒着したりして硬くなってしまうこと。一般的に「コリ」と呼ばれるものは「筋硬結」。

ココロの問題が筋肉に与える影響

筋肉は精神的なストレス（メンタルストレス）を受けると、自律神経の交感神経の活動が活発化する。この状態が続くと筋肉の緊張や血管の収縮を招き、周辺が虚血状態に。酸素が供給されず酸欠状態となった筋肉には、発痛物質（痛みのもと）が発生。血流の低下が改善されないと、発痛物質が増加・蓄積し、痛みとして現れてくる。

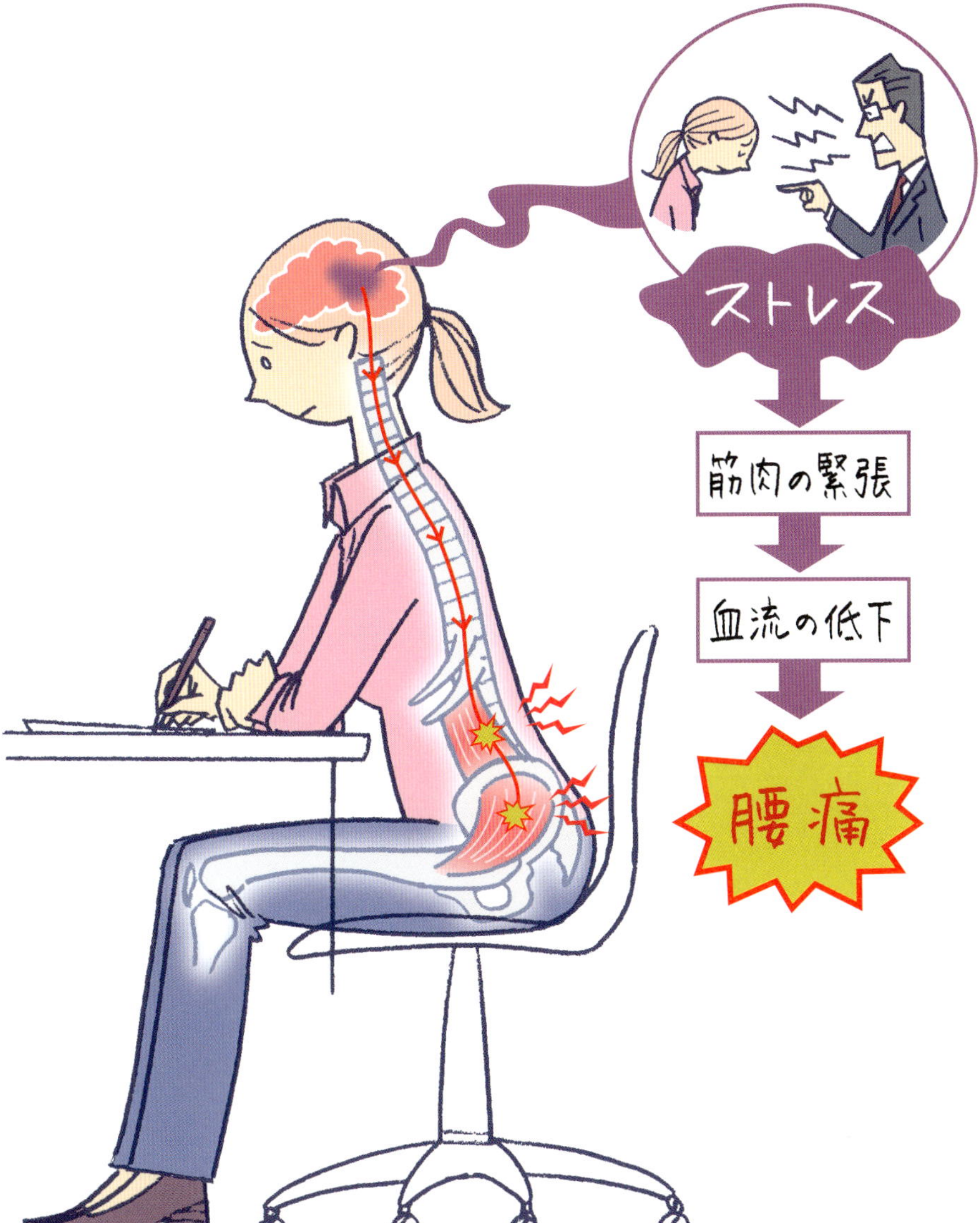

しくみ 4

内臓に異常があると筋肉に痛みが起こる

体の内側の異常が外側に現れる

　筋肉や骨格は内側にある内臓とも密接に関係します。例えば、虫垂炎《ちゅうすいえん》のような激しい炎症が内臓に起きていると、外側の腹壁《ふくへき》が緊張します。このように、自律神経※1の反射によって、内臓の異常が筋骨格に異常を引き起こすのです。ただし、ここで触れる腰痛に関係する内臓の異常は、病名がつくようなものではなく、内臓の働きが低下しているといった機能異常が中心です。**本人が自覚していないような胃の疲れや、便秘や下痢、生理不順といった機能異常が、実は腰痛に関係していることがあります。**内臓に何らかの異常があると、自律神経を介して外側の筋肉を無意識に緊張させ、血流の低下を招いたり、姿勢の崩れを招いたりするのです。

　さらに、内臓の働きにはココロの状態も影響します。内臓の働きは交感《こうかん》神経※2と副交感神経※3という自律神経でコントロールされていますが、精神的なストレスにさらされた状態では、交感神経の活動が活発化し、消化器や泌尿器《ひにょうき》の働きが低下してしまうのです。こうして起こる内臓の機能低下も、筋肉や骨格に影響を与え、腰痛を引き起こす原因になっています。

　つまり、筋骨格、ココロ、内臓は、密接に関係しながら腰痛を引き起こしているのです。

memo

※1　自律神経は循環器、消化器、呼吸器などの内臓の活動に関与する、基本的には自分の意志でコントロールできない神経。自律神経に関わる「反射」（ある刺激に対して無意識に起こる反応）を自律神経反射と呼ぶ。
※2　日中や活動時、緊張したり興奮したりする時などに活発になる自律神経。
※3　夜間や体を休めている時、リラックスする時などに活性化する自律神経。

内臓の問題が筋肉に与える影響

内臓と筋肉は自律神経でつながっていて、相互に影響し合う。すべての内臓の問題が腰の筋肉に現れるわけではないが、例えば大腸で起きた問題が、背骨の脊髄を通って脳へ伝達され、同時に腰の筋肉を収縮させ、硬くしてしまうことがある。こうした現象を「内臓体性反射」と呼ぶ。

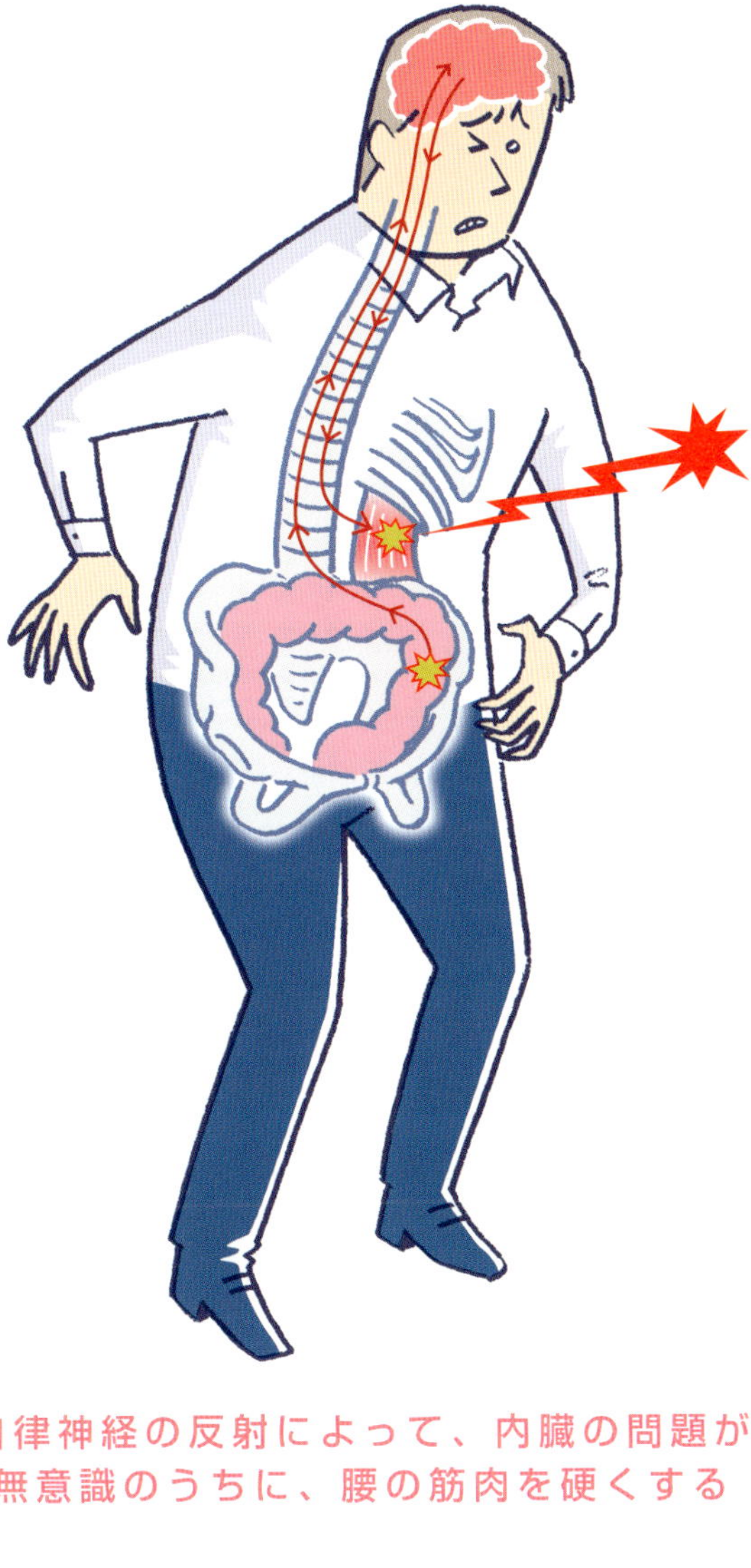

自律神経の反射によって、内臓の問題が
無意識のうちに、腰の筋肉を硬くする

しくみ 5

遠く離れた部位が腰痛の引き金になる

腰痛を引き起こすトリガーポイント

腰痛の中には、トリガーポイントによって引き起こされるものもあります。※1筋膜性疼痛症候《きんまくせいとうつうしょうこう》群《ぐん》の特徴の一つであるトリガーポイントは、筋肉が硬い索状の結節になった〝コリ〟のようなもの。引き金（trigger）を引くとピストルの弾が遠くに飛ぶように、強い圧迫を加えると、遠く離れた部位に関連痛を引き起こします。

腰痛を招くのは、主に中臀筋《ちゅうでんきん》（P71）、腰方形筋《ようほうけいきん》（P67）、多裂筋《たれつきん》（P67）、腸肋筋《ちょうろっきん》（P67）などにできるトリガーポイントです。トリガーポイントができる主な原因は、運動や不良姿勢で筋肉や筋膜を微小な単位で知らず知らずに傷めてしまうことですが、メンタルストレスや内臓の不調などが関わっていることもあります。**やっかいなのは、活性化すると、離れた部位に痛みが現れるため、痛いと感じる部位にアプローチしても改善できないこと。痛みの発信源となっているトリガーポイントにアプローチしなければ痛みを繰り返してしまうのです。**

改善する方法はいくつかありますが、※2自分で行う場合はマッサージの一つである虚血圧迫《きょけつあっぱく》が基本です。無理のない範囲で圧迫して虚血状態を作ってから指を離すと、そこに血液が流れ込みます。これにより、硬結を解消するのです。

memo

※1　筋肉が原因となり体に痛みやしびれを引き起こす病気で、ＭＰＳ（Myofascial Pain Syndrome）とも呼ばれる。
※2　圧迫は10秒～ 30秒程度を目安に行う。その部位の圧痛（圧迫すると生じる痛み）が軽減したらそれを繰り返すことによって、硬結を解消していく。体の浅い部分のトリガーポイントなら自分で改善することも可能だが、深い部分の治療や圧痛が著しい場合は専門家に任せるべき。

トリガーポイントとは？

●で示している部分がトリガーポイント。ピンクになっている部分は痛みが発生しているところで、濃い部分が特に強く痛みが出る場所になる。右は中臀筋、左が腸肋筋のトリガーポイント。痛みが出ている場所ではなく、トリガーポイントにアプローチし、コリを解消しないと、腰の痛みを改善することができない。

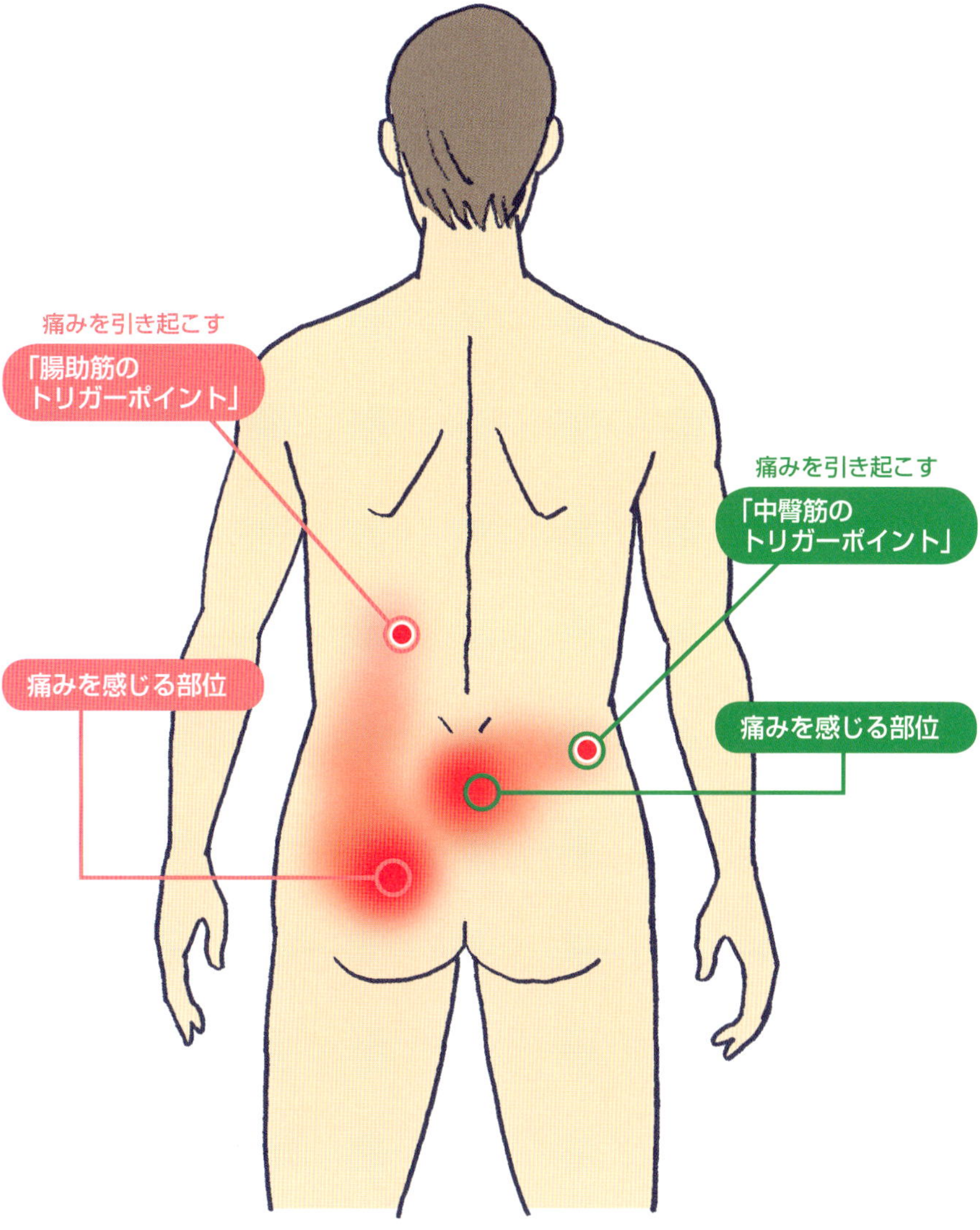

しくみ 6

腰痛の原因① 腰椎 画像検査で異常がある

腰椎はよく動くだけに負担が大きい

背骨[※1]の腰に相当する部分を「腰椎《ようつい》」といいます。5つの椎骨《ついこつ》が積み重なり、その間にクッションの役割を果たしている椎間板（P35）があります。そして、それぞれの椎骨は、後方にある椎間関節（P35）でつながっています。まっすぐに立った時、腰椎は軽くカーブを描きますが、これは生理弯曲と呼ばれ、直立二足歩行するようになった人間の特徴と言えます。

腰痛の原因として、この腰椎自体に異常が起きていることがあります。**例えば、医療機関で、椎間板ヘルニア、脊柱管狭窄症、脊椎分離すべり症などの診断が下された場合には、画像で確認できる腰椎の異常があったことを意味します。**一方で、画像検査を行っても特に異常がみられない腰痛もあります。こうした腰痛には関節の動きの問題、椎間板の軽度の変性[※2]、筋肉の緊張など、画像だけではわかりにくい異常が起きているものも含まれると私は考えます。

腰椎は、背骨の他の部位に比べると、可動域が大きいという特徴があります。例えば胸椎は肋骨があるためあまり動かせませんが、それに比べると腰椎は自由に大きく動かすことができます。それだけに、問題が生じると大きな障害として私たちを悩ませることになるのです。

memo

※1　背骨は頚椎、胸椎、腰椎、仙骨、尾骨の５つに分かれる。詳細はＰ８参照。

※2　ここでは退行性変性（加齢などにより、細胞や組織の代謝活動が阻害され、ある種の物質が蓄積した状態）を意味する。例として、靭帯の石灰化や、椎体の骨棘（こつきょく、骨や軟骨が変形してとげ状になったもの）形成などがある。

主な腰椎の異常

椎間板ヘルニア

急な動作や不良姿勢などにより、椎間板に負担がかかることで、椎間板内の髄核が繊維輪を飛び出してしまい、神経を圧迫。腰痛や脚の痛みやしびれなどを引き起こす。

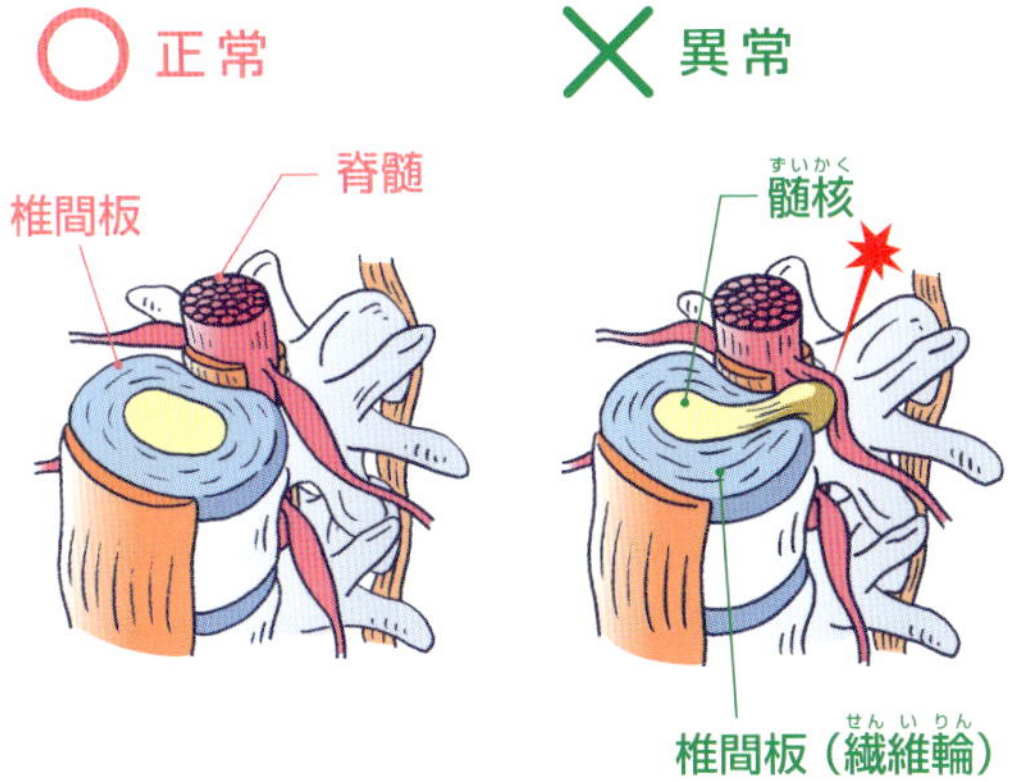

脊柱管狭窄症

加齢に伴う脊椎や靭帯の変性により、脊髄が通っている脊柱管が狭くなり、脊柱管内にある神経を圧迫することが原因。腰から脚にかけて痛みやしびれ、脱力感が現れる。右のイラストは腰椎を上から見たもの。

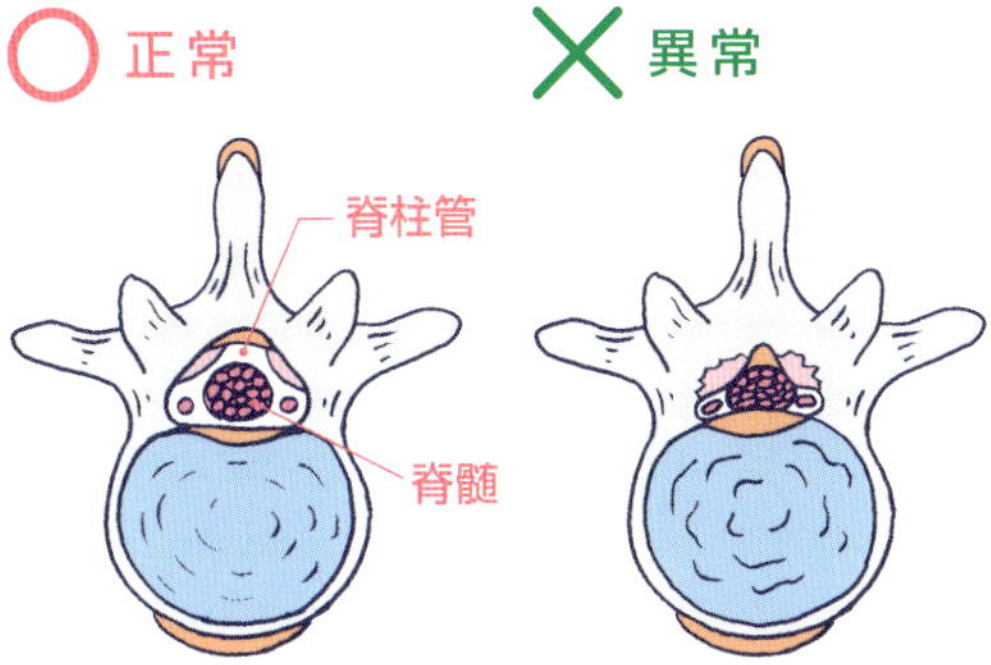

脊椎分離すべり症

腰椎を過度に伸展することや外傷の負荷に伴って、腰椎の背中側にある「椎弓」という部分が疲労骨折した状態。腰椎５番に好発し、椎体が前にずれると「すべり症」になる。症状がないこともあるが、腰痛や下半身に痛みやしびれが出ることも。

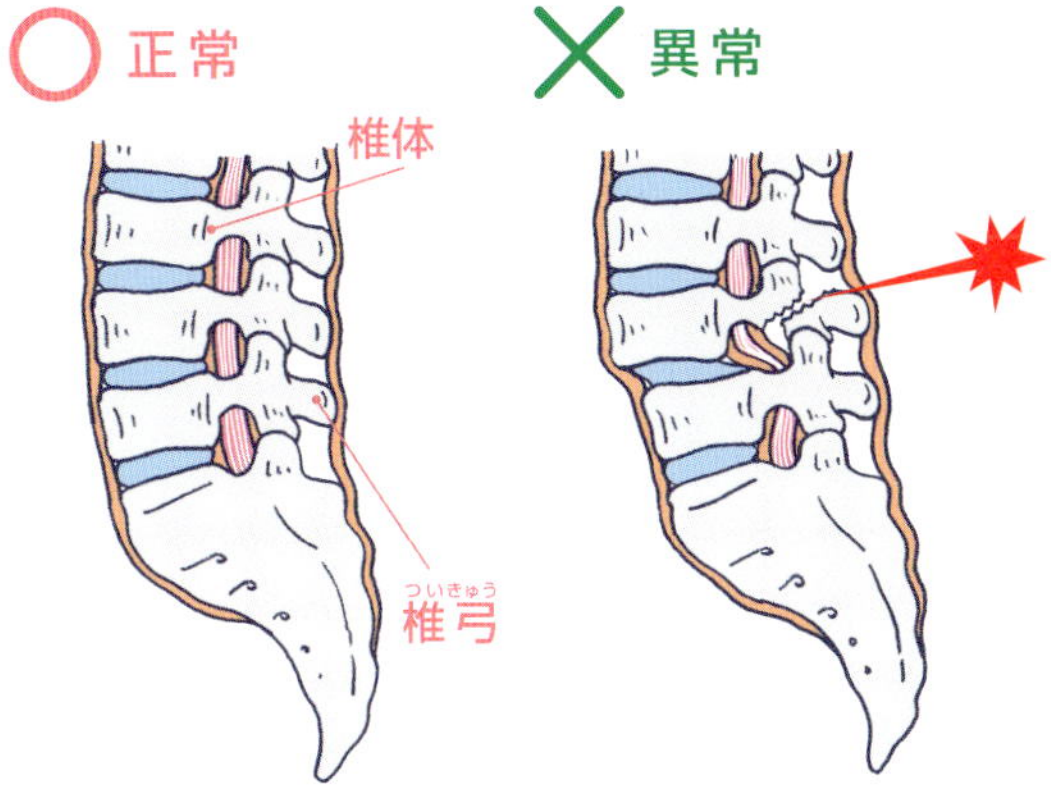

しくみ
7

腰痛の原因② 椎間板・椎間関節
無理な姿勢や動きで損傷

無理な動きで損傷が起きると……

腰椎の中でも特に問題が起きやすいのは、椎間板と椎間関節です。ここに何らかの異常が起き、それが腰の痛みとなって現れることがよくあります。

腰椎の椎間板は他の部位より厚みも大きく、上半身の重さに耐えられるようになっています。さらに、腰椎の主となる動きである屈曲や伸展（曲げ伸ばし）といった運動を自由に行うことができるのも椎間板のおかげと言えます。

ただし、**悪い姿勢や無理な動きが繰り返されると、椎間板自体に微細な損傷が起こり、腰痛の原因となることもあります。また、椎間板が薄くなり、本来の働きを失い不安定になると、上下の関節に負担が増えることから、周囲の筋肉が緊張を強いられ、結果としてそれが痛みの原因となることもあるのです。**

椎間関節は、スポーツで激しい動きをした時や、足を踏み外したりした時などに、ダメージを受けることがよくあります。

しかし、椎間関節に問題がある※っても、本人は気づかないことがほとんどです。ところが、椎間関節の動きの問題は上下の関節や周囲の筋肉、さらには椎間板にも影響をもたらし、痛みとなって現れてくることがあります。

memo

※　椎間関節の可動性が低下していても、自覚症状がないことがほとんど。ただ、そうした状態が長く続くと、背骨の棘突起に軽く触れても痛くなったり、第3者に軽く押してもらうとその部分だけが他とは違う感覚になったりすることが多い。

椎間板＆椎間関節　痛みのメカニズム

前屈みになった時

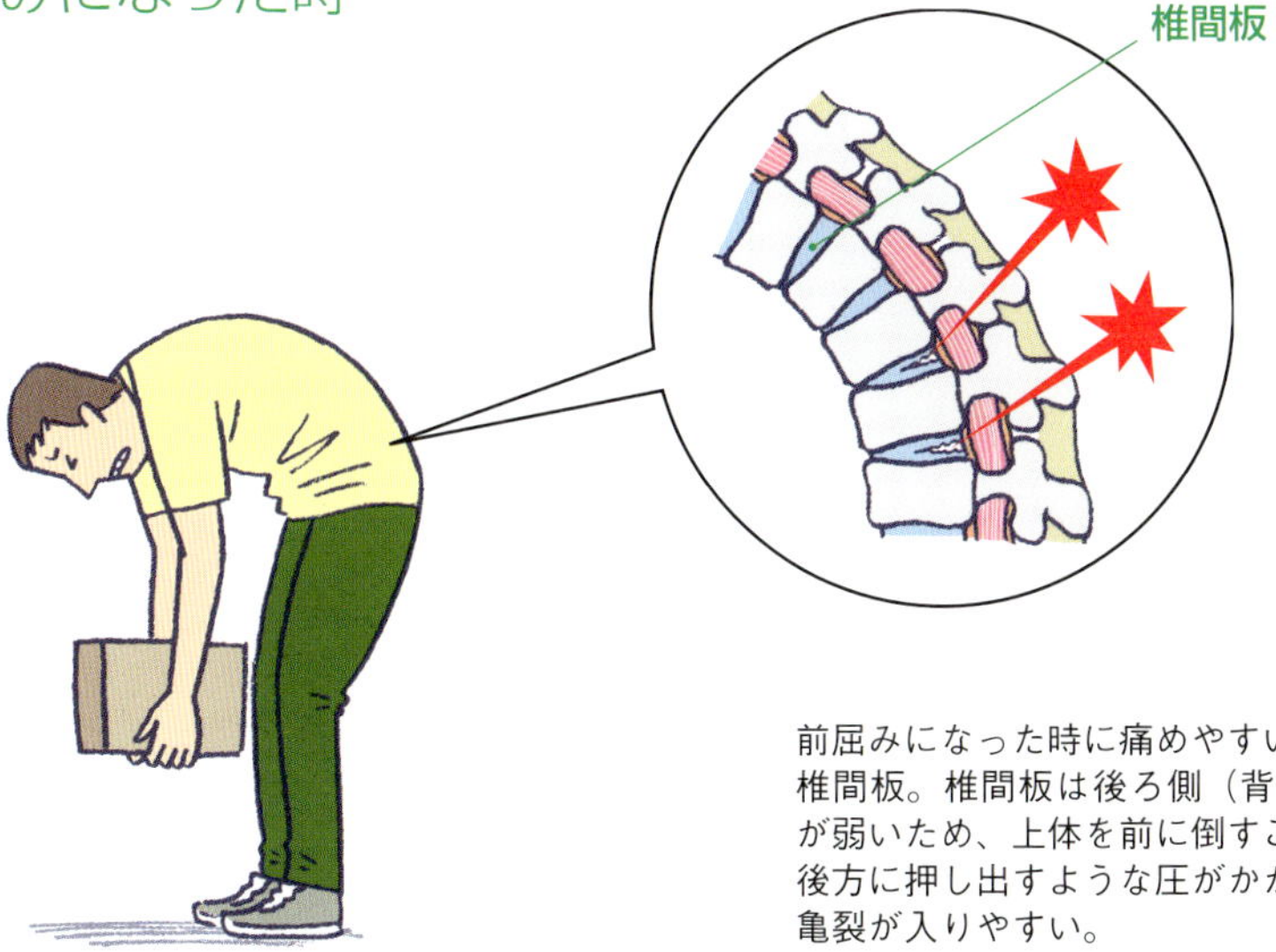

前屈みになった時に痛めやすいのが椎間板。椎間板は後ろ側（背中側）が弱いため、上体を前に倒すことで後方に押し出すような圧がかかると亀裂が入りやすい。

上体を反らした時

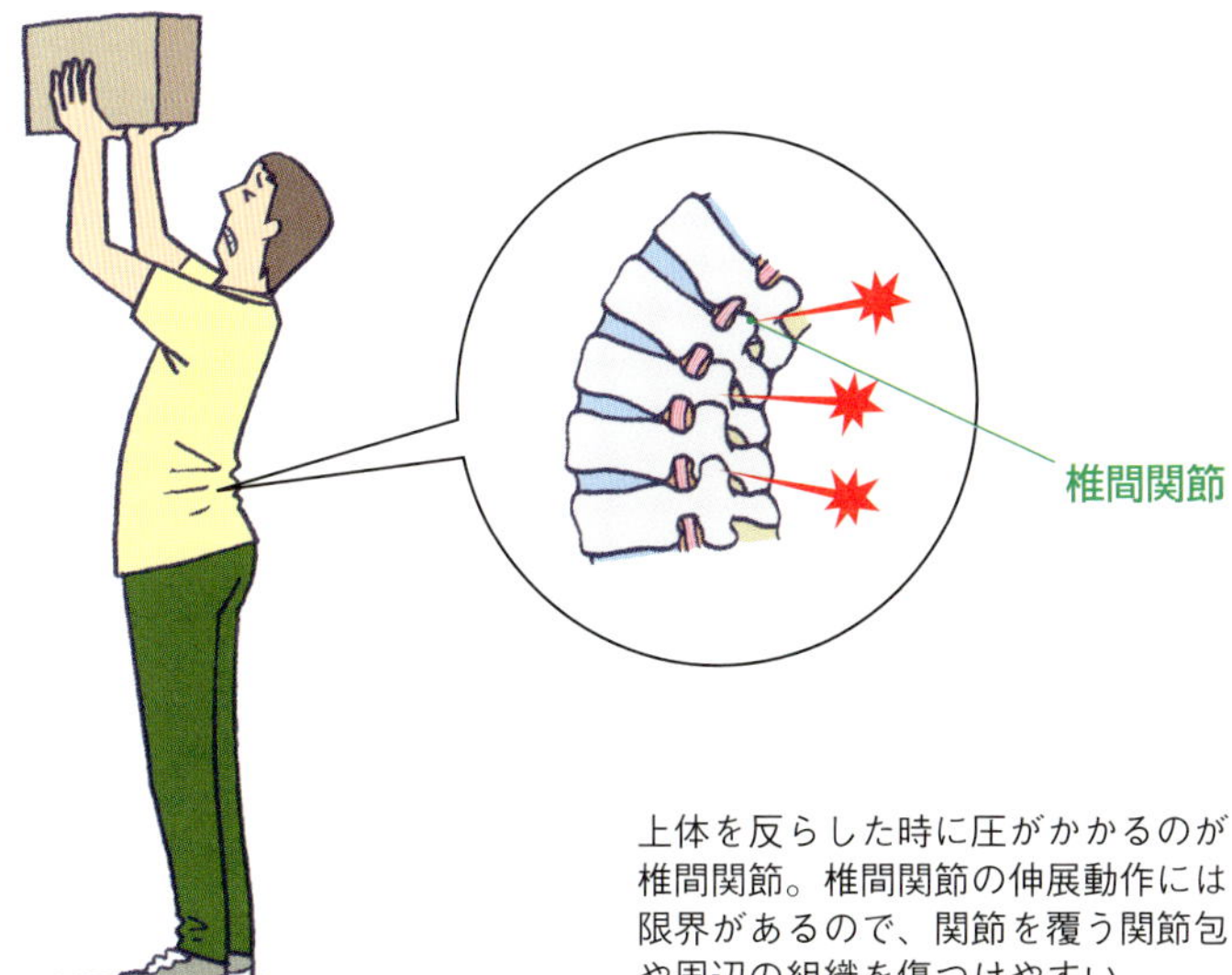

上体を反らした時に圧がかかるのが椎間関節。椎間関節の伸展動作には限界があるので、関節を覆う関節包や周辺の組織を傷つけやすい。

しくみ 8

腰痛の原因③ 頸椎・胸椎
首や背中での問題が腰に出る

頭の位置や姿勢の悪さも関係する

腰痛を引き起こすきっかけになるのは、腰椎だけではありません。※1頸椎《けいつい》や胸椎の問題が、腰に影響を及ぼすことがあります。背骨はすべてが連動しているので、上の方で起きている異常が下の方に影響をもたらすことがあるのです。

例えば、**頭の位置がよくないと、背骨にはさまざまな影響が現れてきます。頭が前に出ていると、頸椎の生理弯曲（自然なカーブ）が失われて頭の重さを分散できないので、首や肩、背中の筋肉が疲労し、凝り固まってしまいます。**

一方、胸椎はカーブが強くなりすぎた猫背のような状態や、反対にまっすぐな棒のような状態になってしまうこともあります。こうしたアライメント※2の異常（不良姿勢）があると、腰椎までもが本来の生理弯曲を保てなくなり、椎間板や椎間関節に負担がかかることで腰の痛みが引き起こされるのです。

このように、痛いのは腰でも、根本の原因が頭の位置や頸椎の問題、さらには※3胸郭《きょうかく》・胸椎にあるということは決して珍しくありません。私が腰痛を訴える方に施術する場合でも、腰にほとんど触れないことも実際によくあることです。根本的な原因は人それぞれですが、腰だけをみても解決しにくい腰痛があるのです。

memo

※1　背骨の首あたりを頸椎、背中や胸あたりを胸椎と呼ぶ。
※2　配列の意味。ここでは背骨一つひとつの位置関係や生理弯曲の状態を指す。
※3　胸椎と肋骨、胸骨によって囲まれた部位。

頚椎の問題による腰痛のメカニズム

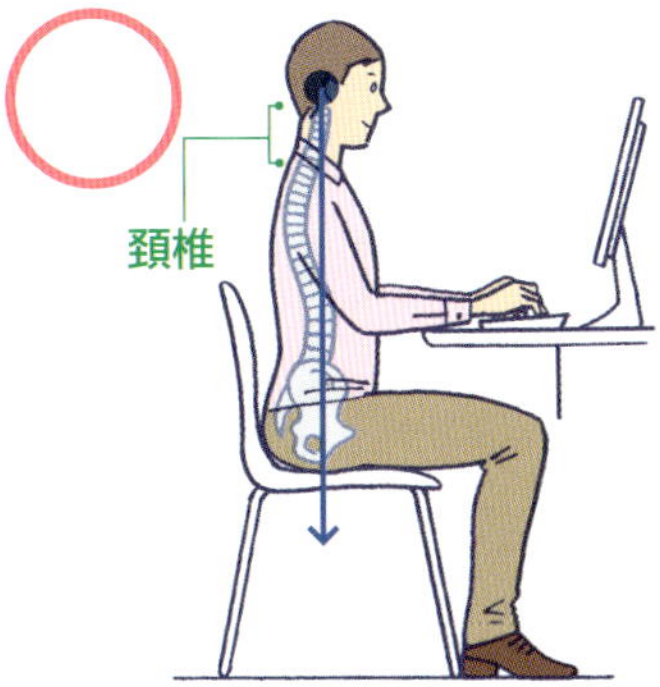

頚椎は背骨のうち首にあたる部分。本来は前弯というゆるやかなカーブを描くが、まっすぐになっていたり、後弯していたりすると、頭の重さを分散できない。

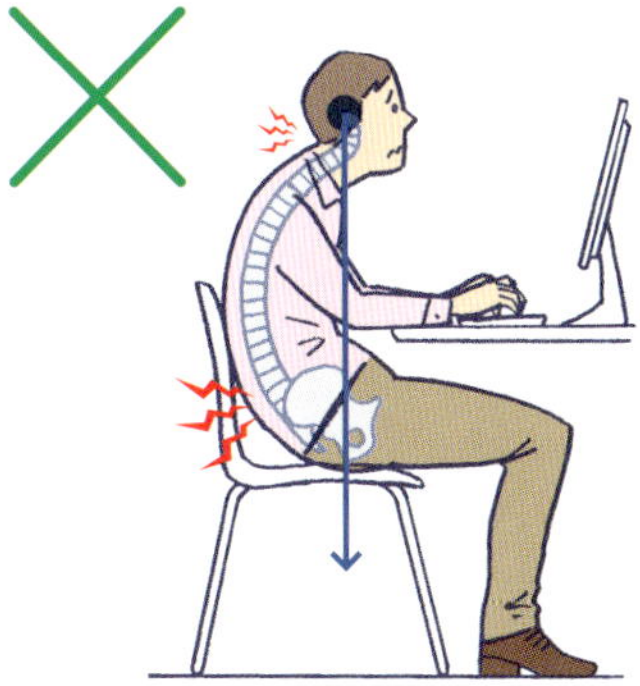

頭の重さを分散できないと、背骨はもちろん、頭をクレーンのように引っ張る筋肉が疲労してしまう。頭の位置がよくないと背中から腰にかけてのカーブも乱れる。

胸椎の問題による腰痛のメカニズム

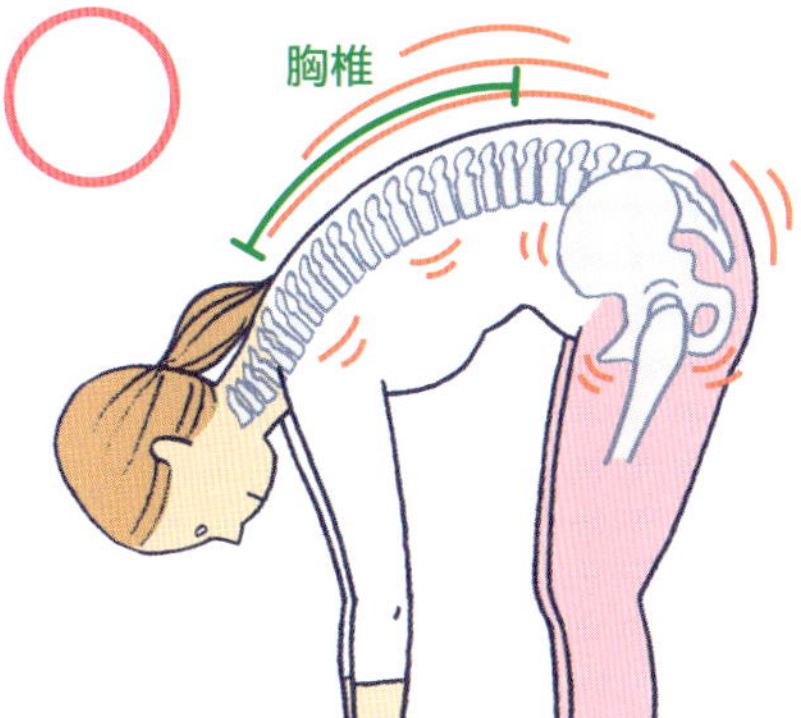

胸椎は背骨のうち胸にあたる部分。本来は前屈動作で背中に丸みをつけられるようなしなりがあるので力を分散できる。

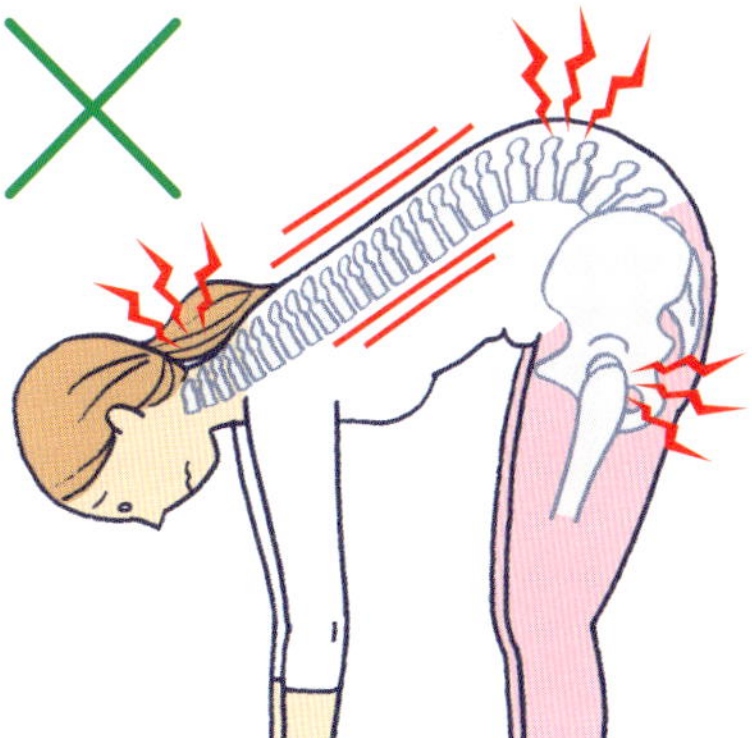

胸椎が鉄パイプのようにまっすぐになった場合、股関節も硬い状態だと腰だけで曲げることになり、腰椎への負担が増す。

しくみ 9

腰痛の原因④ 骨盤 背骨に負担がかかる骨盤の歪み

なぜ骨盤に歪みが出るのか?

背骨は上から頚椎、胸椎、腰椎と続き、その下に※1仙骨《せんこつ》があります。この仙骨が骨盤の腸骨《ちょうこつ》とつながっている部分を仙腸関節《せんちょうかんせつ》といいます。このように背骨と骨盤はつながっているため、土台である骨盤に歪みが生じると、その影響が背骨にも及びます。特に影響が大きいのが、仙骨のすぐ上にあって可動域の大きい腰椎です。

例えば直立した時、骨盤がどちらかに傾いていたら、腰椎より上の部分が代償して、頭を正しい位置に保とうと調整します。つまり、骨盤の位置によって、腰に負担がかかってしまうことがあるのです。イスに座っている時でも同じことが起こります。デスクワークが多い現代人は、座った状態での骨盤の歪みも、腰に負担をかける大きな原因になります。

では、なぜ骨盤に歪みが生じるのでしょうか。原因の一つは、想定外の力が仙腸関節に伝わることで関節の噛み合わせが悪くなること。近年、仙腸関節の不調が腰痛の要因であると注目されていますが、骨盤の歪みを生じさせる原因はそれだけではありません。※2臀筋群《でんきんぐん》やハムストリング、大腰筋《だいようきん》、大腿四頭筋《だいたいしとうきん》など、股関節を動かす大きな筋肉の張力がアンバランスだと、骨盤を本来の正常な位置に保てなくなるのです。

memo

※1　仙骨、仙腸関節の詳細は P71参照。

※2　臀筋群（大臀筋、中臀筋、小臀筋などお尻の筋肉）、ハムストリング（太もも裏の筋肉）、大腰筋（腰の深部にある筋肉）、大腿四頭筋（太ももの筋肉）の詳細は P71参照。

骨盤の問題による腰痛のメカニズム

オフィスワークなどでイスに座っている時、骨盤がどちらかに傾いていると、頭を正しい位置に保とうとして腰や背骨に負担がかかる。イラストでは骨盤が向かって左に傾いているため、腰方形筋は右がのび、左が短くなっている。一方で臀筋群は右が縮み、左がのびてしまう。筋肉は短くなっている状態が続くと硬くなる傾向があり、体の歪みや痛みのもとになる。

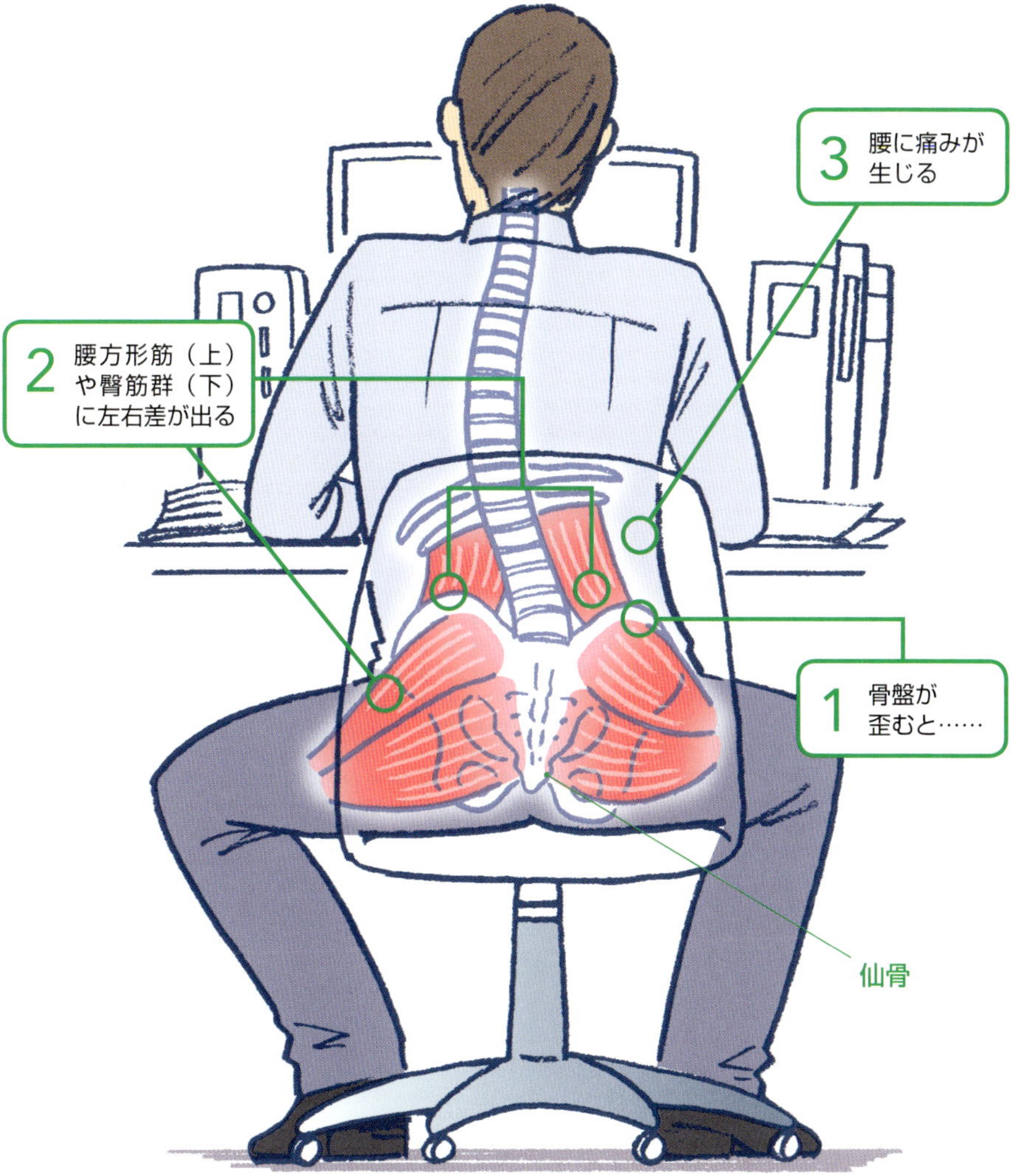
3 腰に痛みが生じる
2 腰方形筋（上）や臀筋群（下）に左右差が出る
1 骨盤が歪むと……
仙骨

しくみ 10

腰痛の原因⑤ 足
足の不調は腰に連鎖する

足の問題が、股関節を経て腰に現れる

先にも少し触れましたが、腰痛を引き起こす原因が、骨盤より下に存在する場合もあります。足[※1]のさまざまな問題が、股関節を経て骨盤に影響し、それによって腰の痛みが引き起こされるのです。

ねんざぐせがあって足がねじれていたり、足首の動きに左右差があったりする人がよくいます。このような人が立ったり歩いたりすると、足の裏から伝わる力が、膝→股関節→仙腸関節→腰椎と上に向かって連鎖していく中で、どこかでねじれや負担となる部位が生じます。それが腰の痛みにつながることがあるのです。

足の問題の代表的な例として、足のアーチ[※2]がつぶれ、足が内側（親指側）に沈み込む過剰回《かじょうかい》内足《ないそく》という状態があります。このような問題があると、健康のために行っているはずのウォーキングやランニングによって、腰はおろか膝にも負担をかけてしまいかねません。その他にも、ハイアーチの人やO脚の人に多い、足が外側（小指側）に傾く過剰回外足《かじょうかいがいそく》では、腸脛靭帯の過緊張が腰痛に関わることもあります。

こうしたことから、腰が痛むという人に施術をする場合、私は必ず骨盤の状態や足の状態をチェックすることにしています。

memo

※1　本書では「脚」は骨盤から下全体、「足」は膝から下の部位（下腿）を指す。

※2　足裏の土踏まずはゆるやかなアーチを描いているのが理想。アーチがないと「扁平足」、きつすぎると「ハイアーチ」になる。

下肢の問題による腰痛のメカニズム

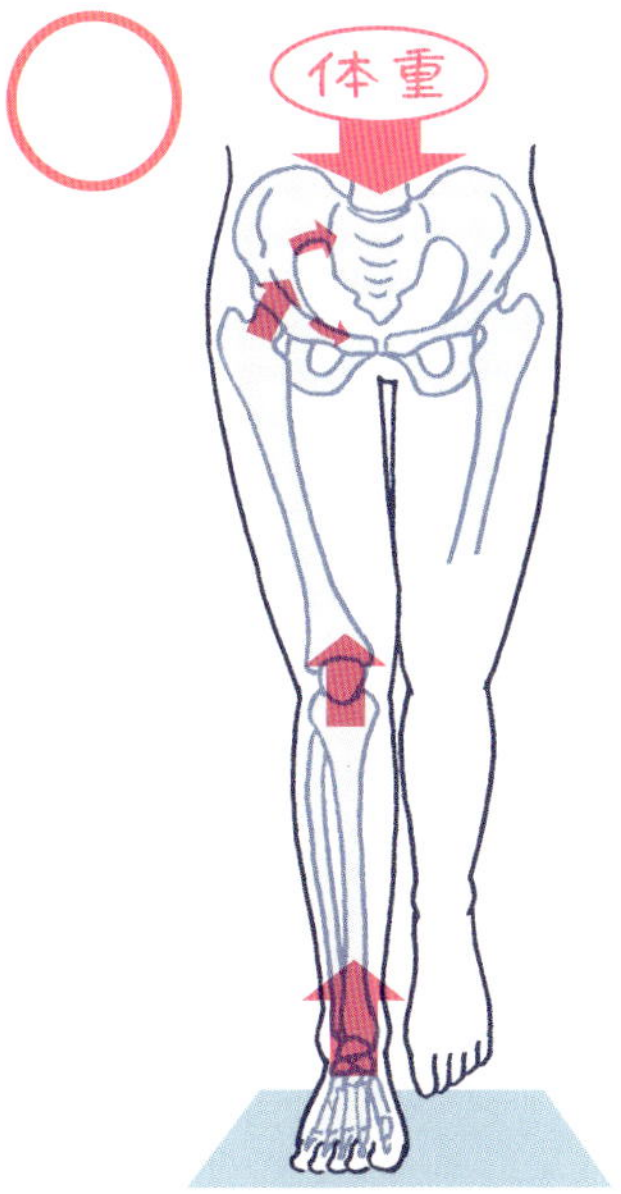
体重

足を正しく地面につけることができれば、地面から伝わる力は膝、股関節、仙腸関節、恥骨結合《ちこつけつごう》と伝わるうちに吸収されていく。

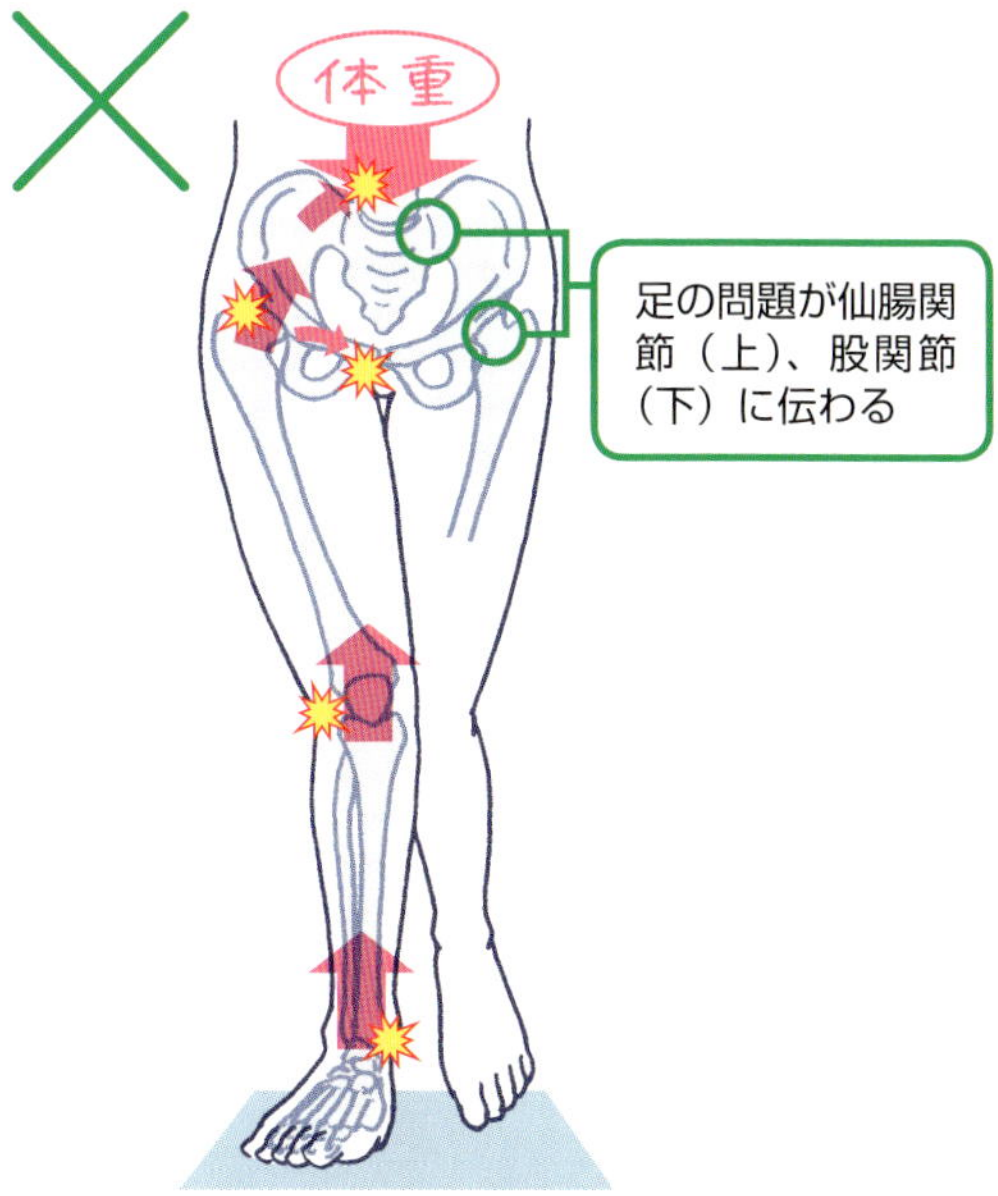
体重
足の問題が仙腸関節（上）、股関節（下）に伝わる

足がねじれているなど正常ではない場合、力が吸収されず、腰の他さまざまな部分に負荷をかけて痛める原因となってしまう。

足の状態がよければ、骨盤部で力が分散する

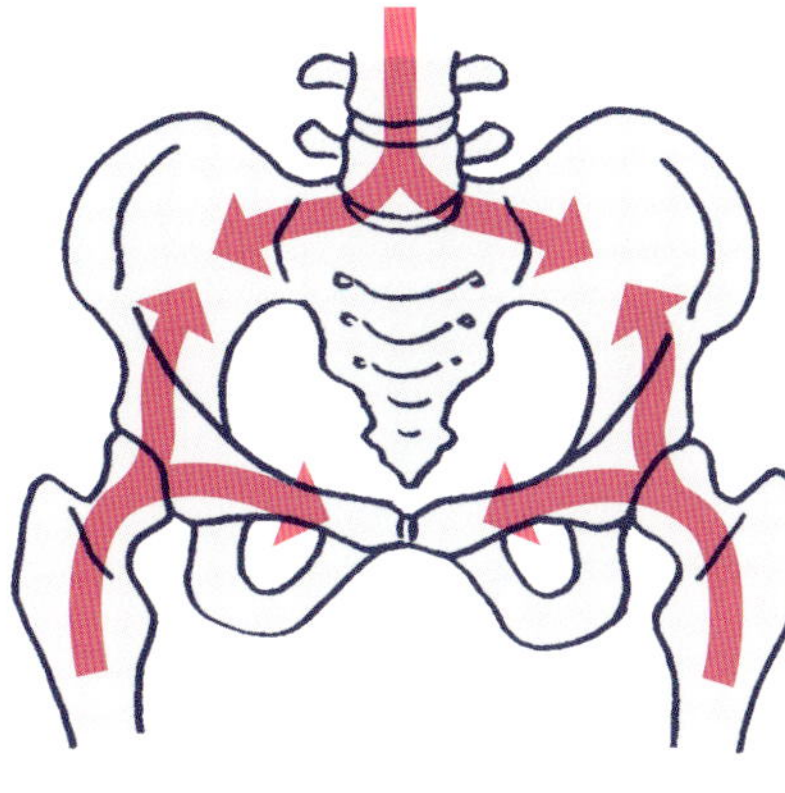

骨盤では、体重など上からの力と、足の裏から伝わる下からの力が合流する。脚、背骨、骨盤に歪みがなければ、イラストのように力が２方向に分散され、腰には負担がかからない。

しくみ 11

腰痛の原因⑥ 体幹
腰を支える体幹の力が弱い

コルセットの働きが失われる

腰椎は肋骨がある胸椎とは違い、動きを制限する骨がないため、背骨の中でも大きく動かせることが特徴です。骨の代わりに腰部と腹部を支えているのが※1体幹《たいかん》の筋肉です。筋肉のコルセットが体に備わっていると考えれば、わかりやすいでしょう。体幹の筋肉はたくさんありますが、特に代表的な筋肉が腹横筋《ふくおうきん》です。腰からお腹まで、まさにコルセットのように包み込んでいます。背骨の両脇には、脊柱起立筋《せきちゅうきりつきん》が縦に連なりますが、その一部である多裂筋も大切な※2インナーユニットの一つ。他にも骨盤内の内臓を下からハンモックのように支える骨盤底筋群《こつばんていきんぐん》と、上には横隔膜《おうかくまく》が存在します。

これらの筋肉がしっかりしていると、必要に応じて※3腹圧を高められます。例えば、**重い荷物を持ち上げる時、体幹の筋肉で腹圧を高めれば、コルセットをしたのと同じような状態になるため、腰椎への負担を軽減できます。ところが、筋力が不足していると、腰にかかる負担が大きくなってしまいます。**また、体幹の筋肉が弱くなると、内臓を正しい位置に保持するのも難しくなります。それが尿漏れや腸の働きの低下などといった内臓の機能にも影響し、腰痛を引き起こすこともあるのです。

memo

※1　頭や四肢（手脚）をのぞいた胴体部分のこと。
※2　体幹の中でも核となる部分を指し、骨盤底筋群（P71）、脊柱起立筋（P67）、腹横筋（P67）、横隔膜（P67）で構成される。
※3　腹筋と横隔膜、骨盤底筋群の収縮によって生まれる腹腔（お腹の中の内臓のある部分）内の圧力。

体幹の問題による腰痛のメカニズム

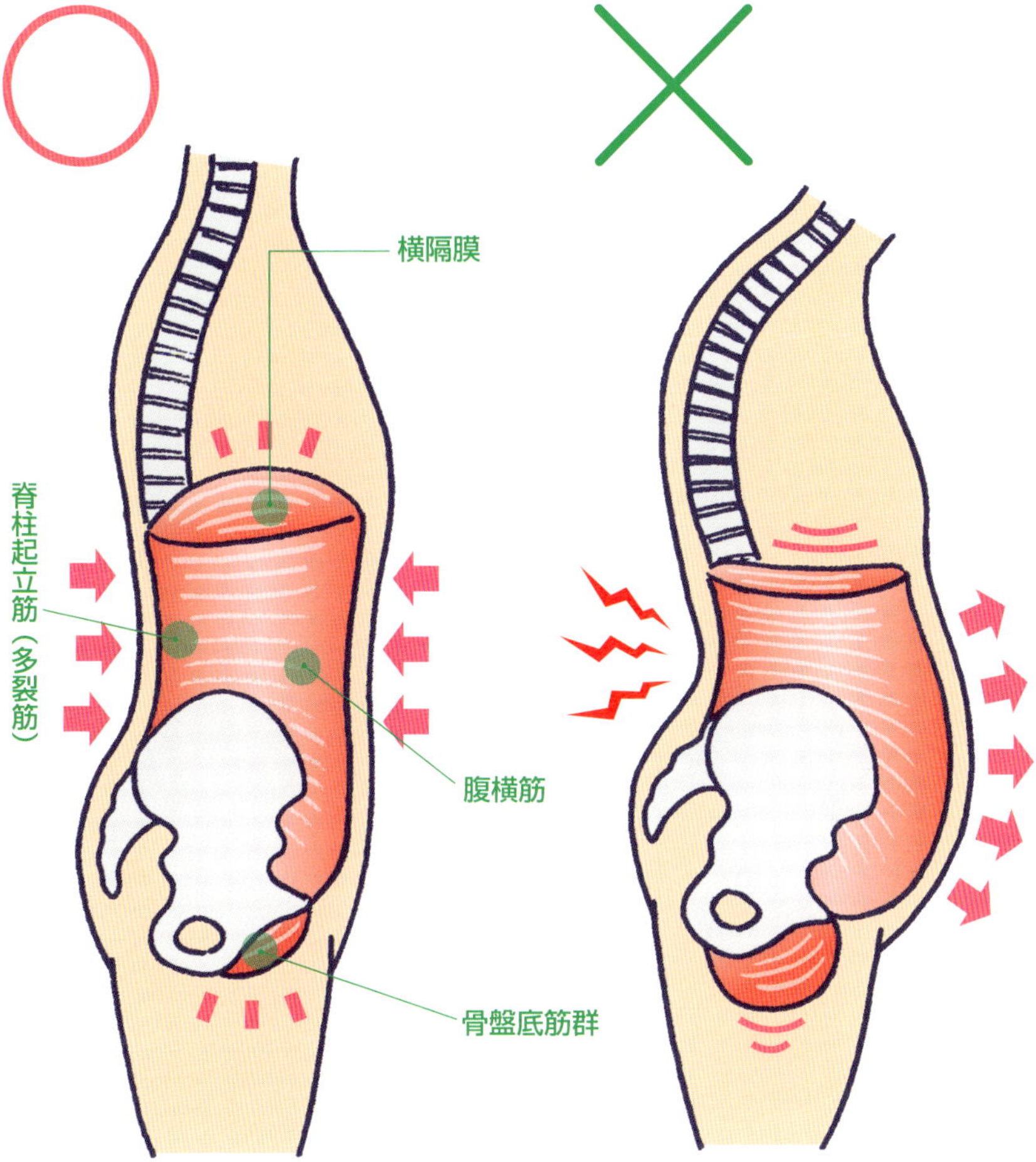

体幹の筋肉がしっかりしていると、まるでコルセットをしているかのように腰が守られるため、腰椎の負担が軽くなる。また、内臓が正しい位置に保たれることで正常に機能する。

体幹の筋力が弱っていると、上部の横隔膜から下部の骨盤底筋群まで全体的に下がり、反り腰のように腰椎に負担がかかる不良姿勢になりやすい。正しい位置から離れた内臓の機能の低下が懸念される。

しくみ 12

腰痛の原因⑦ 姿勢
背骨のカーブに問題

無駄な筋力を使わない姿勢を

よい姿勢というと、背骨が棒のようにまっすぐに伸びた姿勢をイメージするかもしれませんが、それは違います。背骨はゆるやかにカーブしているのが自然で、この生理弯曲があることで、無理なく重力に耐えられるようになっています。上半身の重さが加わってもつぶれませんし、飛び跳ねた時などの地面からの衝撃も、背骨のカーブがうまく吸収してくれます。

理想的な姿勢とは、筋肉や関節、さらには内臓やココロにまで、最も負担のかからない姿勢と言えます。個人差はありますが、背骨が自然なカーブを描いていることがそれに近い姿勢です。**もし、背骨の前後カーブが失われていたり、過剰なカーブがあったりすると、まわりの筋肉や関節に負担がかかり、腰痛の原因になることがあります。**特に、現代人はデスクワークなどで座っている時間が長いので、座った時の姿勢にも注意が必要です。また、思春期に発症しやすい※側弯症《そくわんしょう》も、その程度によっては、さまざまな症状につながることが考えられます。

姿勢がよいと、呼吸もしやすくなり、内臓の働きもよくなります。また、気持ちも前向きになり、無駄な筋力を使わなくてよいので疲れにくく、腰痛も起こりにくくなるのです。

memo

※　脊柱が側方へ曲がったり、ねじれたりする病気。子どもが発症しやすいので、周囲の大人が成長段階を見守ることが求められる。

正しい姿勢と問題のある姿勢

正しい姿勢

横から見た時に耳たぶ、肩、大転子（太ももの横）、膝、くるぶしが一直線になっている。背骨は自然なカーブを描き、骨盤も傾いていない。骨盤が前傾しすぎても、後傾しすぎてもいないその人にとって適度な姿勢を「ニュートラルポジション」と呼ぶ。恥骨と上前腸骨棘（骨盤の出っ張り）が垂直になっていて、腰椎に適度な前弯カーブがあることが目安。中指で恥骨、親指で上前腸骨棘を触ってみると垂直になっているかどうか確認できる。

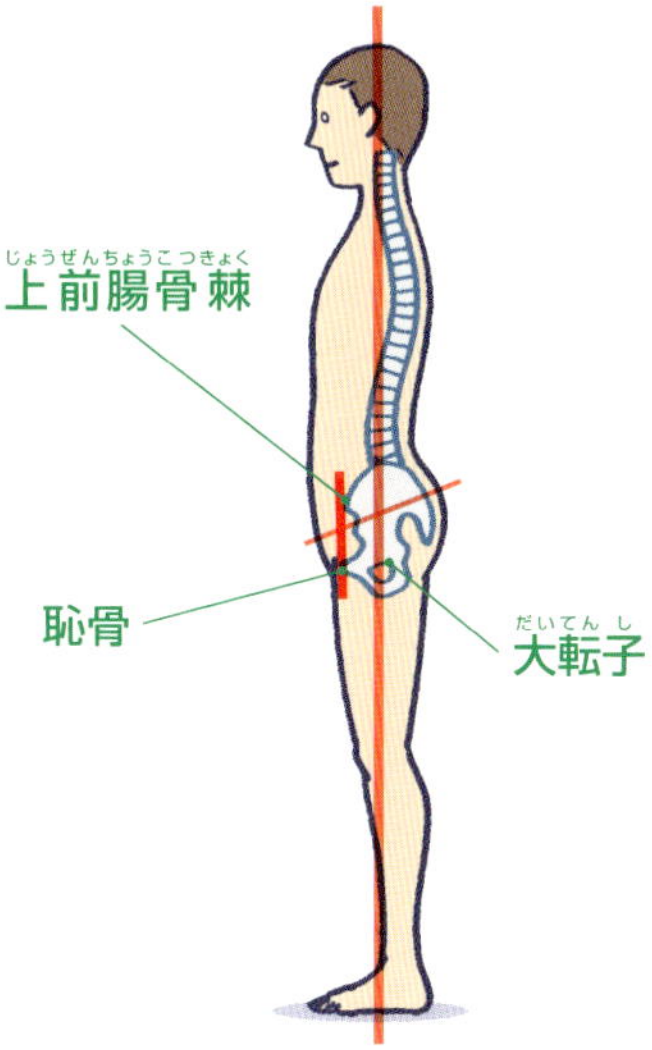

悪い姿勢

ここでは腰痛につながる代表的な５つの不良姿勢をあげる。頭の位置、骨盤の角度、背骨のラインなどに傾きがあることで、腰椎に負担がかかる。

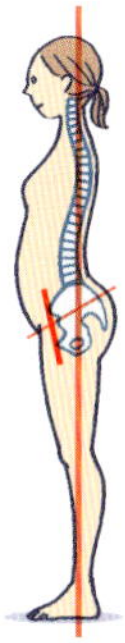

反り腰

壁と腰に大きく隙間があくぐらい腰が反っている状態。太っている人や、女性でハイヒールを履く人や妊娠中の人がなりやすい。

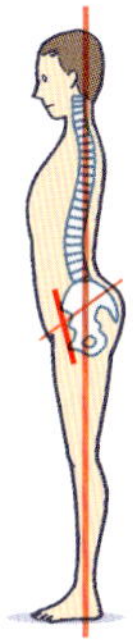

ミリタリー

極端にあごを引き、胸を張りすぎてしまう姿勢で、重心が前にかかりすぎている。姿勢を気にしすぎるような生真面目な人がなりやすい。

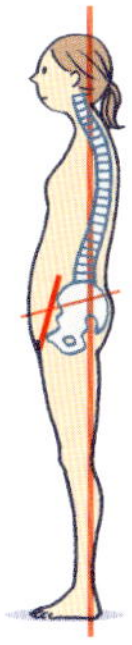

スウェイバック

骨盤が後傾していて、バランスをとるために首やお腹が前に出てしまっている状態。太っている人に多く見られる。

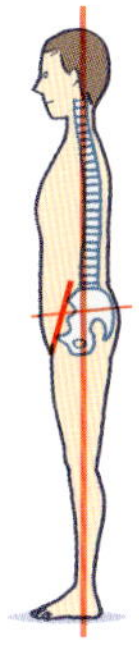

フラットバック

平背ともいう。背骨のＳ字カーブがなくまっすぐなので、頭の重さを逃がすことができず、腰に負担がかかる。

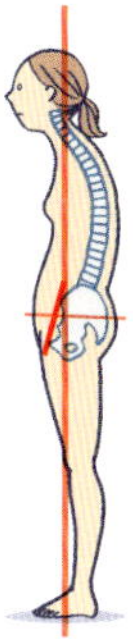

円背

背中が丸まりすぎている状態で、いわゆる猫背。背中や腰に痛みが出やすい。中年、年配の人に見られる。

しくみ 13

腰痛の原因⑧ 日常動作
悪い姿勢での動作が腰に

腰を痛めない体の使い方

姿勢には、立ったり座ったりしている時の「静的な姿勢」の他に、動作を伴う「動的な姿勢」があります。間違った体の使い方や、悪い姿勢での動作が、腰に大きな負担をかけ、痛みを引き起こすことがあります。

例えば、**床に置いてある重い荷物を持ち上げる時、膝をのばしたまま前屈みになって持ち上げると、腰への負担は非常に大きくなります。**このような場合には、膝を曲げて腰を落とし、腰椎の生理弯曲を維持した姿勢で持ち上げれば、腰への負担は軽くなります。

床に落ちている小さな物を拾う時も同じことが言えます。特に、過去に腰を痛めたことがある人は、普段の動きや姿勢を見直してみることをオススメします。例えば、顔を洗うために前屈みになる時は、膝を軽く曲げるようにすると股関節を使うことになります。たったこれだけのことで、筋膜のテンションもゆるみ、腰への負担を大幅に軽減することができます。

また、**不意に屈みながら腰を中心に体をねじることも、腰椎の椎間板に負担がかかりやすい動作です。**※普段から胸郭や股関節の可動性を高めることで、腰椎の負担を軽減させる動作を身につけることが大切です。

memo

※　ギックリ腰を経験したことのある人は、腰に不安を感じると、過去の恐怖体験から動きに慎重になるが、経験のない人は無意識な動作の中で急な痛みを経験してしまうケースが多い。普段から正しい体の使い方と、背骨の生理弯曲の大切さを理解していることが、無意識でも腰を守る秘訣と言える。

腰痛を招く日常動作

日常動作で腰を痛めやすい代表的なシーンが、重い物を持ち上げて動かそうとした時。膝をのばしたまま、荷物を持ち上げようとするとまっすぐになった腰に負担が集中してしまう。腰を落とし、膝を曲げることで腰の生理弯曲（自然なカーブ）を維持することが、腰を痛めない正しい動作。下ろす時も同様に。

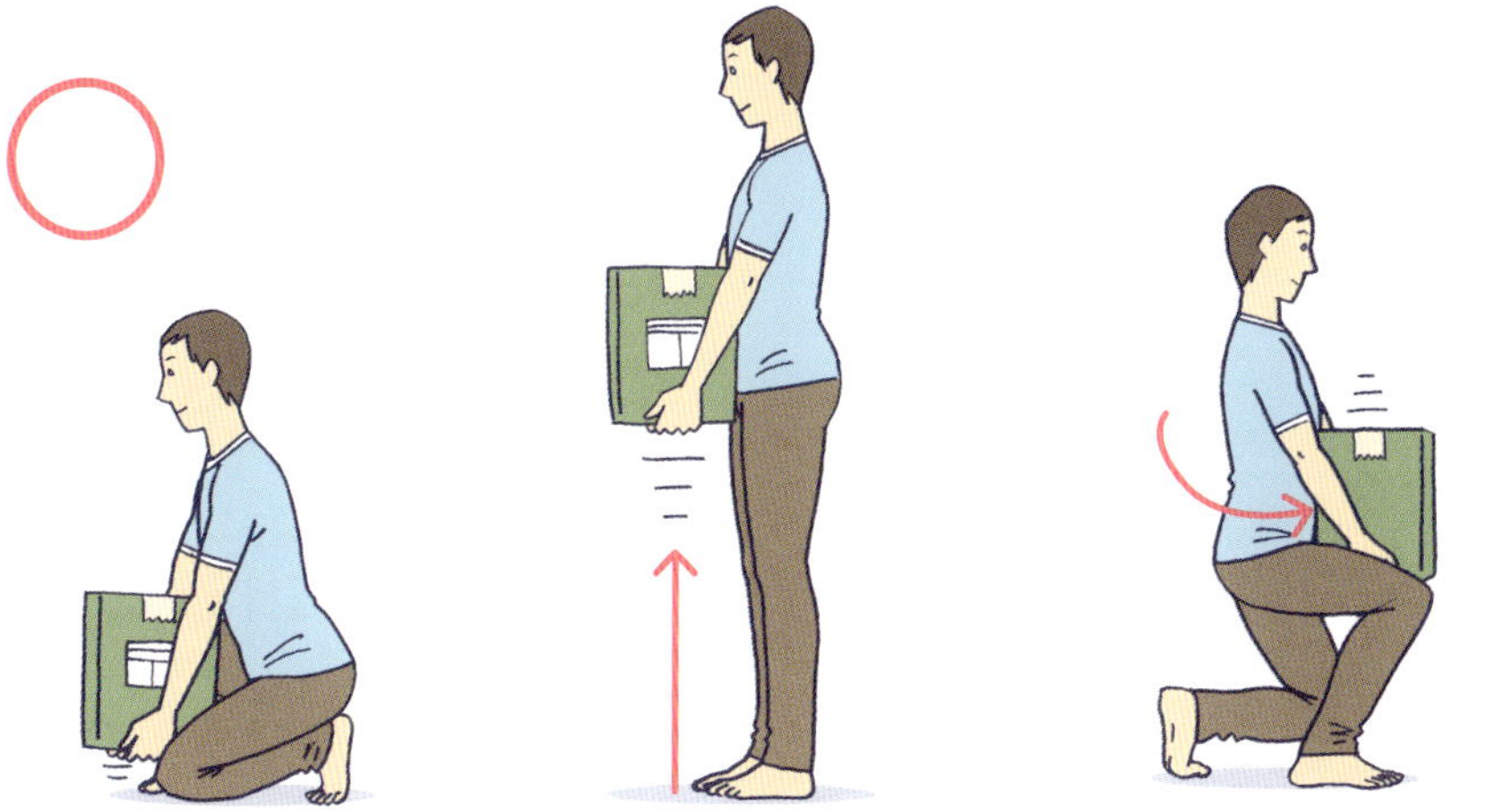

腰を落とし、
膝を曲げる

腰の自然な
カーブを保つ

下ろす時も
膝を曲げる

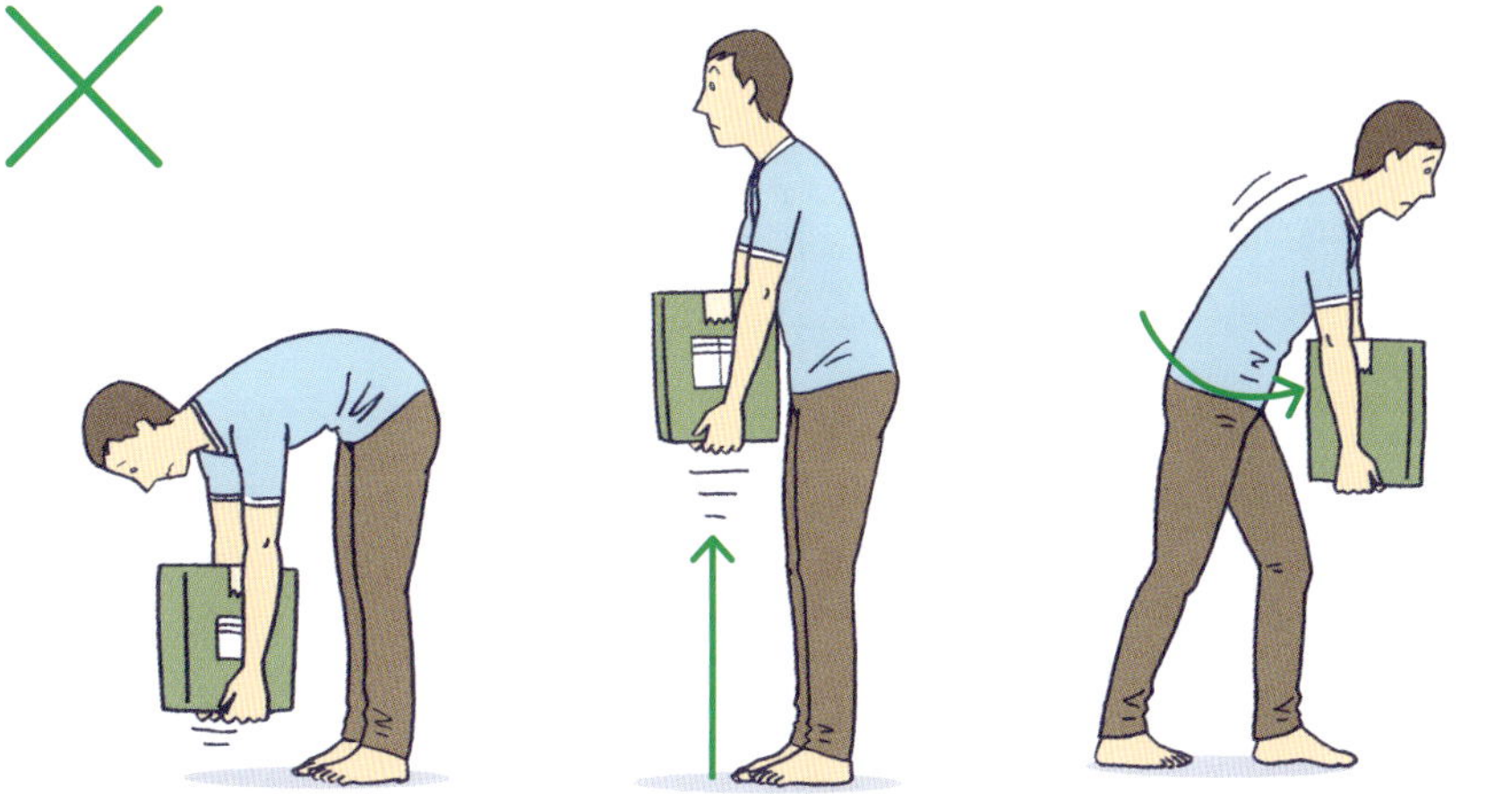

膝をのばしたまま
持ち上げると

腰に負担が
かかる

下ろす時も膝を
曲げないと危険

しくみ 14

腰痛の原因⑨ ココロ ストレスは腰痛を引き起こす

メンタルストレスと痛みの悪循環

近年では、非特異的腰痛の中に、心理・社会的な要因、つまりココロの問題で起きている腰痛が、かなり含まれているだろうと考えられています。ココロの問題で腰が痛くなるというのは、不思議に思えることかもしれません。しかし、米国の著名な医学者であるジョン・サーノ博士は、腰痛とココロの密接な関係を指摘しています。

また、日本整形外科学会と日本腰痛学会が監修した『腰痛診療ガイドライン２０１２』には、「腰痛の発症と遷延《せんえん》[※1]に心理社会的因子が関与している」「腰痛に精神的要因、特にうつ状[※2]態が関与している」と記載されています。

職場や家庭などでストレスを抱えていると、呼吸は浅くなり、無意識のうちに筋肉の持続的な緊張が起こります。そうしたことが、腰痛の一つの原因として考えられるようになってきたのです。そして、腰の痛みが続くと、生活が制限されるのでイライラが生じ、それがストレスを生み出すという悪循環に陥ります。

腰痛に悩まされている人は、腰痛がなかった頃の自分の環境やココロの状態を思い出し、現在の環境がストレスフルでないかを考えてみることも大切だと言えるでしょう。

memo

※1　長引くこと。

※2　うつ状態になると、痛みに対して抑制的に働く神経伝達物質である脳内セロトニンが不足することにより、痛みに敏感になり、強く感じることになってしまうと言われている。

ココロに問題があると痛みに弱くなる

脳で合成される神経伝達物質セロトニンは、人間が感じる痛みをやわらげる役目を担っている。うつ状態になると、このセロトニンの分泌量が少なくなることがわかっている。このため、ココロが元気な人に比べて、ストレスを抱えている人は腰痛をはじめとした痛みを敏感に感じやすくなってしまうのだ。

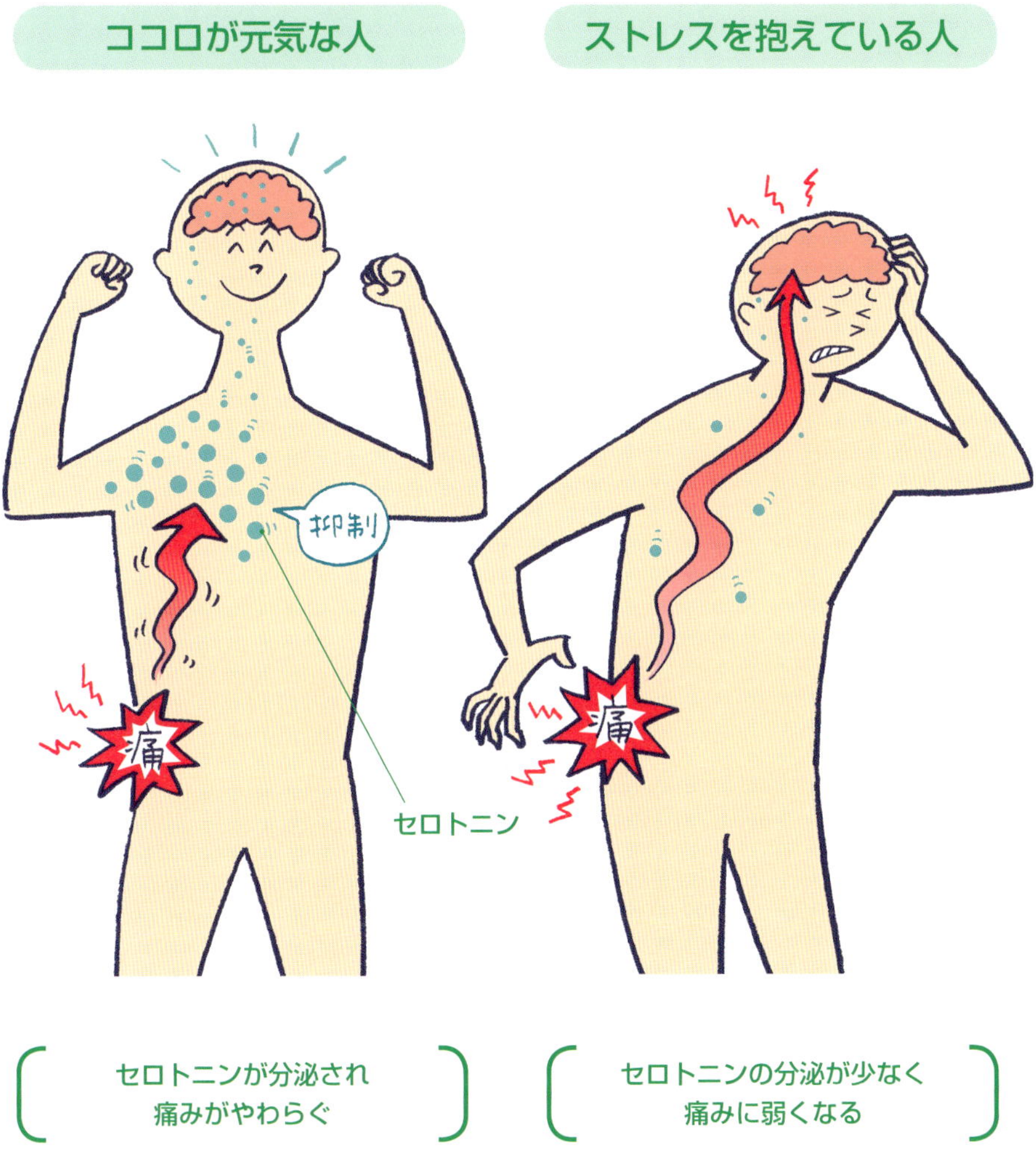

しくみ 15

腰痛の原因⑩ 呼吸

呼吸は姿勢に影響を与える

腰痛改善には腹式呼吸を

呼吸には2つの方法があります。一つは腹式呼吸です。横隔膜を上下させることで、息を吐いたり、吸ったりします。この時に、お腹がふくらんだり、へこんだりします。もう一つは胸式呼吸です。※肋間筋《ろっかんきん》を使って肋骨を動かし、胸郭を広げたり、狭めたりすることで、息を吸ったり吐いたりします。

人間がリラックスしている時には、自然と腹式呼吸になります。横隔膜がゆっくりと動くため、内臓のマッサージになり、それによって内臓の働きも促進されます。

一方、精神的な緊張やストレスがあると、胸式呼吸になりがちです。そして、このような時には、肩が上がったり、猫背になったりして、呼吸が浅くなっていることが多いです。

常にストレスを抱えている**現代人は、交感神経が優位になり、緊張状態が続く傾向にあります。そのため、腹式呼吸がうまくできなくなっていたり、息を知らず知らずのうちに止めていたり、呼吸が浅くなったりしています。そして、それが姿勢や内臓、さらにはココロの問題に影響し、腰痛の原因となってしまうこともあるのです。**腰痛を改善するためにも、一度自分の呼吸の状態を観察してみることをオススメします。

memo

※　肋骨の間にある筋肉。肋骨を引き上げたり、引き下げたりする働きを担う。

呼吸が姿勢に与える影響

呼吸には２つの方法がある

腹式呼吸

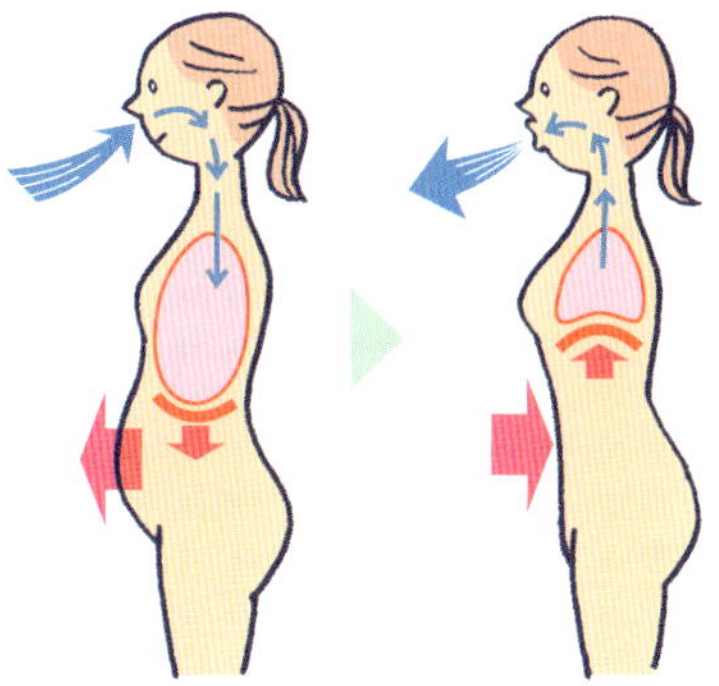

鼻から息を吸いながらお腹をふくらませ、口から息を吐いてお腹をへこませる。自律神経と関係の深い横隔膜を上下させることで、リラックスした状態になる。

胸式呼吸

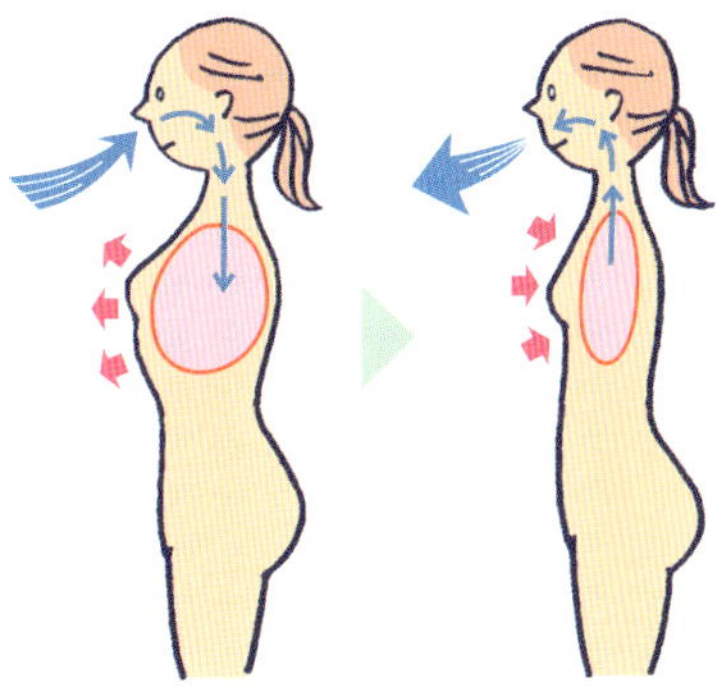

活動時になりやすい呼吸法。肋間筋によって胸郭を動かすことによって、息を吸ったり吐いたりする。日常生活では腹式、胸式が混在しているが、胸式呼吸が優位となり、浅い呼吸になっていることが多い。

浅い呼吸は姿勢に影響する

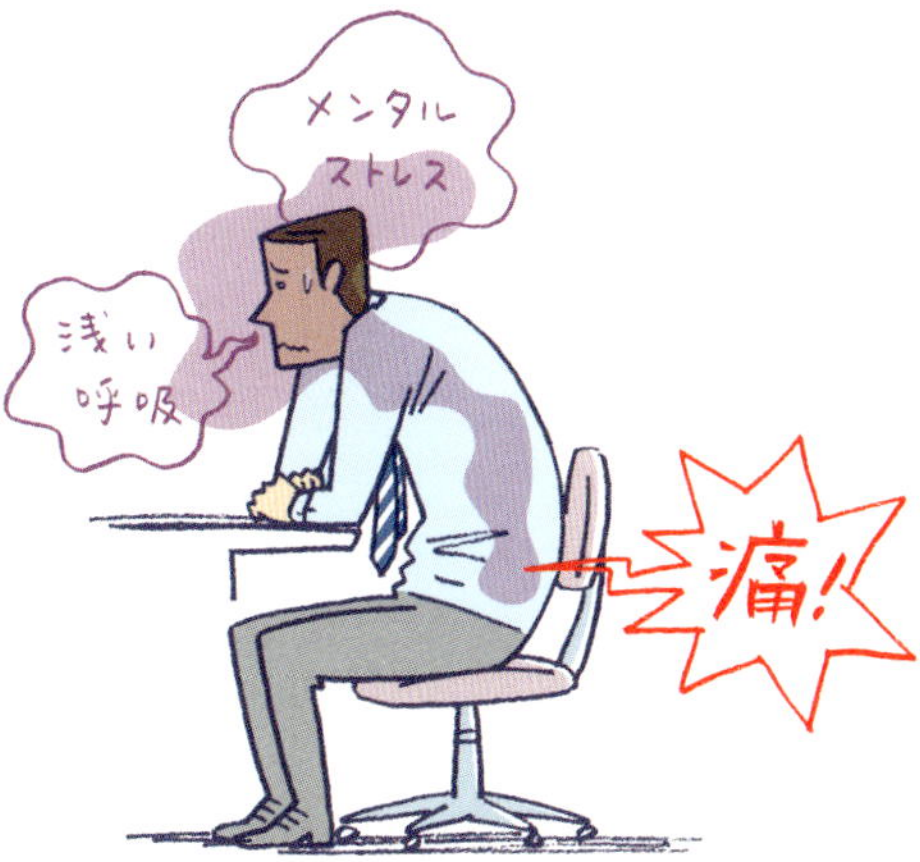

メンタルストレスがあると、浅い呼吸になってしまいがち。こうなると、肩や胸の筋肉などが短縮してしまい胸郭が自由に動かない。また、大腰筋や、自律神経、内臓と関わりが深い横隔膜も動かないので、筋骨格、ココロ、内臓すべての面で腰に悪影響が出る可能性がある。

しくみ 16

腰痛の原因⑪ 内臓
内臓の不調で筋肉が緊張

姿勢、筋肉、内臓は常に関わり合う

下痢や月経にまつわる不調など、**普段あまり気にしていない内臓の不調が、自律神経の反射によって、腰周辺の筋肉を緊張させることがあります。これが続くと、筋肉自体が痛みを発したり、筋肉のコリや緊張が腰椎や骨盤に歪みを生じさせたりして、腰痛の原因になります。**

本書ではこうした腰痛が対象ですが、一方で本当の※1内臓の病気が腰痛の陰に潜んでいることもあります。特に、腹膜の背中側に位置する臓器の病変は背中や腰に痛みの症状が現れやすいのが特徴。この中にはすぐに医療機関を受診すべきものも含まれているので注意が必要です。

内臓はメンタルストレスや食事の問題などの影響の他、お腹の中で窮屈だったり、本来の位置からずれたりしてしまうことでも働きが低下します。これは、姿勢の悪さや体幹の筋肉による張力が低下していることが原因です。つまり、姿勢や筋肉の問題と内臓の働きは常に関わりあっているのです。鍼灸《しんきゅう》では腰痛の治療で※2経《けい》絡《らく》上のツボを刺激しますが、自律神経反射という観点から外側の体にアプローチすることで、※3内臓の働きを高めることを目的とする考えもあります。これは同時に、筋肉や骨格といった構造を変化させる方法とも言えるでしょう。

memo

※1　筋骨格が関わる腰痛の場合、姿勢や動作の変化によって症状に変化が現れる一方で、内臓の病気が原因の腰痛はその限りではない。

※2　中医学でエネルギーが通ると考えるルート。詳細はP150参照。

※3　本書でも筋肉や骨格といった構造にアプローチしながら、内臓の働きを高めるメニューがある（P86 ドローインなど）。

腰痛に影響が出やすい臓器

お腹の中は、腹膜という膜で囲まれた「腹腔」と、その外にある「後腹膜」に分けられる。後腹膜（点線で囲まれた部分）にある臓器は「後腹膜臓器」と呼ばれる。背中の近くに位置するため、これらの臓器に問題があると、背中や腰に痛みが現れやすい。

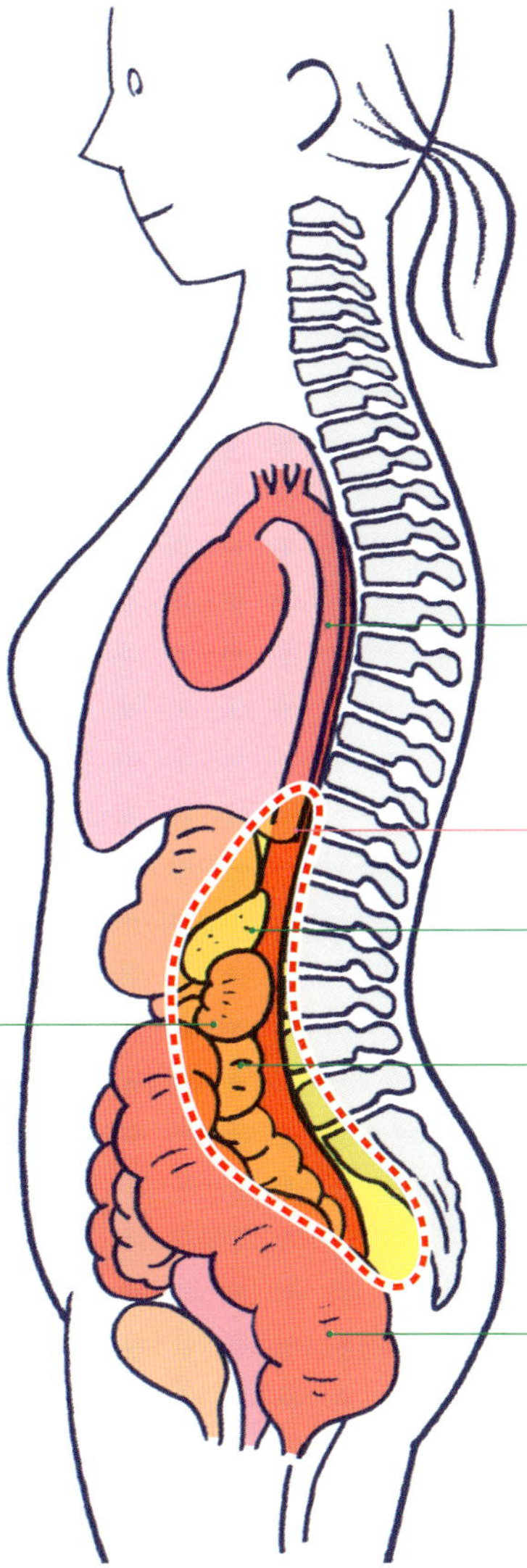

COLUMN

サッカードイツ代表も導入 ヨガは腰痛にも効く！

2014年、ブラジルで行われたサッカーワールドカップで優勝したドイツチーム。彼らが選手のコンディショニングに「ヨガ」を採り入れていたことをご存知でしょうか？

ヨガで鍛えられた彼らは、厳しい連戦を耐え抜き、健全なメンタルに支えられた勝利への意欲は、最も緊張を強いられる決勝戦でも最後まで途切れることがありませんでした。

実は私の治療院にはヨガとピラティスのスタジオが併設されており、そこでレッスンを行っているので、世界が注目するビッグイベントでヨガの効果を実証してくれた彼らの活躍は喜ばしい限りでした。

ヨガやピラティスは、メンタル面、フィジカル面ともに効果を発揮します。特にヨガは、メンタル面への作用が優れています。ヨガは単なるストレッチと違い、自分の内面を見つめます。それを続けることで周囲からの評価などが気にならなくなってくるのです。そのため、ストレスが軽減していきます。

一方、ピラティスは体幹を強化したり、普段動かさない胸郭を動かしたりすることで、効果的に体のバランスを整えることができるエクササイズです。もちろん、ヨガをすることでも体幹は強化できます。

ストレスを解消することも体幹を強化することも、腰痛を克服するのにとても効果的です。

その効果を証明してくれるのが、腰痛を抱えて私の治療院に訪れた人たちです。彼らはしばらくすると施術を受けに来なくなってしまいます。ヨガとピラティスのレッスンを受けて、腰痛がすっかりよくなり、施術を受ける必要がなくなってしまうというわけです。

日本でも日々の生活にヨガを取り入れる人が増えてきています。本書で腰痛改善メソッドとして取り上げているメニューの中にも「三角のポーズ」（P80）をはじめ、ヨガの動きを取り入れたものがたくさんありますので、実際にやってみてその効果を実感してもらえればと思います。

第3章

腰痛の治し方

3つの土台で考える

多くの原因が存在する腰痛を、
どのように治していけばよいのでしょうか？
本書では腰痛の原因を「背骨」「骨盤」「足」の
３つの土台（タイプ）に分け、
それぞれに合った改善法を提案していきます。
４章で紹介する実際のメニューに入る前に、
この章では３つの土台とは何か、
そして、なぜ腰痛改善のために重要なのか
を解説していきます。理論を頭に入れておくと、
メニューの効果もいっそうあがるでしょう。

理論 1

人間の体はつながっている

離れた部位に影響が現れる理由

腰から遠く離れた足や首の問題が、腰に影響を及ぼすことがあります。不思議に思えるかもしれませんが、実はこうした現象は人間の体がつながっていることで起きているのです。

全身の骨は関節によって骨組みをつくり、骨に付着する筋肉によって全身の張力が保たれています。それはまるで背骨を中心としたテントや建物のようです。一つひとつの関節はそれぞれの動きがありますが、隣り合う関節にも動きが連鎖しています。つまり、何か動作を行う時、一つの関節だけではなく他の関節も同時に動いているのです。これが「運動連鎖」[※1]です。

同様に筋肉もそれぞれ異なる働きを持っていますが、筋肉を包む筋膜同士も連結しています。これを「筋膜連結」[※2]と呼びます。筋膜は結合組織でできている丈夫な膜です。それが筋肉から骨につながり、次の筋肉へとつながっていきます。例えば、**ふくらはぎにある腓腹筋《ひふくきん》（P75）の筋膜は、太ももの裏側にあるハムストリング（P71）の筋膜につながっています。そうやって、全身の筋膜がつながっているのです。**

そのため、ある筋肉の問題が、離れた部位に影響を与えることがあります。痛みがあるのが腰でも、原因は他にあるかもしれないのです。

memo

※1　例えば、歩く時に右足を前に出したら左足が後ろに行ったり、手も振ったりするのも「運動連鎖」の一つ。

※2　首を曲げて下に向けると、背中から腰の部分がのびるのを感じられる。これも「筋膜連結」しているから起こる現象と言える。背中や腰に軽く触れて、首を曲げてみると感じやすい。

筋膜連結の種類

ファンクショナルバックライン

上半身と下半身を交差するように結ぶ後面のライン。歩行や日常動作など動きの中で腰痛を引き起こす可能性がある。上腕と肩甲骨に付着する広背筋と股関節に付着する大臀筋が腰部でつながり、左右にクロスする。

バックライン

腰痛と関わりが深い背中（脊柱起立筋）から、下肢の筋肉（ハムストリング、腓腹筋、足底腱膜）が連結したライン。ここがのびると猫背になり、緊張して短くなると反り腰になる。経脈（P151）では膀胱経に相当。

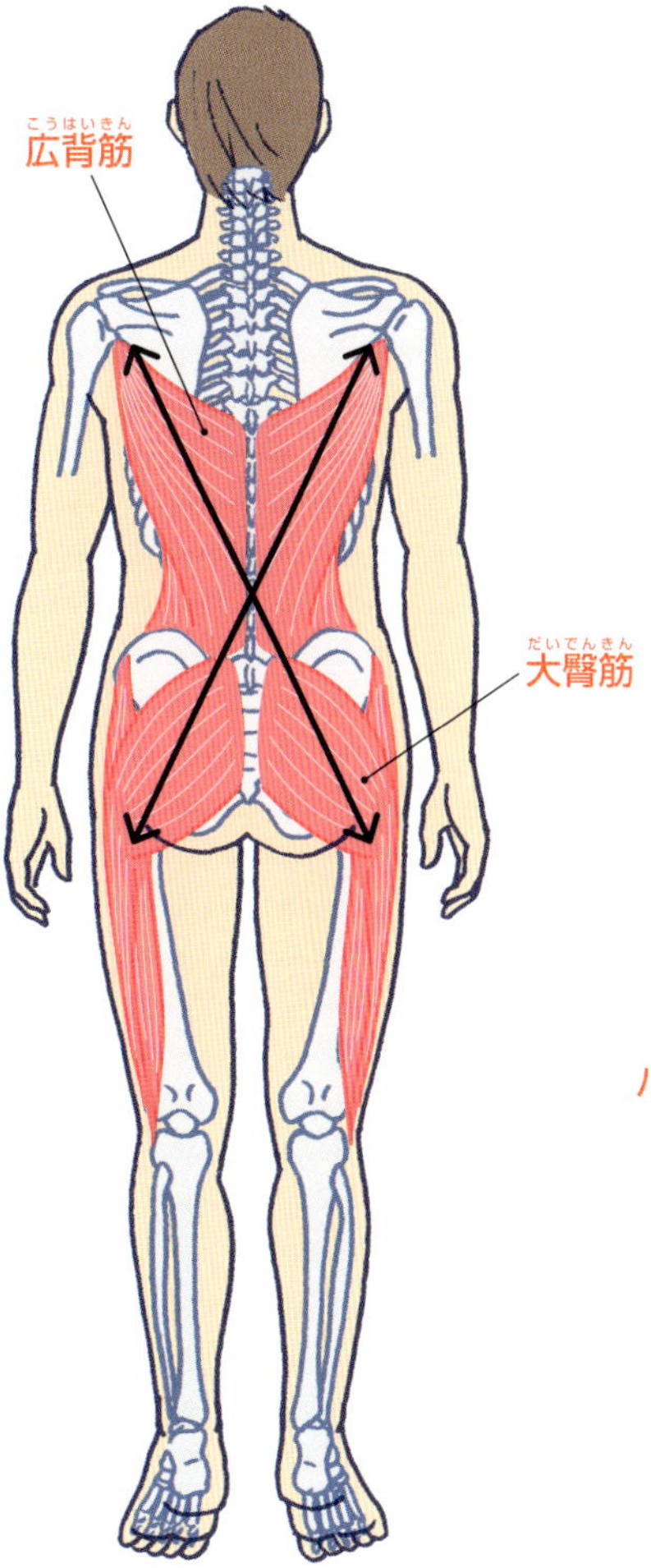

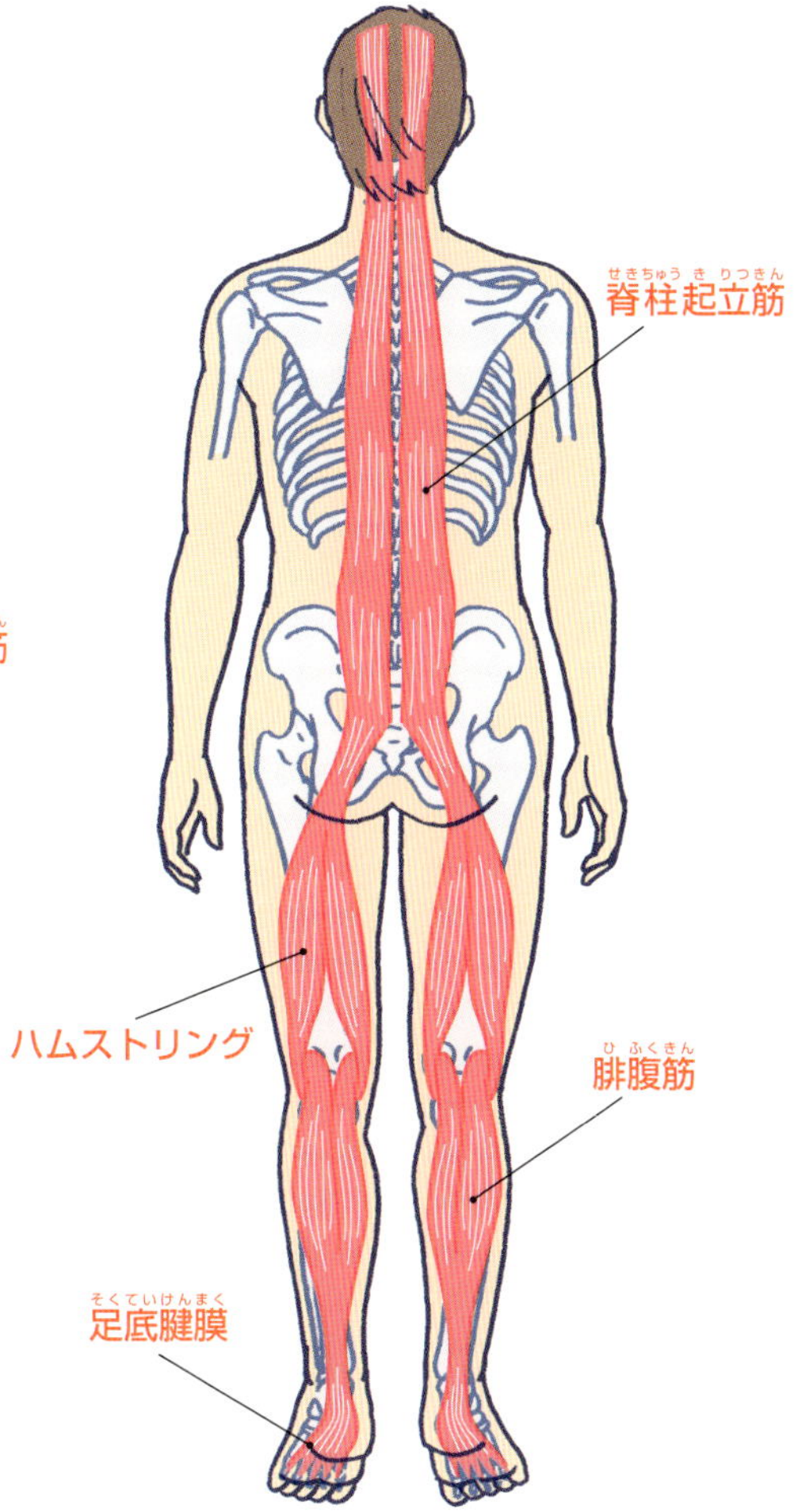

筋膜連結の種類

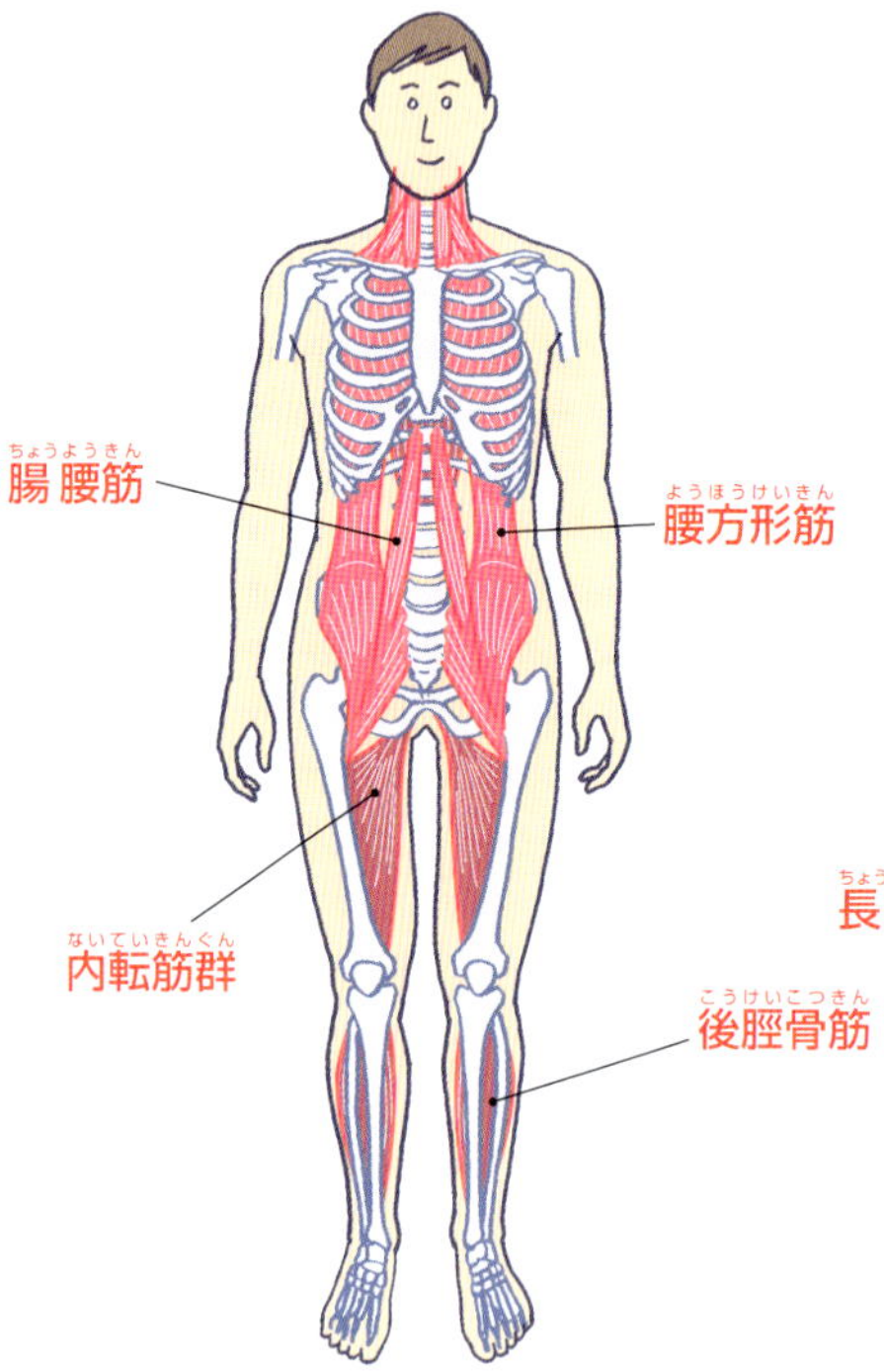

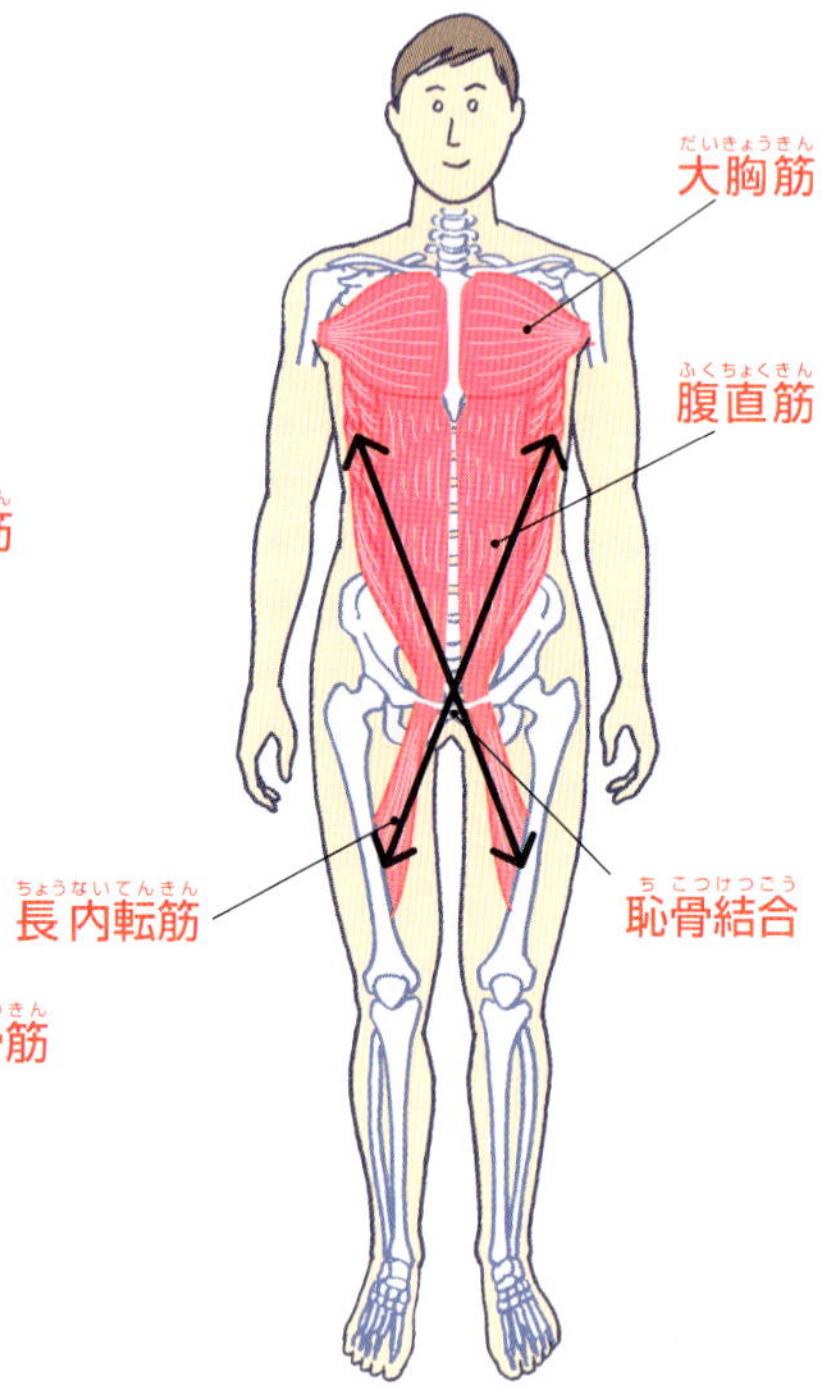

ディープ
フロントライン

慢性的な腰痛と関わりの深いラインで、呼吸とも密接な関係がある。後脛骨筋、内転筋群、腸腰筋、腰方形筋などが連結している。経脈（P151）では腰痛と関わりが深い腎経に相当する。

ファンクショナル
フロントライン

上半身と下半身を交差するように結ぶ前面のラインで、運動などの活動時に働く。上腕には大胸筋が付着し、腹直筋から恥骨を介して長内転筋につながり、大腿骨に付着する。恥骨結合を介して、腰痛とも関連がある。

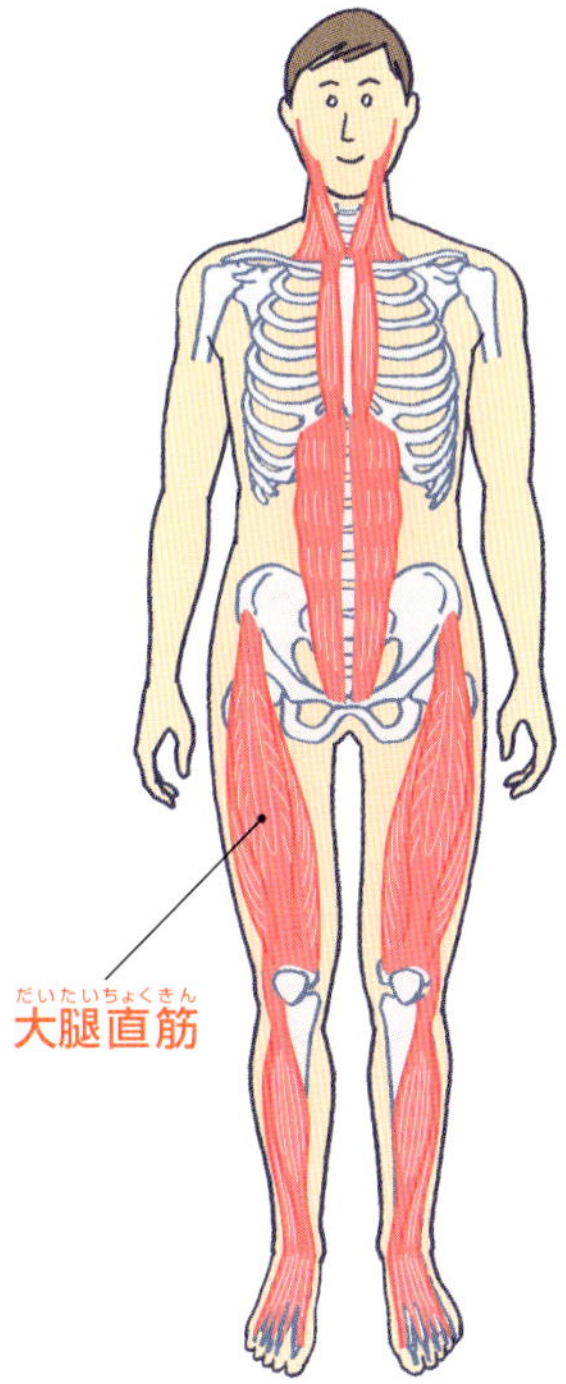

フロントライン

バックライン（P57）とともに前後のバランスを保っているライン。短くなると、腰椎が後弯して猫背に、のびると前弯して反り腰となり、いずれも腰痛と関わる。骨盤の傾きに影響を与える大腿直筋が太ももの前面にある。経脈では胃経に相当し、胃腸とも関わりがある。

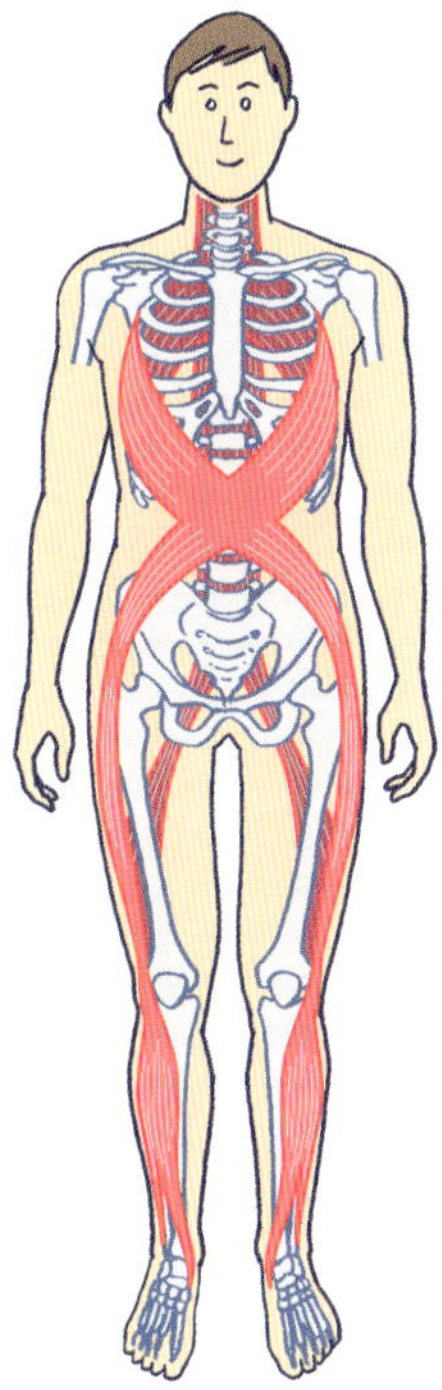

スパイラルライン

多くの筋膜を介し、やや複雑なライン。胸郭など体幹部のねじれや、下肢の左右差が腰痛に関連する。内臓の不調などで片側に短縮が起こると、骨盤のねじれが現れやすい。

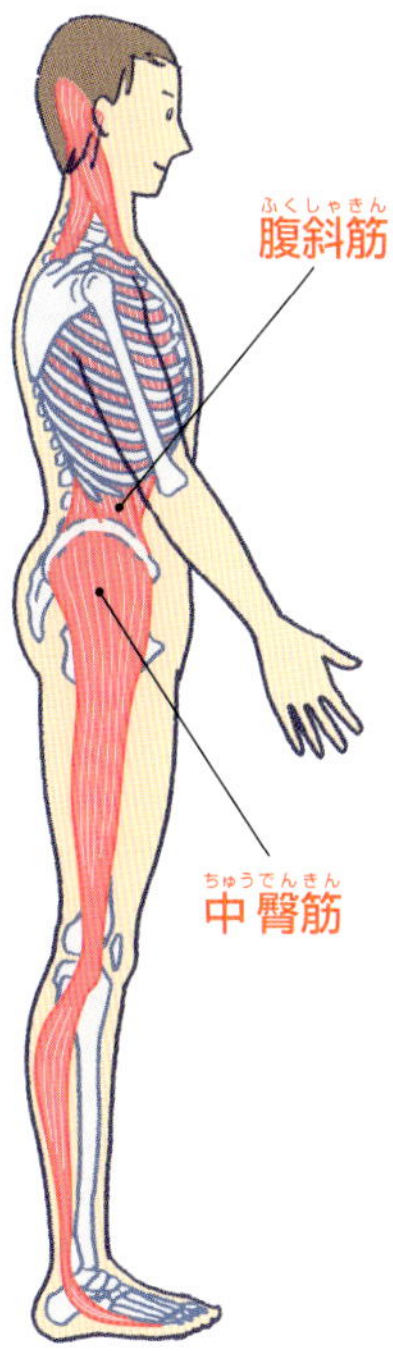

ラテラルライン

体側をつなぐラインで、三角のポーズ（P80）でのばされる筋膜がある。骨盤と股関節をつなぐ大切な中臀筋や、体幹を安定させる腹斜筋などがあり、筋力低下を招くと、腰痛を引き起こしやすい。経脈では肝と裏表関係にあたる胆経に相当する。

理論 2

頭や足首がずれると腰もずれる

頭の位置で背骨のカーブが変わる

体の動きは連鎖します。例えば、**直立した状態で、あごを出すようにして頭の位置を少し変えると、背骨が後弯して猫背になり、骨盤が後傾します。反対にあごを軽く引き、天井から頭のてっぺんが引っ張られるイメージで頭の位置を変えると、背骨がすっとのびて腰椎に適度な前弯カーブが生まれ、骨盤は前傾します。**このように、頭の位置を少し動かすだけで、背骨や骨盤は連動して動きますが、これは、両目を水平に保ち、顔を正面に向けようとする補正作用です。また、後傾している骨盤を立てて座るようにすると、腰椎から自然なカーブが生まれ頭の位置も正しい位置へと連動します。このように、上下どちらからアプローチしても、歯車のように連動するようになっているのです。

そして、立っている時や歩いている時には、足の裏に体重と同じ大きさの床反力《ゆかはんりょく》※1が働いています。この力は、足首や膝、股関節などに異常がなければ、骨や筋肉にとって問題※2もなく、衝撃を吸収します。しかし、足首に歪みがあると、衝撃を吸収できないばかりか、異常な運動連鎖が生じて、膝関節や股関節、仙腸関節などにねじれた力が伝わり、関節などを傷めることに。その過程で腰痛が生じることもあるのです。

memo

※1　人が地面を押す力の反作用として床（地面）から受ける力。
※2　ポジティブなストレスとして、骨や筋肉の成長にとっては必要なものとも言える。

人間の体は歯車のように連動している

人間の体の動きが連鎖していることは、歯車をイメージするとわかりやすい。背骨の構造は3つの歯車に置き換えられるが、例えば一番上の歯車である頭・頚椎が前に出たとすると、その次の歯車である胸椎・腰椎、続く歯車の骨盤・腰椎はバランスをとるために後ろに傾いてしまう。

○（頭が正しい位置にくると、背すじがのび、骨盤は前傾する）

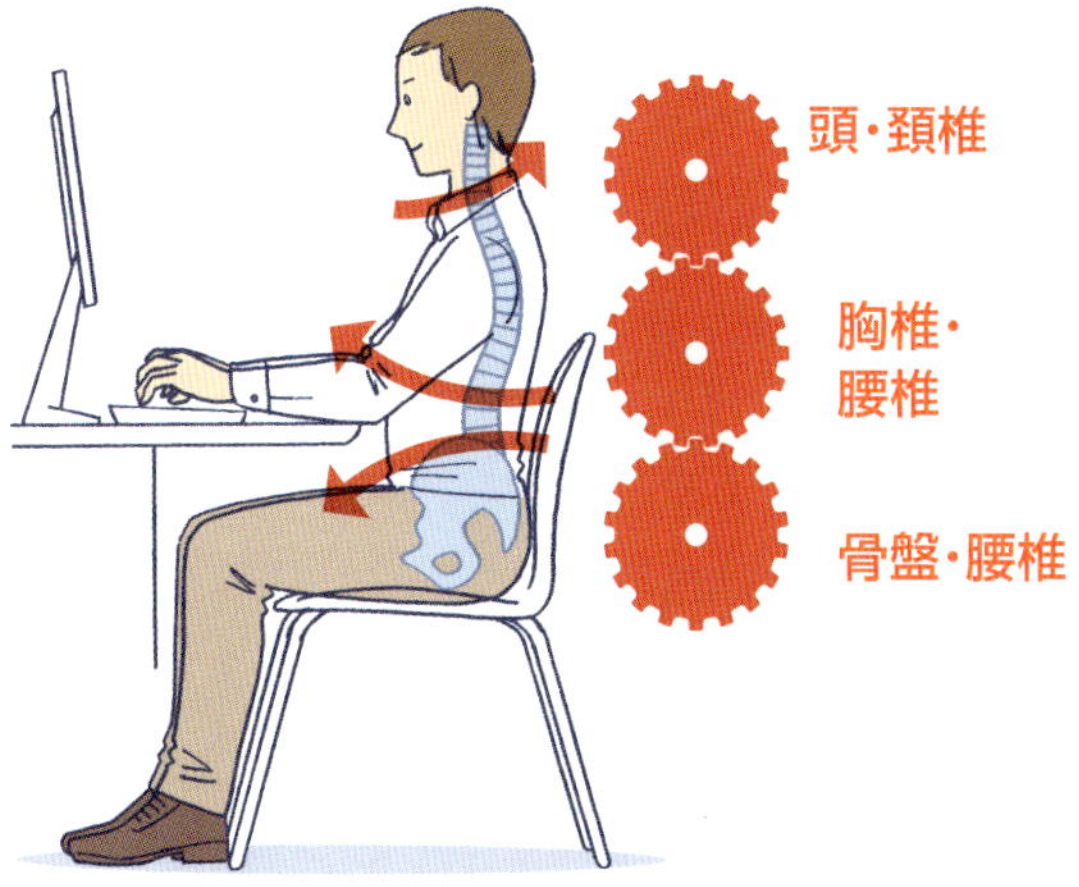

×（あごが出ると猫背になり、骨盤が後傾する）

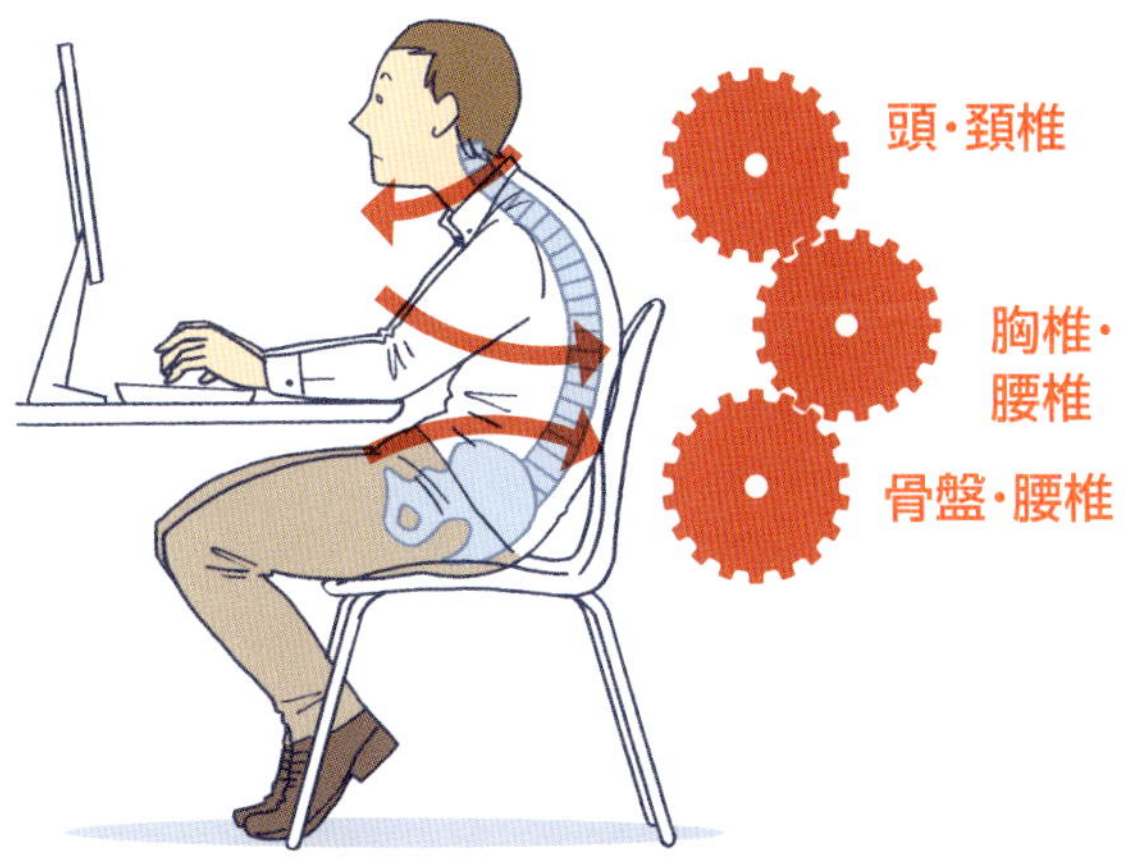

理論 3

3つの土台から腰痛の原因を探る

自分の腰痛の問題はどこにあるか

腰痛を治すためにまず必要なのは、体のどこに問題があって腰痛が起きているのかを、明らかにしておくことです。原因は人によってさまざまですし、同じ人でもその時によって違うこともありますので、自分の腰痛に合った対策を講じていくことになります。

どこに問題があるかを探る時には、①背骨、②骨盤帯（以下骨盤）、③下腿～足部（以下足）という腰痛の原因となりやすい「3つの土台」について、それがどのような状態にあるかを考えてみます。「背骨」とは、頭から続く頚椎《けいつい》、胸椎《きょうつい》、腰椎《ようつい》、仙骨《せんこつ》、尾骨《びこつ》と、肋骨や肩甲骨まで含めたものを指し、これらを一つの土台と考えます。「骨盤」は、股関節と仙腸関節が中心。骨盤と一体化した背骨の一部である仙骨の上に腰椎より上の背骨が乗っているので、骨盤の歪みや不安定は、腰椎に負担をかける重要な原因となります。「足」は、まさに体の土台となる部分です。ここに問題があると、その影響は上へと伝わっていき、腰痛を引き起こします。

3つのうち、自分の腰痛に最も影響しているのはどの土台かをチェック※してみましょう。どれか一つが強く関わっていることもあれば、いくつかの土台が関係していることもあります。

memo

※ 腰痛の原因をチェックする方法はP82参照。

腰痛に関わる3つの土台と筋骨格

3つの土台にはそれぞれに深い関わりを持つ筋肉や骨格がある。それらにアプローチしていくことで腰痛を治していく。

1 背骨…背骨、胸郭、肩甲骨が中心。仙骨・尾骨は 2 と区分が重複。
2 骨盤…背骨の一部である仙骨と尾骨を含む骨盤から股関節を含むエリア。
3 足…下腿（膝から足首）と足首以下の足。股関節、膝関節は 2 と区分が重複。

※3タイプの詳しい部位については、以降のページを参照

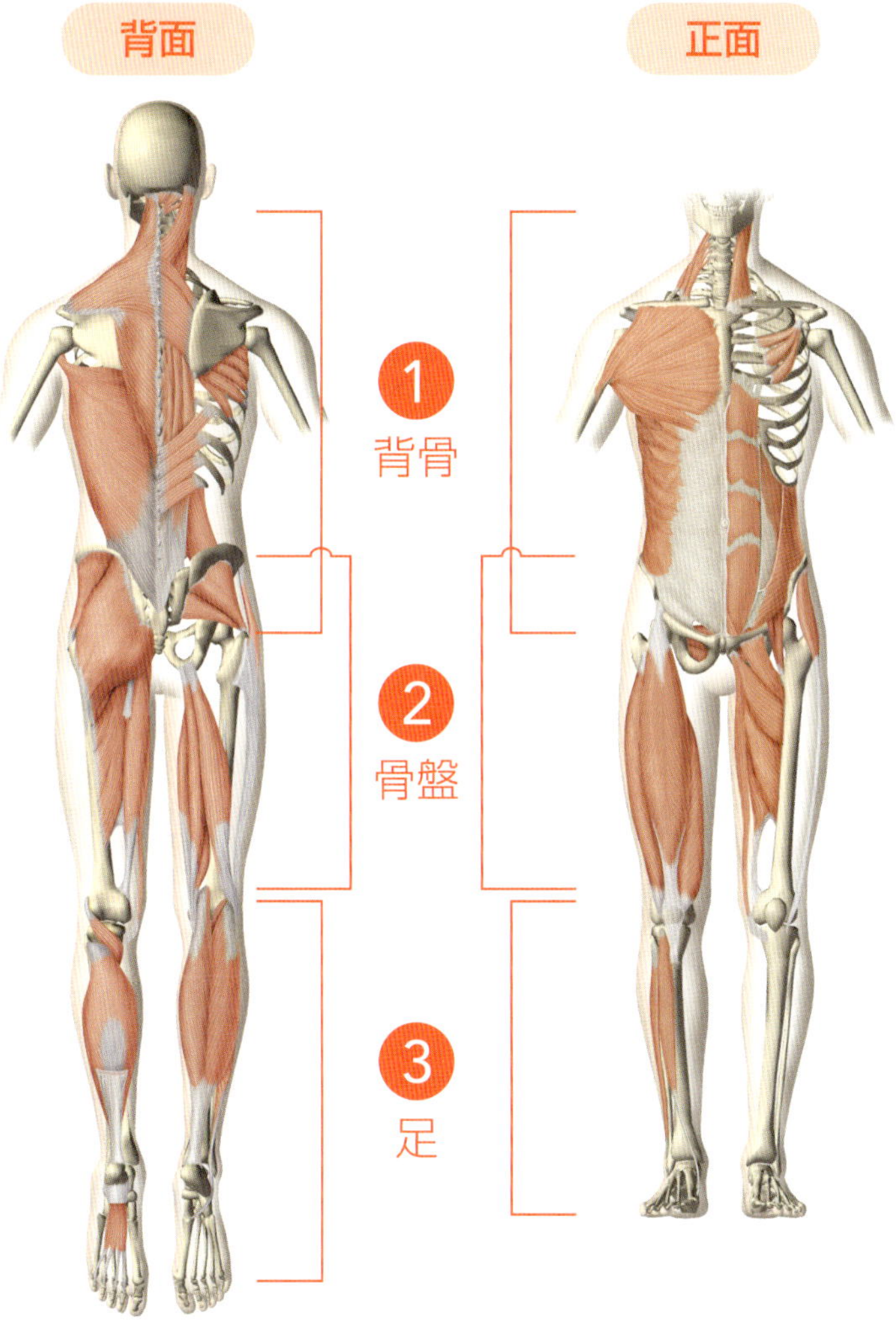

理論
4

1つ目の土台 背骨①
背骨を支える筋肉が重要

コルセットで腰椎をやさしく守る

重力の影響によって、直立二足歩行の人間の背骨には、常に頭から下の体重が加わっています。その影響を特に受けやすいのが、背骨の中でも腰椎です。上半身すべての体重が加わる上に、前後に大きく屈伸できるため、腰椎には特に大きな負担がかかることになります。

ただ、こうした負担から腰を守るための構造が、人間の体には備わっています。その一つがコルセットのような働きをする体幹の筋肉。深層部でお腹を取り巻いている腹横筋《ふくおうきん》が体幹の代表的な筋肉です。他に骨盤の底でハンモックのように支える骨盤底筋群《こつばんていきんぐん》、背骨のカーブを保つ脊柱起立筋《せきちゅうきりつきん》の一部である多裂筋《たれつきん》、呼吸に関わる横隔膜《おうかくまく》といった筋肉群で、腹圧を調整するインナーユニット（P42）を形成しています。**これらの筋肉が弱くなっていると、コルセット機能が十分に発揮されないため、腰椎がダメージを受けやすくなります。そうならないためには、体幹の筋力強化に取り組む必要があります。**

また、多裂筋が過剰に緊張して硬くなって痛みの原因になったり、お腹の筋肉にコリが生じることで鍛えても筋力が発揮できずに痛みが出たりすることもあります。こうした場合には、筋肉に直接アプローチすることが必要です。

memo

※　背骨の状態を改善するには背骨を支える筋肉（P67）をトレーニングで強くする必要がある。詳しくは、P84参照。

体幹の筋肉が腰椎を守る

イラストは体幹の筋肉を輪切りにして上から見たもの。上はお腹の真ん中あたり、下は骨盤付近のもの。いずれも腹横筋などの筋肉がコルセットのように体を“締める”役割を担っていることがイメージできるはず。腹横筋はお腹と腰だけでなく、骨盤を締める意味合いがあることにも注目したい。また、深層部にある腰方形筋や大腰筋、腸骨筋が内側で腰椎や骨盤を支えてバランスをとっている。

腹腔筋の断面図

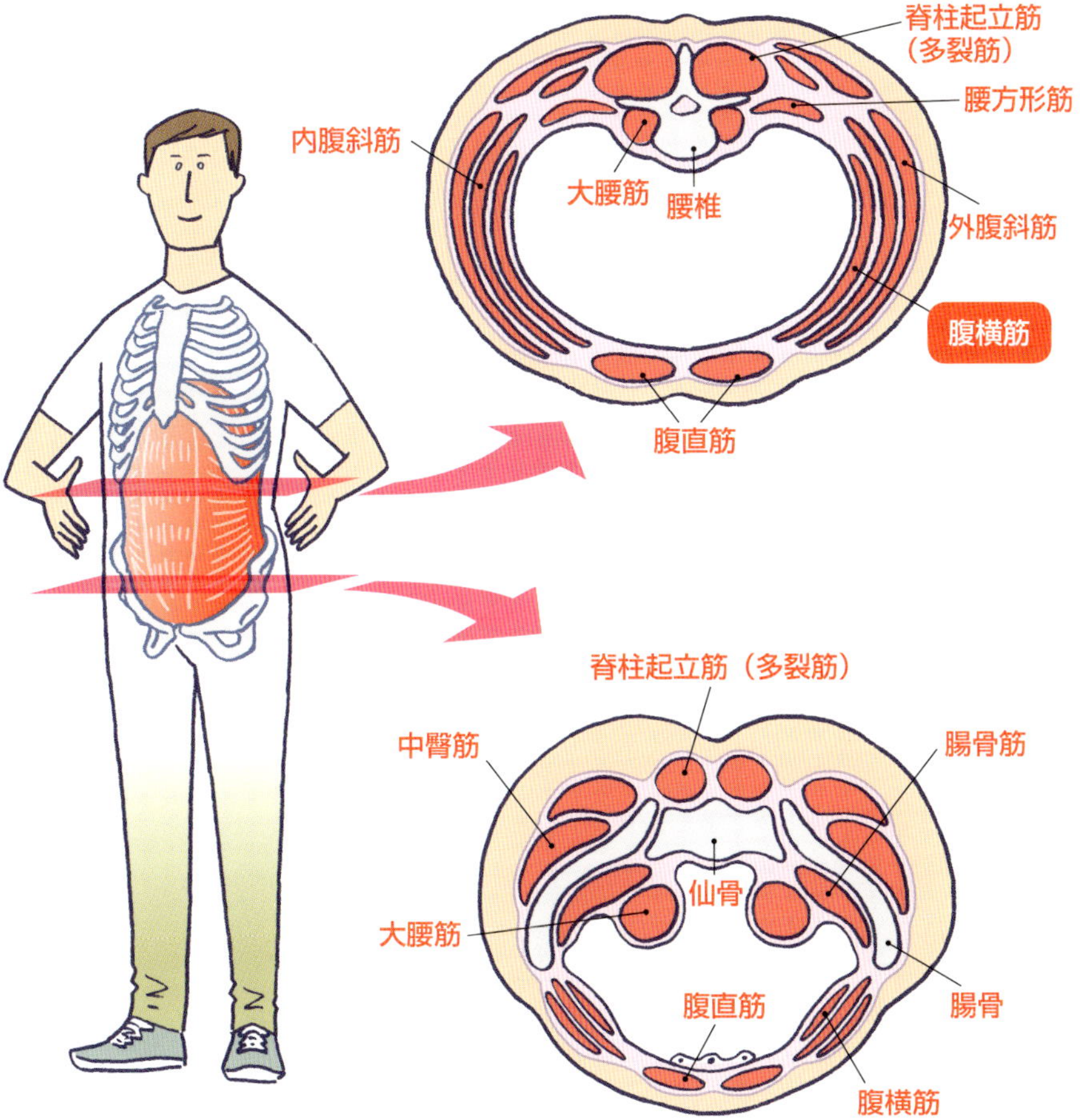

骨盤の断面図

理論 4

1つ目の土台 背骨②
S字カーブとスムーズな動き

背骨や胸郭の動きにくさも要注意

背骨を守る2つ目の防御構造は、背骨のS字カーブ※です。特に腰椎部分の、前に出っ張る前弯というカーブによって背骨に加わる力をうまく分散することができ、背骨が上半身の重さに耐えられるようになっています。

また、腰椎の前弯カーブがないと、椎骨の間にある動きや体重負荷の役割を果たしている椎間板の消耗につながり、腰痛の原因にもなります。**自然なS字カーブを描くように背骨や周辺の筋骨格を調整することが、問題の解決につながります。**見た目の構造的な問題だけでなく、背骨の動きが悪くなることも、腰痛の原因になることがあります。椎間関節（P35）の動きが悪くなると、背骨の連動性が失われます。**椎間関節の動きを改善することは、腰椎の理想的なカーブを取り戻すという意味でも重要なのです。**

また、胸郭や肩甲骨の動きが悪くなると、胸椎の動きも制限されやすくなります。そして、本来胸椎の役割である動きの代償を腰椎が負うことになり、腰椎のオーバーワークにつながります。胸郭や肩甲骨の動きを高めると、呼吸がしやすくなり、自律神経のバランスも整ってくることが期待できますが、こうしたことも、背骨という土台をよい状態にするのに大切です。

memo

※　頚椎が前弯（前側にカーブ）、胸椎は後弯（後ろ側にカーブ）、腰椎は前弯、仙骨・尾骨は後弯と、S字を描くようなカーブが理想的。詳細はP8参照。

背骨改善のカギとなる筋肉や骨格

正面

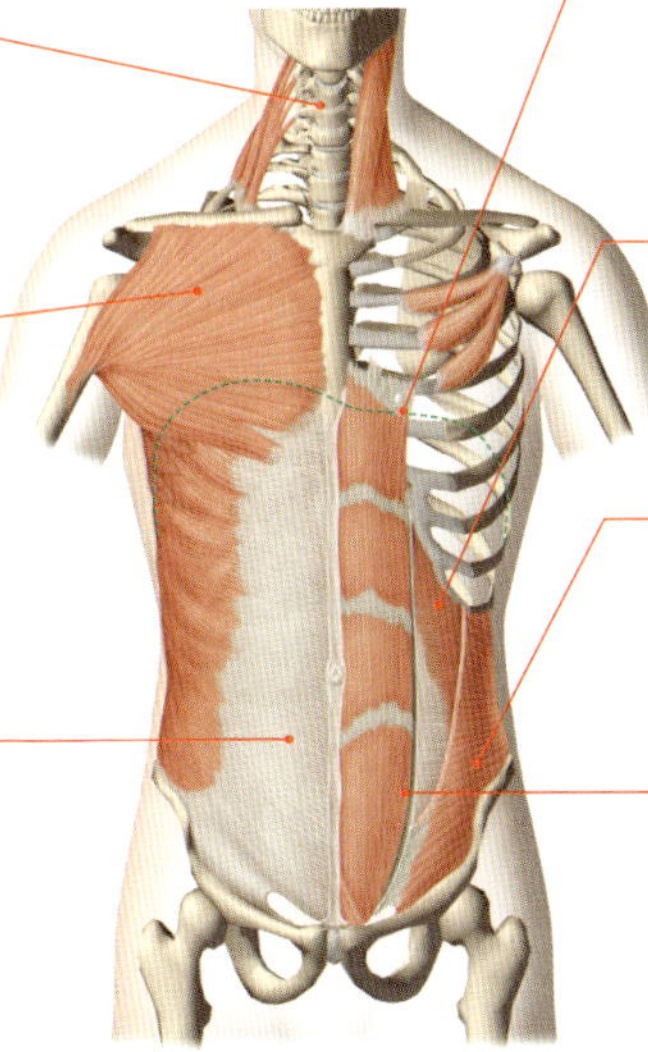

脊椎《せきつい》（頚椎《けいつい》）
背骨は椎骨とその間にある椎間板が重なり合って構成。脊髄を保護。

大胸筋《だいきょうきん》
鎖骨、肋軟骨、胸骨、上腕骨に付着する胸にある大きい筋肉。呼吸を補助している。

外腹斜筋《がいふくしゃきん》
体幹を守る筋肉の中では、腹直筋とともに最外層に位置。内腹斜筋とクロスする。

横隔膜《おうかくまく》
腰を守るコルセットであるインナーユニットの一つ。腹式呼吸に関わる。

腹横筋《ふくおうきん》
筋肉のコルセットの代名詞的存在。腰椎はもちろん骨盤も安定させている。

内腹斜筋《ないふくしゃきん》
体幹を守る筋肉の一つ。最も外にある外腹斜筋と最も内にある腹横筋の間に存在。

腹直筋《ふくちょくきん》
骨盤の傾きと腰椎の生理弯曲を維持するのに大切な筋肉。弱いと反り腰に。

背面

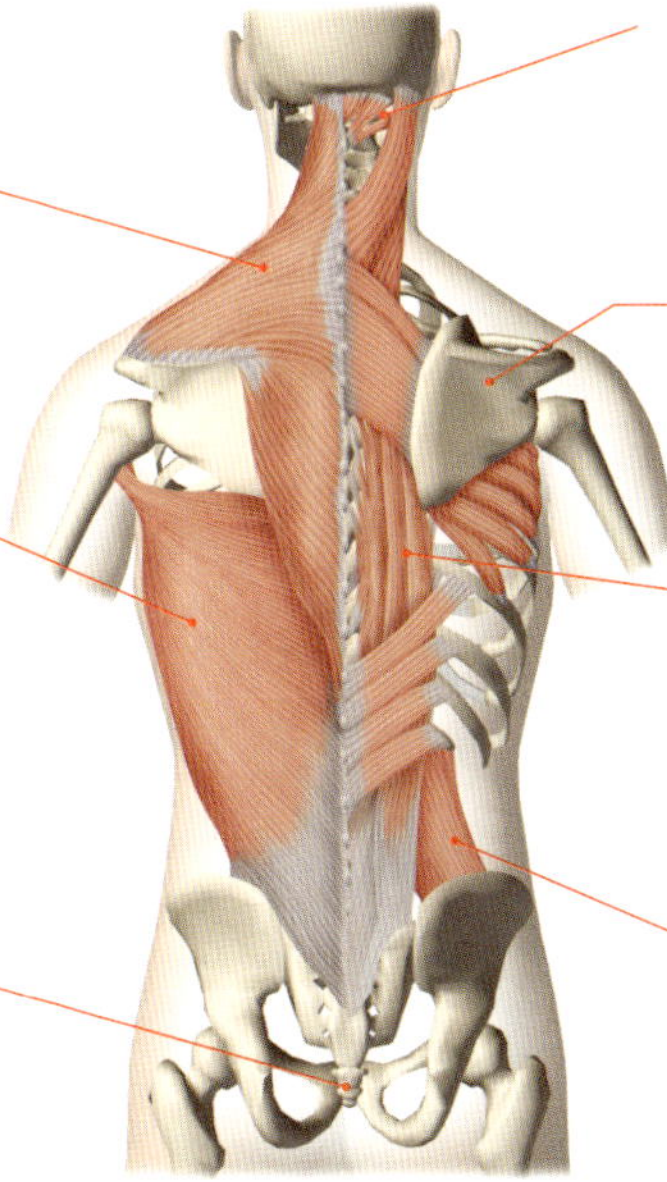

僧帽筋《そうぼうきん》
後頭骨、頚椎と胸椎、肩甲骨に付着。肩甲骨の動きに関わるため、腰にも影響あり。

広背筋《こうはいきん》
腸骨稜、腰椎、胸椎、肩甲骨、上腕骨とつながる背中の筋肉。体側の下肢とも連結。

尾骨《びこつ》
背骨の一番下にある骨。インナーユニットの一つである骨盤底筋群の一部が付着している。

後頭下筋群《こうとうかきんぐん》
硬膜が付着している後頭骨と頚椎をつなぐ。腰痛と密接な仙骨との関わりも深い。

肩甲骨《けんこうこつ》
動きが悪くなると、胸椎や肋骨の可動性も低下し、腰椎や頚椎にも影響する。

脊柱起立筋《せきちゅうきりつきん》
（多裂筋《たれつきん》、腸肋筋《ちょうろっきん》）
棘筋、最長筋、腸肋筋に分類される筋肉。姿勢保持に関わる多裂筋が腰部で発達。

腰方形筋《ようほうけいきん》
腰椎、肋骨、腸骨稜に付着していて、骨盤と腰椎の安定にも関わる筋肉。

理論
5

2つ目の土台 骨盤①
適度な骨盤の傾きと股関節

マッサージの他、股関節にアプローチするのも一つの方法です。股関節に大きな左右差や動きの異常があると骨盤の歪みに影響します。また、股関節の可動性の低下は、腰椎に負担をかけます。「膝立て検査」[※1]で左右の膝の高さに大きな差が出ていれば、股関節まわりの筋肉にアンバランスがあることが考えられます。

股関節はデリケートな関節で、股関節疾患が腰痛を引き起こすこともあり、無理に関節を動かすと痛めてしまう危険性もあります。私の経験から、多くの骨盤の歪みは、[※2]筋肉・筋膜が関わる股関節の問題です。まずは無理のない範囲で筋肉・筋膜を調整していきましょう。

骨盤の歪みは腰椎に影響する

骨盤は背骨の土台です。背骨の一部である仙骨は、腸骨という骨と仙腸関節でつながり、骨盤の一部でもあります。そのため、骨盤に歪みが生じると仙骨が傾き、背骨に影響が出てきます。人間が直立した時、仙骨はやや前傾しているのが正常です。ところが、その傾き具合の変化によって腰椎のカーブが強くなりすぎたり、平らになったり、ねじれたりと影響を受けるため、腰の負担が大きくなってしまうのです。

骨盤の歪みを取り除き、正しい状態に調整するためには、骨盤周辺の筋肉のストレッチや

memo

※1　検査方法はP104の「膝立て検査」を参照。「パトリック検査」で痛みが生じたり、著しい左右差があったりした場合には整形外科など適切な医療機関を受診する。
※2　筋肉の問題以外に、仙腸関節のロックや恥骨の問題、股関節の変性などが考えられる。このようなケースが考えられる場合は適切な医療機関を受診する。

骨盤の動きと筋肉の連動

腰椎・骨盤の動きと筋肉の働きを示したもの。骨盤が前傾すると同時に腰椎は生理的な前弯カーブを形成する。この時に腰椎と股関節をつなぐ大きな筋肉である大腰筋の短縮と、坐骨に付くハムストリングがゆるむことが同時に行われている。一方で、骨盤が後傾すると腰椎は後弯し、ハムストリングが短縮し、大腰筋はうまく働かない状態になる。このように腰椎と骨盤の動きと筋肉の働きが連動していることを意識したい。

腰を反った時

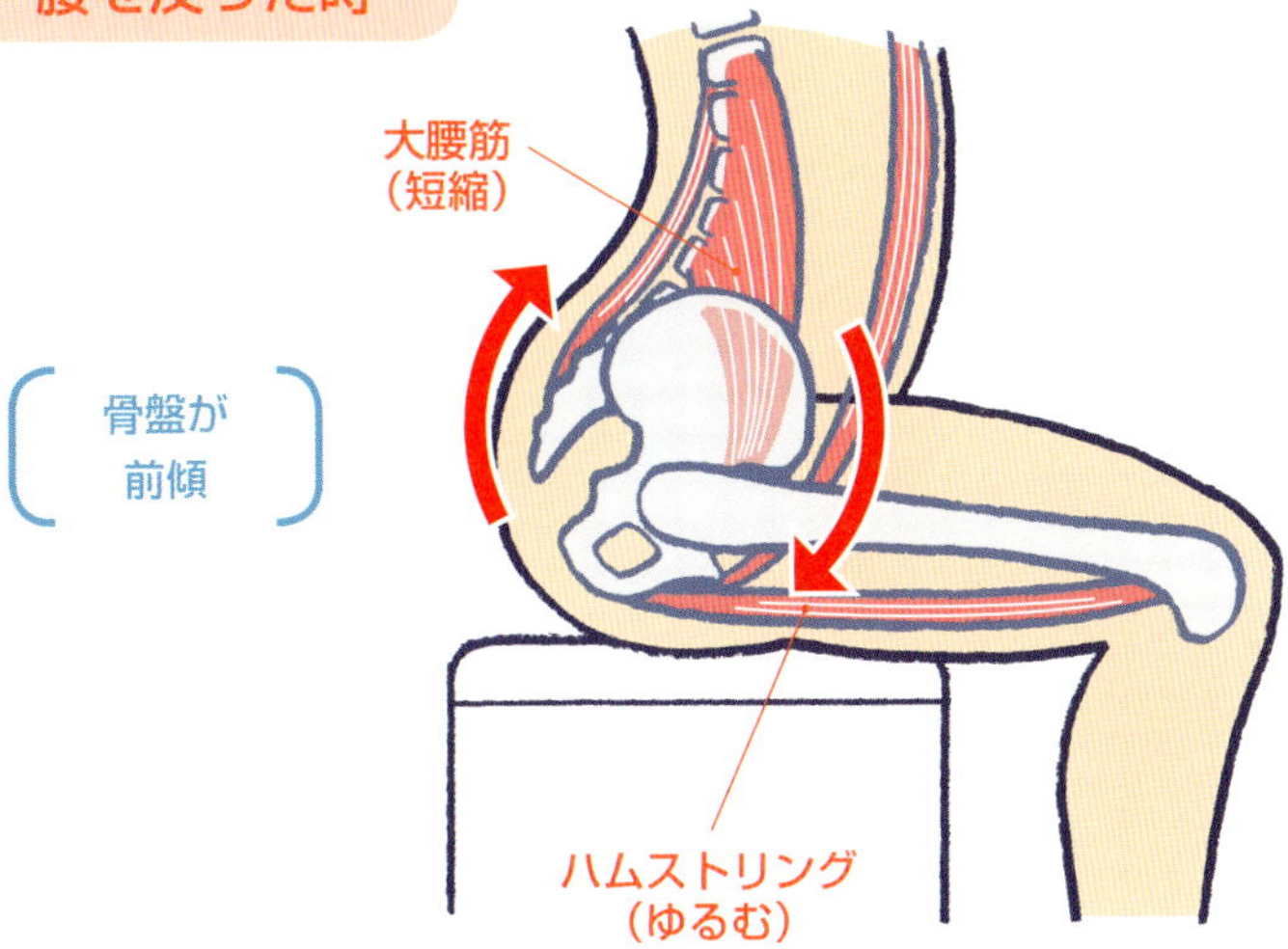

腰を丸めた時

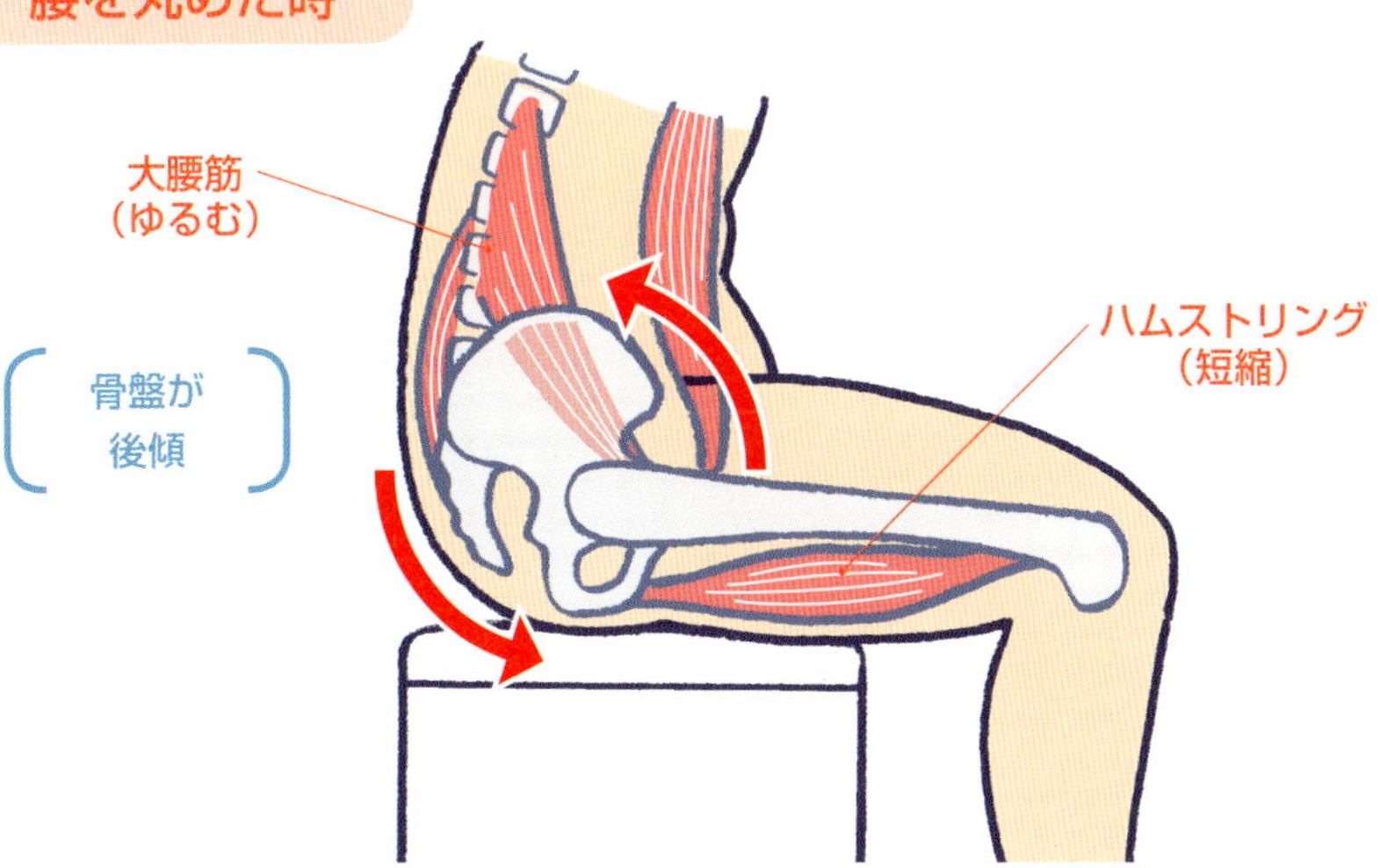

理論 5

2つ目の土台 骨盤②
仙腸関節のかみ合わせ

筋肉と筋膜から仙腸関節を調整

骨盤の問題としてもう一つ重要なのが、仙腸関節に起きている異常です。仙腸関節の動きが悪くなったり、かみ合わせが悪くなったりすることで腰痛がなかなか治らない人もいます。

仙腸関節は、足→膝→股関節から続く、下から上への上行性の力と、腰椎→仙骨から続く、上から下への下行性の力が伝わり合う大切な部分です。この動きが悪くなることは、背骨や下肢にも大きな影響を及ぼしてしまうのです。

仙腸関節は、かつては不動関節と言われていましたが、実際にはわずかに動くことがわかっています。**ずれたかみ合わせを元に戻したり、動かなくなった仙腸関節を動くようにしたりするには、まずはアンバランスになっている可能性がある周囲の筋肉・筋膜の調整をする必要があります。**それから仙腸関節を動かすことも大切です。ただし、自分で調整できないような仙腸関節のロック[※1]が生じることもあります。少し動かすだけで強い痛みがあるような場合は、一度専門家に相談してみてください。

ここで取り上げるのは、主に骨盤[※2]の傾きと仙腸関節・股関節の問題ですが、恥骨に生じる問題もあります。これは出産後の女性やサッカーなどのスポーツ選手に多く見られます。

memo

※1　強い外からの力や筋肉のアンバランスに加え、妊娠時はお腹が大きくなることで、腰椎の負担が増え、リラキシンというホルモンによって仙腸関節周辺の靭帯がゆるむため、ちょっとしたことで仙腸関節がずれて痛みを生じるケースがある。

※2　骨盤の歪みを改善するには、周辺の筋肉のストレッチやマッサージが有効。詳しくはP104参照。

※3　もものつけねにある骨の出っ張り。おへそとの距離の左右差で骨盤の状態がわかる。

※4　骨盤の後方にある腸骨の突起した部位。仙腸関節の動きを確認する上で重要。

骨盤改善のカギとなる筋肉と骨格

※ 水色で示したものは特に腰痛改善に関係が深い筋肉

正面

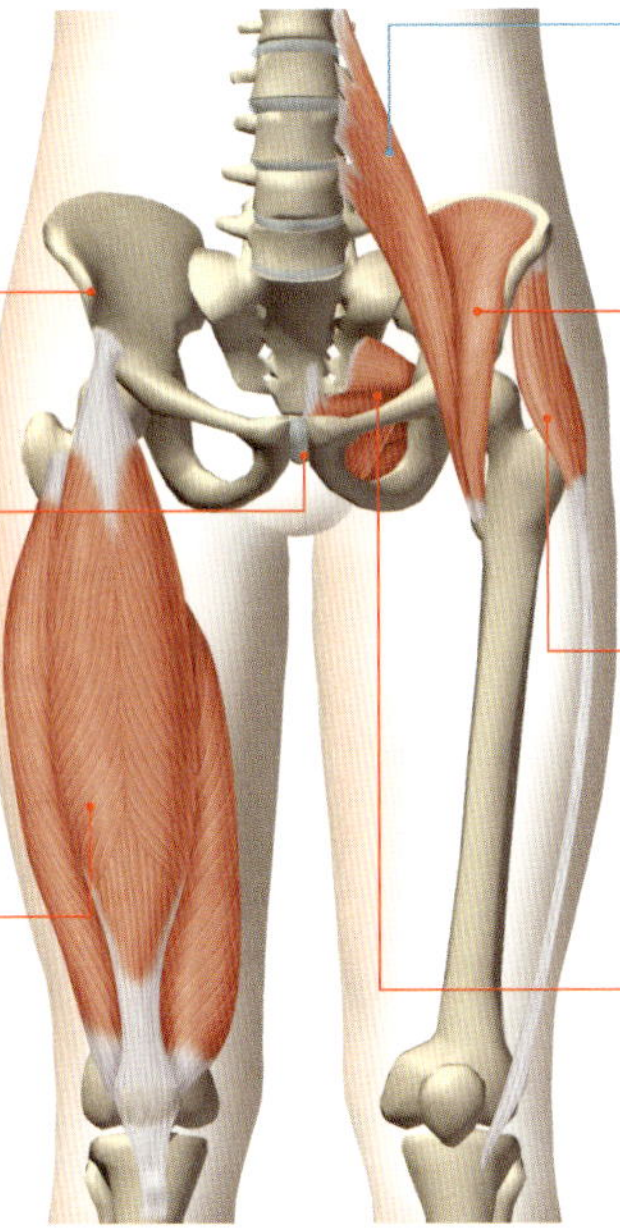

※3上前腸骨棘《じょうぜんちょうこつきょく》

恥骨結合《ちこつけつごう》
妊娠時にゆるむため、出産後に痛みを生じることがある。仙腸関節の問題にも影響。

大腿四頭筋《だいたいしとうきん》(大腿直筋《だいたいちょっきん》)
ももの前面にある4つの筋肉。中でも大腿直筋は、骨盤の傾きに関わる。

大腰筋《だいようきん》
腰椎の生理弯曲に関係。ストレスの影響を受けやすく、腰痛の根本原因の一つ。

腸骨筋《ちょうこつきん》
大腰筋とともに股関節に付着している筋肉。骨盤内の内臓との関わりも深い。

大腿筋膜張筋《だいたいきんまくちょうきん》
大臀筋とともに腸脛靭帯につながり、骨盤と下肢のバランスをコントロールする。

骨盤底筋群《こつばんていきんぐん》
骨盤の底にハンモックのように存在。腰椎の角度や腹圧、内臓の位置を調整する。

背面

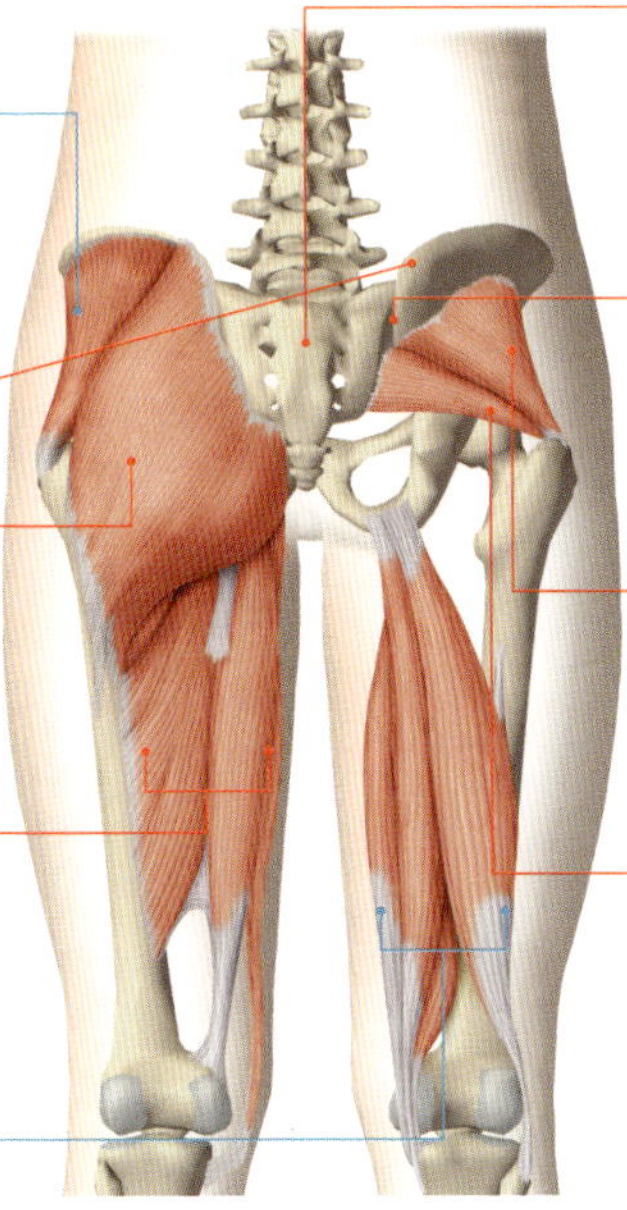

中臀筋《ちゅうでんきん》
片脚で安定するのに欠かせない筋肉。硬結が現れやすく、腰痛の主な要因の一つ。

※4上後腸骨棘《じょうこうちょうこつきょく》

大臀筋《だいでんきん》
臀筋群の中でも最も大きい筋肉で、慢性腰痛において原因となることも多い。

内転筋群《ないてんきんぐん》
歩行や骨盤の安定に欠かせない筋肉。中臀筋などとの拮抗関係があり、腰痛に影響。

ハムストリング
説明は P73参照。

仙骨《せんこつ》
背骨と骨盤の一部で要石のような存在。傾き具合で、腰椎の前弯の状態が決まる。

仙腸関節《せんちょうかんせつ》
骨盤の腸骨部分と、背骨の仙骨が関節を成す部分。ずれると腰痛の根本原因に。

小臀筋《しょうでんきん》
中臀筋の下に隠れている筋肉。トリガーポイントを形成しやすい部位の一つ。

梨状筋《りじょうきん》
仙骨と大腿骨の大転子をつないでいる小さな筋肉。骨盤の歪みとの関わりが深い。

理論
6

3つ目の土台 足①
繊細な動きとセンサー

小さな筋肉もしっかりと動かす

二足歩行の人間にとって、足はまさに体の土台です。ここに歪みがある場合、足より上の構造のどこかで補正する必要が生じます。そうした補正が、膝関節や股関節、仙腸関節や背骨で行われるため、足の異常で腰痛を起こしてしまう人がいるのです。足の歪みが生じる原因はいろいろありますが、過去のケガもその一つ。例えば、ねんざぐせがあったため、足首に歪みが起きている人がよくいます。また、合わない靴が※足の歪みを生み出していることもあります。

また、足底にはセンサーがたくさんあって、床反力を敏感に感じ取っています。それに応じて必要な筋肉を収縮・弛緩させることでバランスを保ち、私たちは2本の足で安定して立ち、歩くことができるのです。ところが、センサーで感じ取って反応するという一連の行動が、スムーズにできなくなっている人がいます。

こうした足の問題を解消するためには、硬く縮こまった足の筋肉と筋膜を開放し、意識的に関節を動かすようにします。**足にはたくさんの骨と小さな筋肉が存在し、体のバランスを保つために、繊細な動きをする構造になっています。それらの筋肉をしっかり動かせるようにすることで、土台としての足が機能するのです。**

memo

※　股関節やもっと上の問題が足の歪みを生じ、正しい歩き方を失ってしまうことで、二次的な原因を形成していることも。こうした場合は、足へのアプローチに加え、骨盤や背骨のチェックも必要になる。

靴の減りで足の問題がわかる

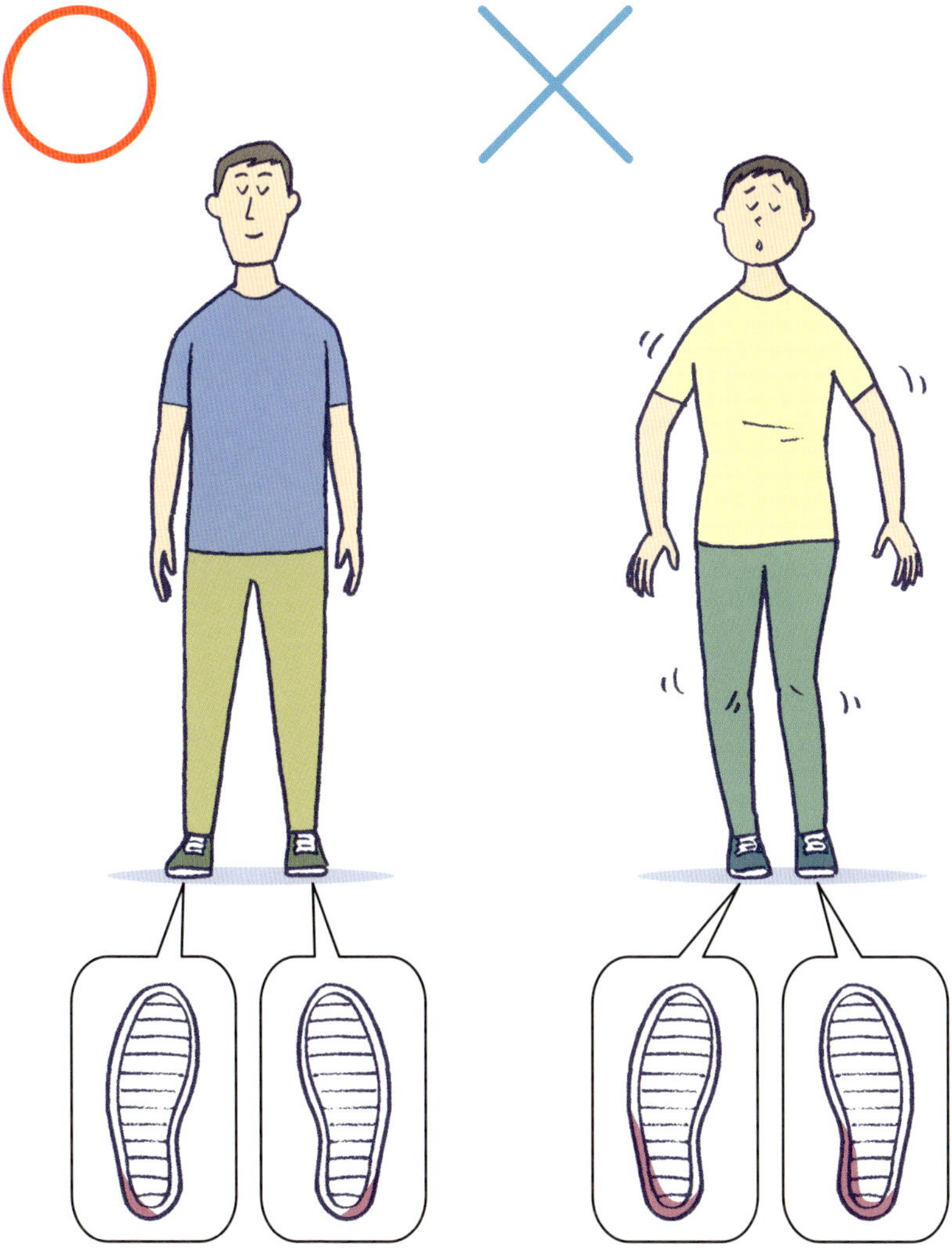

足の歪みの有無は靴の減りを見るとわかることがある。左右均等にすり減っている人は目をつぶってもバランスを保てるぐらい、足底のセンサーが機能している。

足に歪みがあり、どちらかに傾きがある人は目をつぶってバランスをとりづらい。そのような人は、靴の外側や内側が極端にすり減っている可能性がある。

理論 6

3つ目の土台 足②
ふくらはぎの柔軟性

ふくらはぎの筋肉をゆるめる

腰痛に悩む人の中には、ふくらはぎの筋肉が硬くなっている人がいます。人間の体は後ろに倒れるとダメージが大きいので、基本的に前重心になって歩くことができるようになっています。そのため、ふくらはぎの筋肉は発達し、体が前に倒れてしまうのを防いでいます。

しかし、それに加えて過剰な前重心の姿勢や間違った歩き方、足首のねじれ、腰椎や骨盤の歪み[※1]による神経の興奮、下痢[※2]などによる電解質異常などが、余計にふくらはぎの筋肉を緊張させます。また、**ふくらはぎの筋肉が硬くなると、足首の関節が背屈（足の甲側に曲がること）しにくくなり、歩いたり走ったりする時に問題が出てきます。**十分に背屈しないことにより、片脚を地面につけ体重をかける動きの中で、足首のねじれが生じるなどします。**これがP56で説明した「運動連鎖」や「筋膜連結」によって腰痛の原因となることがあります。**

こうした異常を解消するためには、ふくらはぎの筋肉を普段からほぐしてあげることに加え、ふくらはぎの緊張の原因にも目を向けてあげる必要があります。ふくらはぎが本来の柔軟性を取り戻すことで、足の動きが改善することが期待できます。

memo

※1　腰椎や骨盤の歪みがふくらはぎの筋肉を支配する神経を圧迫するなどすると、神経の異常な興奮からふくらはぎが過剰な収縮を起こすことがあると言われている。

※2　夏場の多量の発汗や下痢などにより、血液中の電解質（ナトリウムやカリウムなど）のバランスが崩れると、神経や筋肉が過剰に興奮しやすくなり、ふくらはぎの過剰な収縮を引き起こす。このような場合、スポーツドリンクなどで水分と同時に電解質の補給をする必要がある。

足改善のカギとなる筋肉と骨格

※ 水色で示したものは特に腰痛改善に関係が深い筋肉

内側

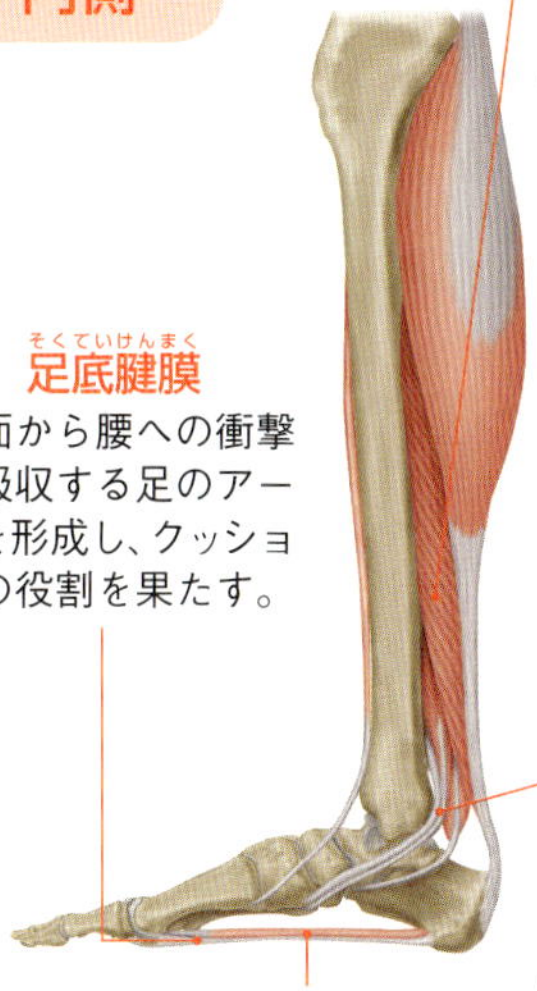

ヒラメ筋
ふくらはぎの深部筋。硬くなりやすく、足の動きに影響を及ぼし腰痛を引き起こす。

足底腱膜《そくていけんまく》
地面から腰への衝撃を吸収する足のアーチを形成し、クッションの役割を果たす。

後脛骨筋《こうけいこつきん》
足の内側にある筋肉。ハイアーチや偏平足が足のトラブルや腰痛に関わることも。

短趾屈筋《たんしくっきん》
足底に向けて足指を曲げる筋肉。筋膜連結によって腰痛を引き起こすこともある。

膝裏

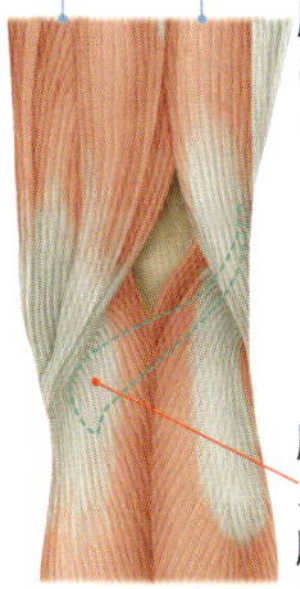

ハムストリング
骨盤の歪みの他、内臓の不調やメンタルの影響も現れやすく、歩行でも重要。

膝窩筋《しっかきん》
膝の裏の小さな筋肉。ハムストリングや大腿四頭筋と同様に膝の安定に関わる。

外側

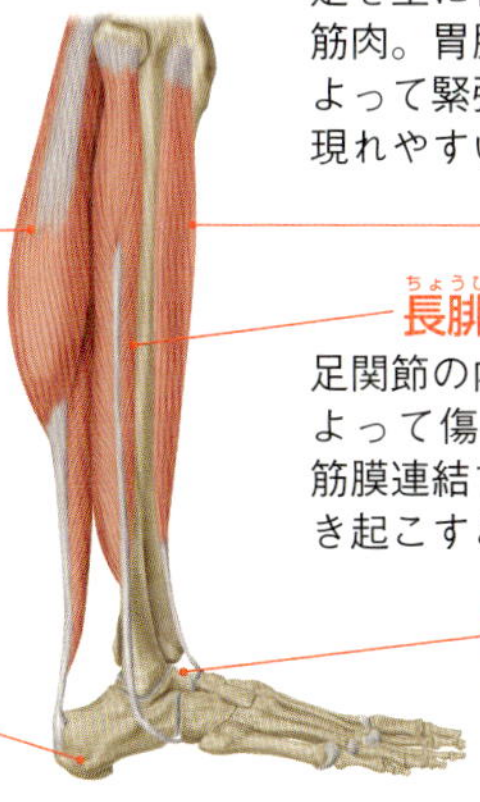

前脛骨筋《ぜんけいこつきん》
足を主に背屈させる筋肉。胃腸の状態によって緊張や痛みが現れやすい。

腓腹筋《ひふくきん》
ふくらはぎを形作る筋肉。緊張すると歩行を阻害し、筋膜連結で腰痛の原因に。

長腓骨筋《ちょうひこつきん》
足関節の内反捻挫によって傷めやすく、筋膜連結で腰痛を引き起こすことも。

距骨《きょこつ》
脛骨と踵骨によって上下に挟まれた骨で筋肉の付着がない。足の問題から腰痛を引き起こす主な原因。

踵骨《しょうこつ》
歩行で最初に地面に接地する骨。腰痛のサインとしてかかとに痛みが出ることも。

COLUMN

人間の体にはビルのような高度な機能が備わっている

ビルは高くなればなるほど、地震の影響を強く受けます。そこで、高層ビルには震動に対する高度な制御機構が採り入れられています。この制御機構は、最新の工学技術の粋を集めたものと言っていいでしょう。ところが、私たち人間の体にも、同じようなシステムが備わっているのです。

　高層ビルの震動に対する制御機構は、「制震機能」「免震機能」「耐震機能」の3つに分類することができます。

「制震機能」は、建築物にゴムなどによるダンパーを組み込み、震動を吸収することでビルを守る機能。人間の体に当てはめてみると、衝撃を吸収する椎間板や、背骨の小さな動きを感知する筋肉のようなものと言っていいでしょう。「耐震機能」は、骨組を強くすることで、震動に耐えられるようにする機能です。人間の体でいえば、腰椎や骨盤を安定させる体幹コアマッスルのようなものです。「免震機能」は、建物と基礎の間に、転がったり滑ったりする物を入れ、地面の震動を建物に伝えないようにする機能。これは、床からの力を分散する足や骨盤帯の機能に相当します。

　このように、高層ビルを支えている高度な震動制御機構は、実は人間の体にも備わっていたのです。さらに、人間は直立しているだけでなく、歩いたり、走ったり、さまざまな動作が安定してできるように設計されています。とはいえ、高度な制御機構が備わっている以上、それに対するメンテナンスも必要になってくるというわけです。

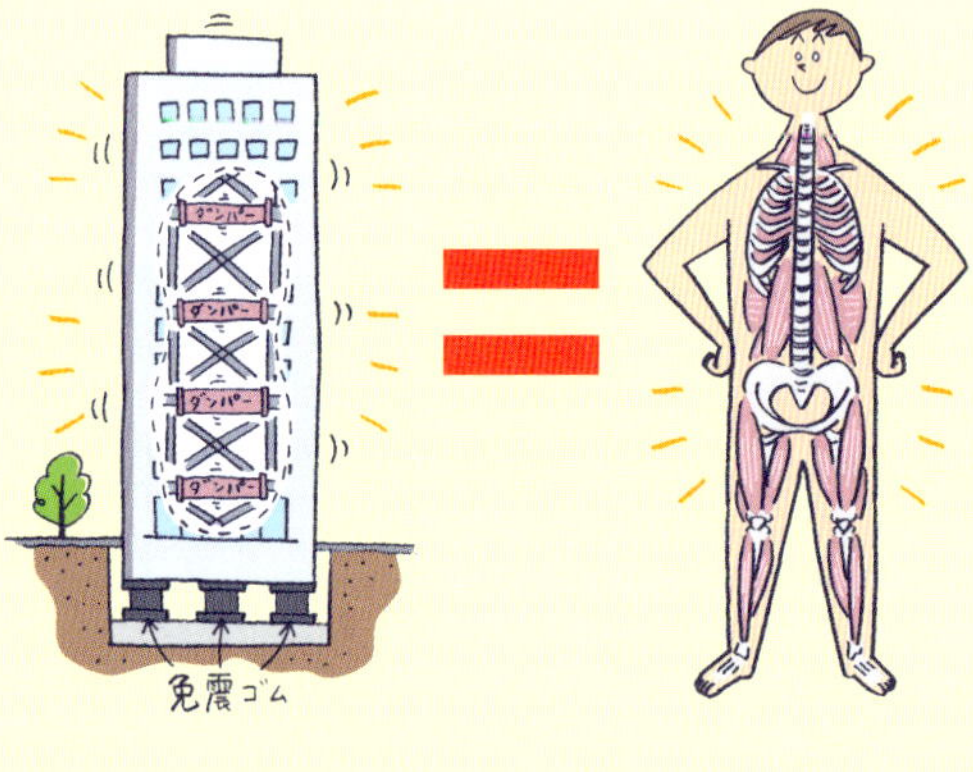

第4章

3つのタイプ別 腰痛改善メソッド

腰痛を改善するためのメニューを紹介します。
まずは、あなたの腰痛が3つの土台
「背骨」「骨盤」「足」のうち、
どこに起因しているかをチェックします。
自分のタイプがわかったら、
それを改善するメニューを行いましょう。
誰にでもオススメのメニューや、
緊急時に行うメニューも紹介しているので、
自分の状況に合わせて活用してください。
あなただけの腰痛改善メソッドが見つかるはずです。

腰痛改善メソッド 基本の考え方

本書で紹介するメニューは大きく４つに分かれます。
ケガ防止やより効果をあげるために、始める前に
それぞれの特徴や注意点を確認しておきましょう。

1 筋力強化　筋肉のスイッチを入りやすくする！

筋肉の中には、コルセットのような働きをしているものがあります。筋肉がしっかり収縮することで、体幹が支えられているのです。ここがゆるむと、背骨などさまざまな部位の関節に大きな負担がかかり、腰痛の原因になることがあります。

体幹を支える筋肉は、ゆるんだ状態が続いていると、スイッチが入らなくなってしまいます。つまり、必要な時にコルセットの機能が働かないのです。そこで、体幹の筋肉を使う筋力強化エクササイズを行い、筋肉にスイッチを入りやすくします。

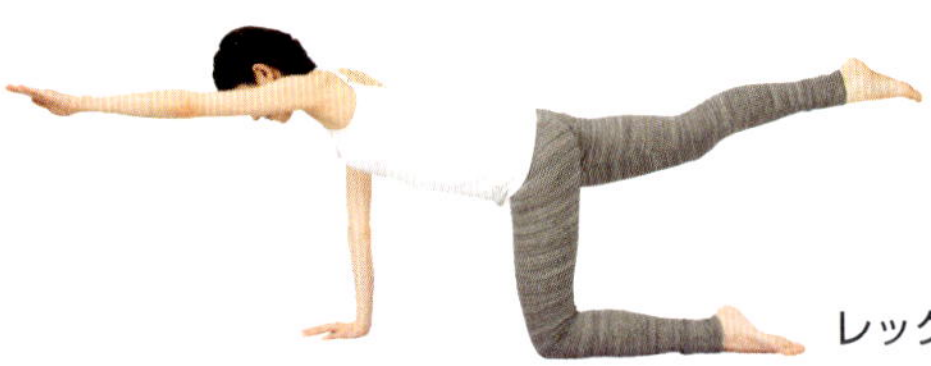

レッグ＆アーム → P92

2 関節モビリゼーション　関節を動かして歯車を回す

関節をあまり動かさなかったり、決まった動きしかしなかったりすると、靭帯や関節包など、関節まわりのやわらかい組織が硬くなります。すると、関節の動きが制限され、可動範囲が狭くなってしまうのです。

ある関節の動きが悪くなると、他の関節が代わりをするために動きすぎたり、周囲の筋肉が硬くなったりすることがあり、これが腰痛につながることもあります。そこで、動きが悪くなっている関節を動かすことが重要なのです。

ただし、関節を無理に動かそうとすると関節がルーズになってしまうので注意が必要です。

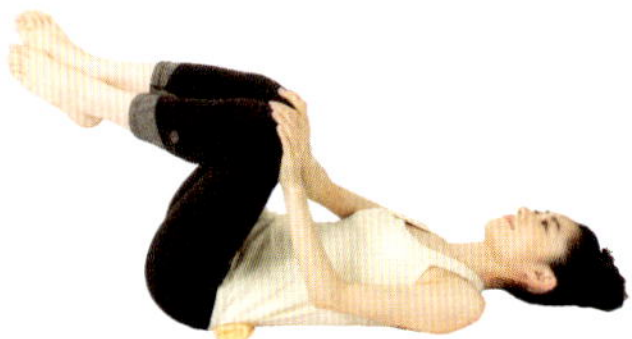

仙腸関節＆股関節のエクササイズ → P106

ストレッチ　筋肉をバランスよくのばす

筋肉や筋膜が柔軟性を失うと、さまざまな障害の原因になります。例えば、骨格に加わるテンションがアンバランスになると、骨盤や背骨を正しい状態に保持することができません。

また、関節を動かす筋肉には拮抗筋があり、片方の筋肉が収縮する時は、片方は十分にのびなければなりません。こうした理由から、ストレッチで筋肉や筋膜をよくのばして形を整え、テンションの釣り合いがとれた状態にしておくことが大切なのです。なお、朝など体が硬い時にいきなり強い力で筋肉を引きのばさないように注意しましょう。

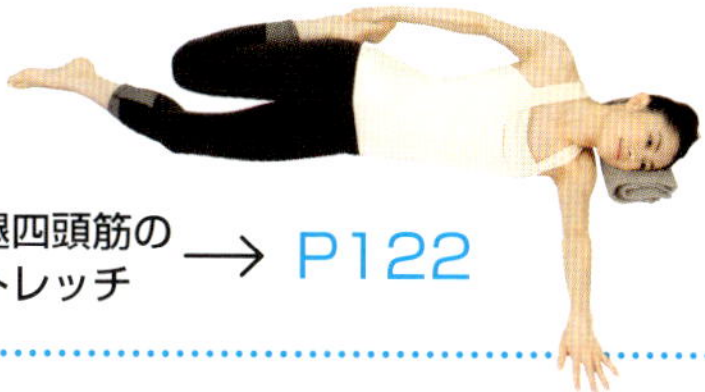

大腿四頭筋のストレッチ → P122

マッサージ　硬くなった筋肉を圧迫する

筋膜が癒着したり、硬結が生じたりしている場合、ストレッチでは十分にのびてくれません。やわらかい餅は引っ張ることでのびますが、硬くなってしまうと、のびないどころか亀裂が入ってしまうのと同じです。しかし、圧迫を加えれば餅の形を変えることはできます。

このように、ストレッチではのばしにくい部位や状態に対して有効なのが、マッサージです。持続的な圧迫を加えることで、その部位を虚血状態にし、圧迫を解除した時に血液を流れ込ませます。あまり強くやりすぎず、気落ちよく感じられる範囲で圧迫するのがコツです。

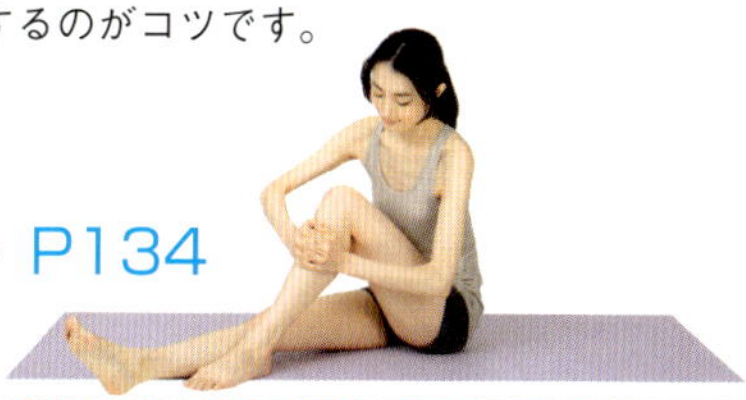

長腓骨筋のマッサージ → P134

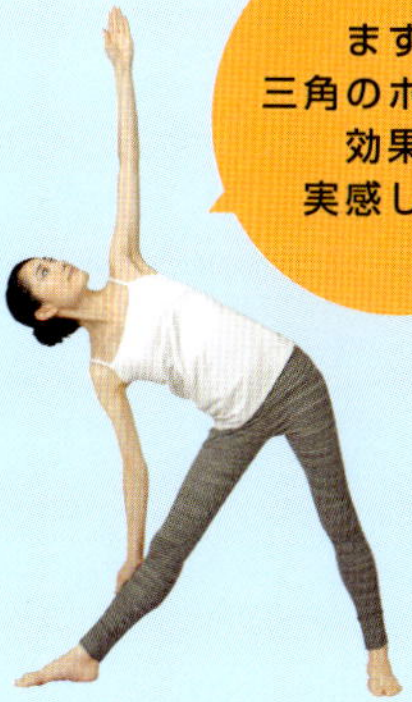

まずは三角のポーズで効果を実感しよう

「三角のポーズ」(P80)もストレッチと筋力強化の要素を含んでいます。腰痛のどのタイプにも効くので、まずはこれから取り組んでみよう！

複数の要素が合わさったもの

メニューの中には、4つの要素が複数入ったものもあります。その場合、最初からすべての要素をやろうとしないこと。例えば、筋力強化とストレッチの要素がある「片足あげ」(P108)では、慣れないうちは「のばす」ことだけに集中するとよいでしょう。「あれも、これも」となると、動きがおろそかになり、効果が得られにくくなります。

さまざまな腰痛に効く！

全タイプ

腰痛を根本から改善する
三角のポーズ

足、骨盤、背骨を支えている筋肉を
まとめてのばすことができるので、
さまざまなタイプの腰痛に効くメニュー。
無理のない範囲で毎日行うのがオススメ。

改善POINT

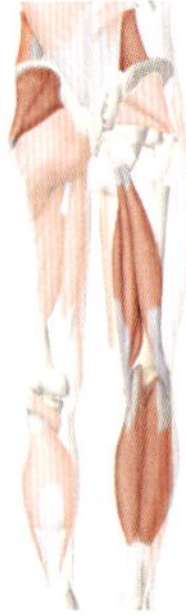

腹横筋、腹斜筋、中臀筋、腰方形筋、ハムストリング、腓腹筋など

1 両脚を肩幅よりも広めに開いて、まっすぐに立つ。体は正面のまま、右脚だけ外側に向ける（体を右側に倒す場合）。

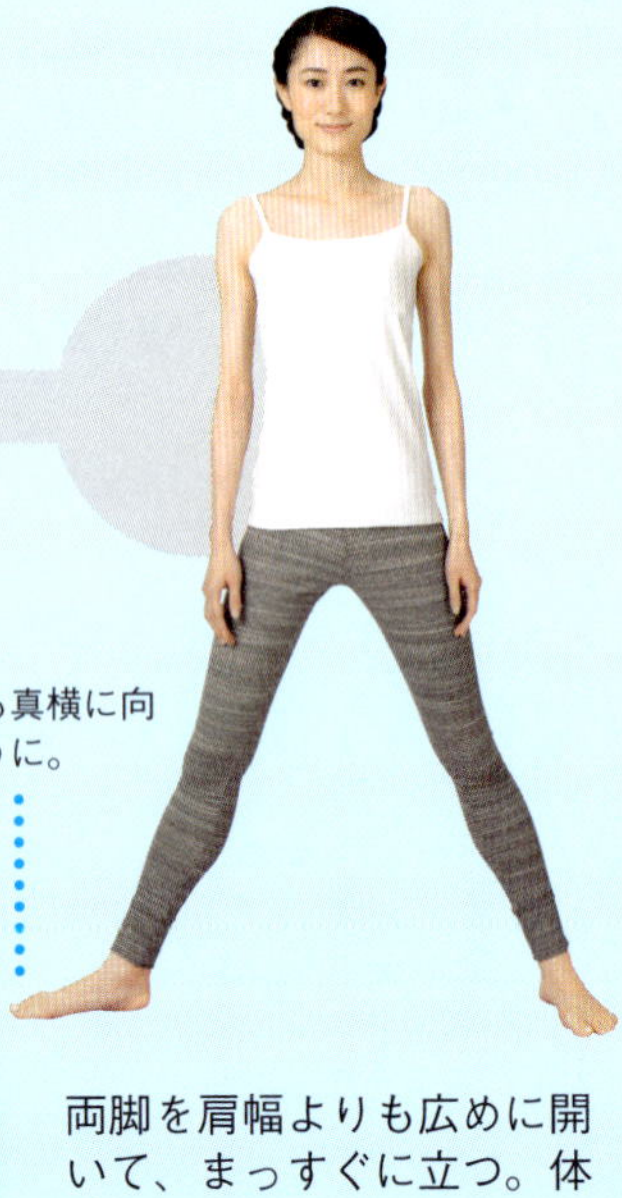

つま先も真横に向けるように。

2 両腕をのばしたまま真横に開き、肩の高さまで上げる。手のひらは下に向ける。

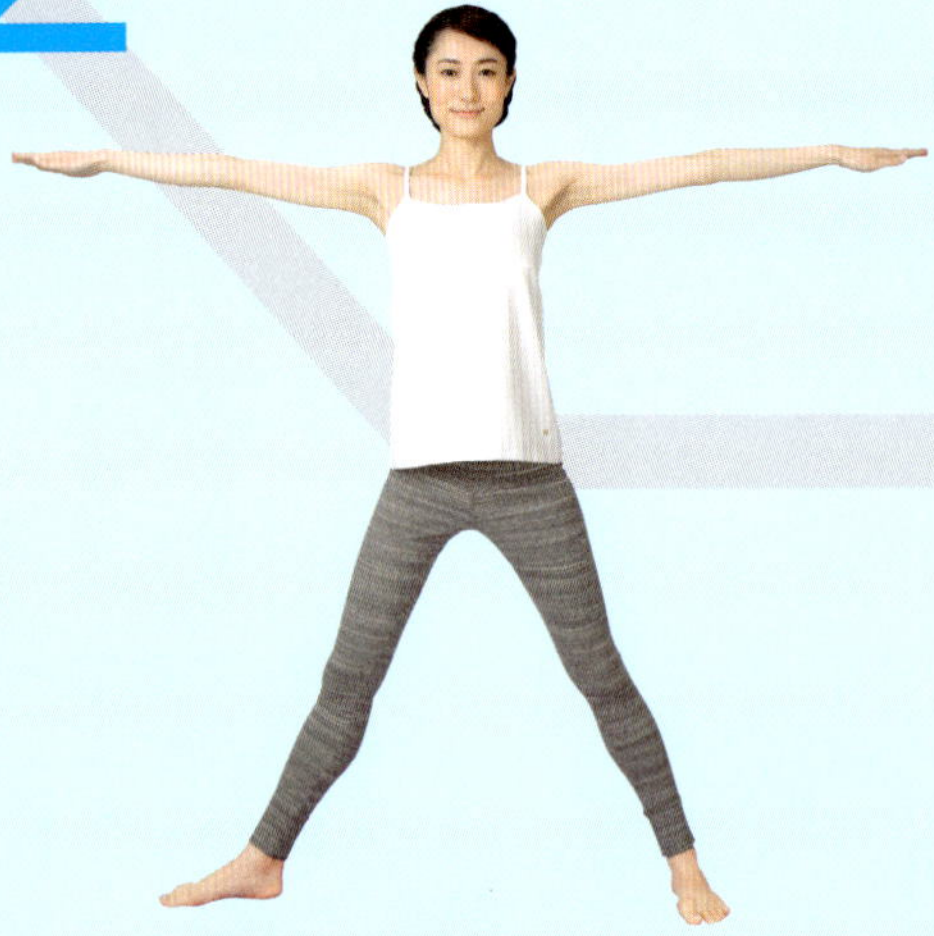

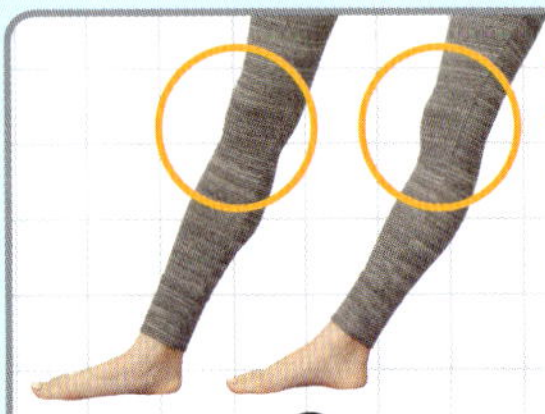

×NG

脚を外側に向ける時、膝が内側に入りやすいので注意。膝とつま先が同じ方向を向くようにする。膝がのびすぎないように注意。

× ○

体が硬い人は……

足幅をやや狭くし、右脚を外に向ける。左手を腰に当て、右膝を曲げながら上体を倒していき、右膝の上に右ひじをつく。左肩をやや後ろに引き、胸を開く。この方法だと筋肉が無理に引きのばされることがない。

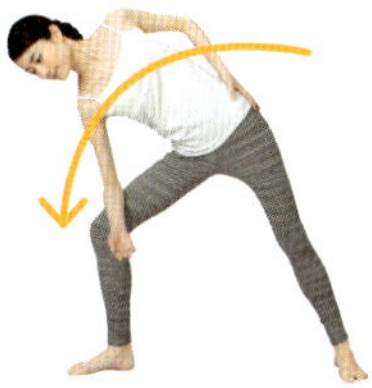

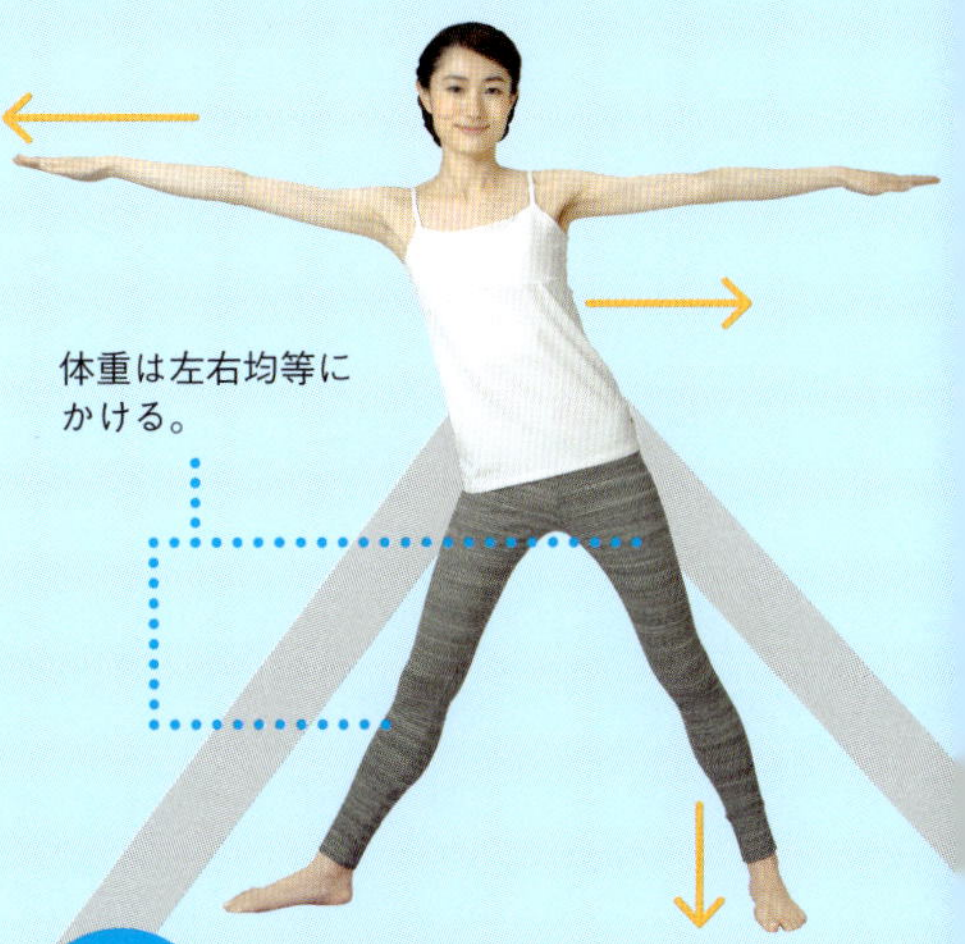

体重は左右均等にかける。

3

重心の位置を変えないようにしながら、右手が横から引っ張られるように上体だけ右側にスライドさせる。

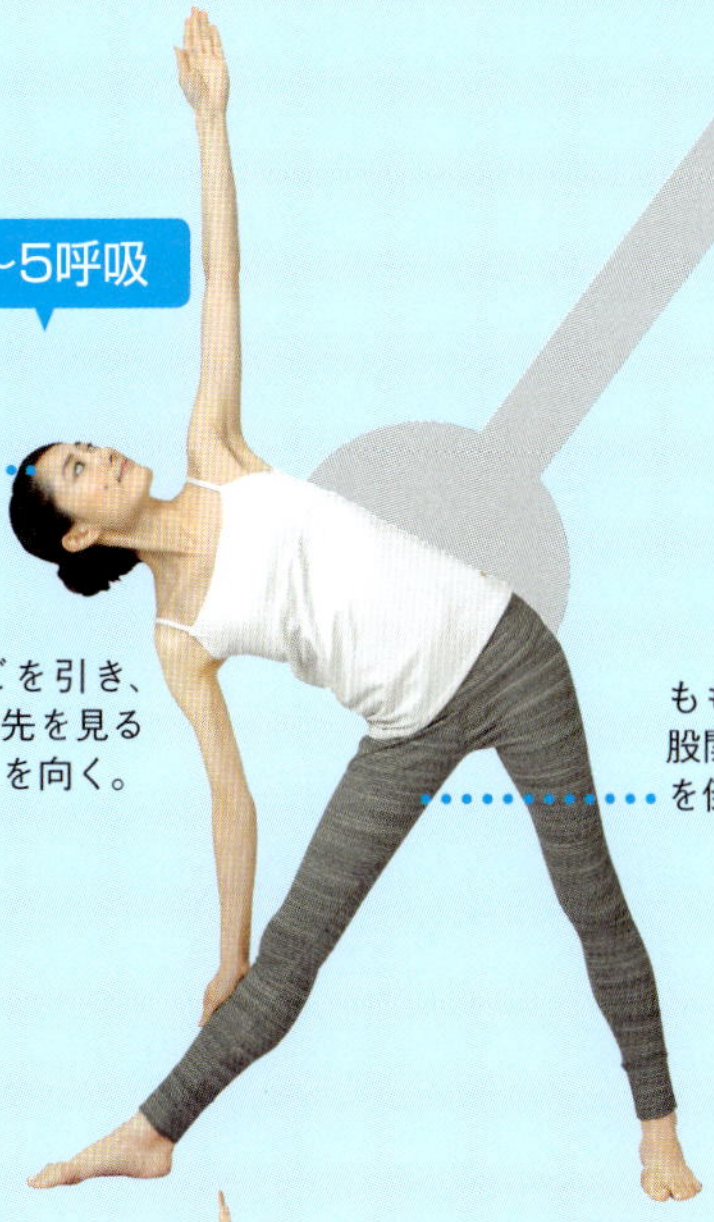

3〜5呼吸

軽くあごを引き、左手の指先を見るように上を向く。

ももの裏をのばし、股関節を使って体を倒していく。

4

上体を真横に倒していく。最終的に左腕が天井に向かってまっすぐになるまで倒す。反対側も行う。

内蔵 POINT

ワキがのばされ、胸が開かれるので、呼吸器系と消化器系が刺激される。また、しなやかで強靭な足腰は、運動時のケガ予防や血流の改善にも役立つ。

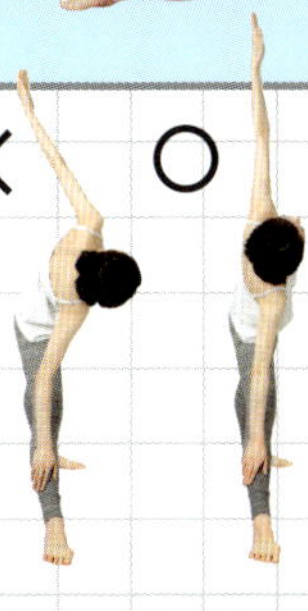

× ○

× NG

体が真横に倒れず、前に倒れてしまわないように。胸を開くようにし、真横に倒していく。

ココロ POINT

胸を開くことになるので、呼吸と姿勢が改善。日常におけるココロの安定につながる。

※　三角のポーズは大きい筋肉をのばすので、最初のうちはマッサージとの併用をオススメします。ハムストリングのマッサージ（P111）、中臀筋のマッサージ（P113）を行うとより安全にできるでしょう。

あなたはどのタイプ？

腰痛チェックリスト

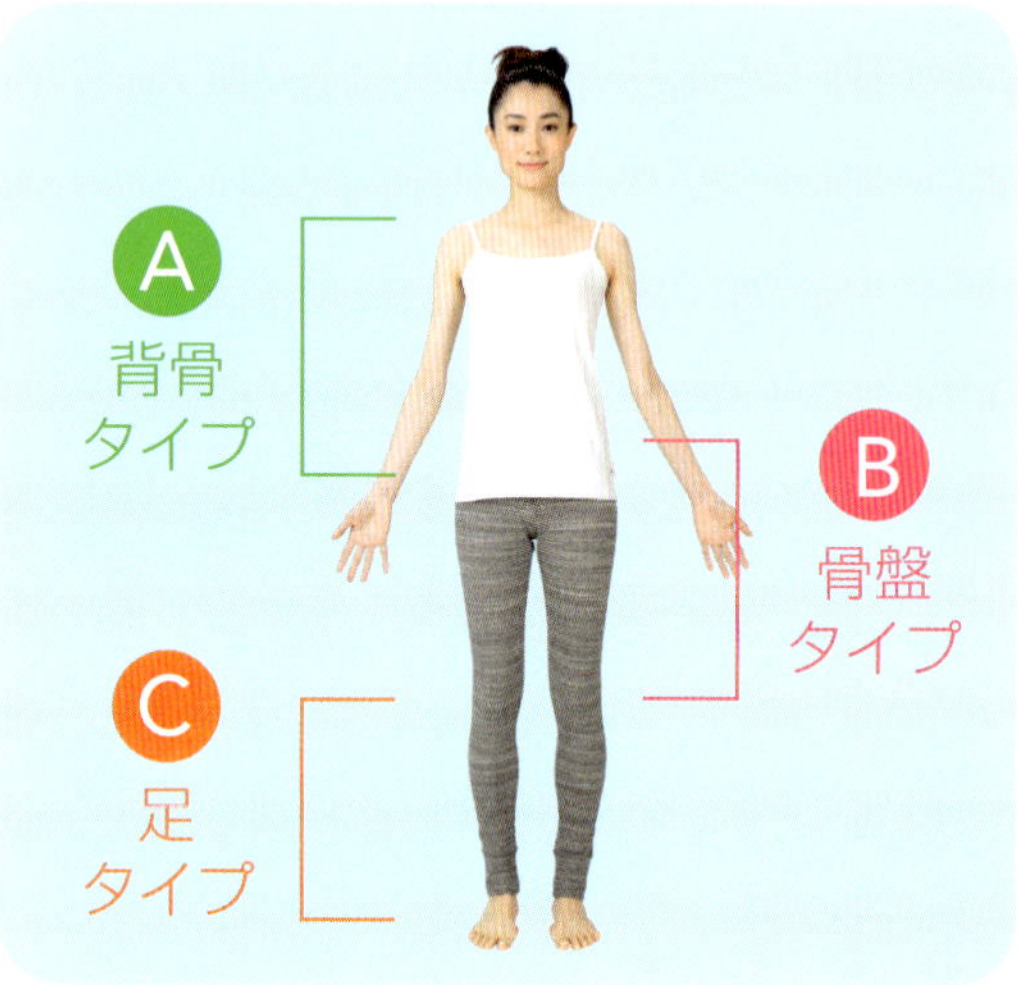

本書では腰痛の原因と改善法を「背骨」「骨盤」「足」の３つの土台で考えます。腰痛を改善するためのメソッドは各タイプで異なります。まずは、あなたがどのタイプなのか、チェックリストを使って探ってみましょう。複数のタイプに当てはまる場合や、環境やその時の状況によってタイプが変わる場合もあるので、定期的にチェックするとよいでしょう。

チェックリストの使い方

全タイプでチェックを行い、★が一つでもあるか、４つ以上当てはまったら、各タイプのメソッドを解説するナビページをご覧ください。

A 背骨タイプ チェックリスト

- ★□ 猫背である
- □ 後屈しづらい または、後屈すると腰が痛い
- □ 前屈しづらい または、前屈すると腰が痛い
- □ 背骨に圧痛がある
- □ 背中が痛くなることがある
- □ 頚《くび》の寝違えをよく起こす
- □ 膝を抱えて床の上にゴロゴロ転がると痛い
- □ 過去に背骨周辺のケガをしたことがある
- □ 頻繁に頭痛がある
- □ 体をねじることが苦手
- □ 腰の上の方が痛いことが多い
- ★□ 食欲がなくなることがよくある
- □ メンタルの不調が出やすい
- ★□ 自律神経のバランスを崩しやすい
- ★□ 呼吸が浅い／呼吸が止まっていることがよくある
- □ 朝起きると腰が痛くて、動きだしてしばらくするとラクになる

★マークのチェックが一つでも当てはまる人、
4つ以上チェックがついた人は、**P84**へ

B 骨盤タイプ チェックリスト

★□ じっと座っていられない
★□ 脚を組んでしまうクセがある
□ 腰の下の方が痛い
□ 座っていると腰が痛くなる
□ 脚のつけねが痛くなることがある
□ 骨盤の出っ張りの位置が左右で大きく異なる（おへそを中心として）
★□ 両膝を立てた時、高さに差がある
□ 仰向けで脚の長さが違う
□ 脚の開く角度に左右差がある
※生まれながらの問題もある
□ ズボンを脱ぐ際、片脚を上げる時に力が入りにくい
□ 片脚で立つとバランスがとりにくい
□ 歩いているとズボンやスカートがずれる
★□ 雨の日にズボンのすその片方が大きく濡れる
□ 自分の歩き方に違和感を感じる
★□ 生理不順や生理にまつわる諸症状がある
□ 便秘や下痢になりやすい
□ 尿漏れなどが気になる

★マークのチェックが一つでも当てはまる人、
4つ以上チェックがついた人は、**P104**へ

C 足タイプ チェックリスト

★□ 歩くとつまずきやすい
□ かかとが痛くなることがある
★□ 足の裏（足底）が痛くなる（朝いつも痛いことがある）
□ 靴の底の減り方が左右で違う
★□ 靴を変えると腰が痛くなる（紳士靴など）
□ 足指グーパー（P137）ができない／グーにすると足底が痛い
□ 立ちっぱなしの時や歩く時に腰が痛くなる
□ 歩くと脚のつけねが痛くなる
□ 足の底背屈運動（P124）、内返し、外返し（P124）に左右差がある
□ 過去に大きなねんざやねんざぐせがあった
★□ 足裏のアーチに左右差がある
□ 屈んだ時に片方の足がねじれる
□ 立っている時の重心に偏りがある（過剰に外側・前側に傾くなど）
★□ 足のトラブル（魚の目・たこ・外反母趾など）がある、または起こりやすい
□ ふくらはぎの緊張を感じやすい／ふくらはぎがつりやすい

★マークのチェックが一つでも当てはまる人、
4つ以上チェックがついた人は、**P124**へ

A

背骨タイプの腰痛改善メソッド

P86～103では、「背骨」に腰痛の原因がある人に向けたメニューを紹介。テスト項目を行い、「背骨」の中でも特に問題があるところを把握してメニューを選びましょう。

まずは自分の状態をCheck！

1 で背骨が痛い人は背骨の可動性が低下している可能性があります。

2 で痛みが出たら、腰椎のアライメント異常が考えられます。背骨の安定性や連動性を高めましょう。

3 の前屈で痛みが出る人は背骨の連動性や安定性の向上、後屈で痛みが出る人は腰椎の機能改善を目指しましょう。

1 床ゴロゴロ

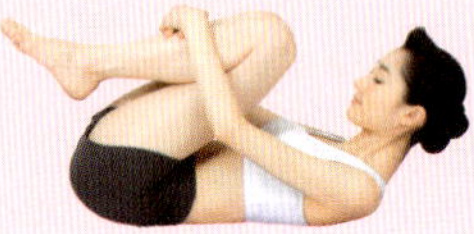

膝を抱えて床の上に転がり、体を前後にゆらしてみる。背骨一つひとつを床につける意識で。

2 背骨チェック

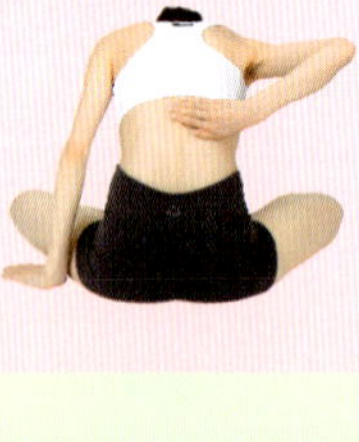

背骨を一つずつ触る。腰周辺は背中を丸めると骨が出て、わかりやすい。誰かに触ってもらっても OK。

3 前屈・後屈

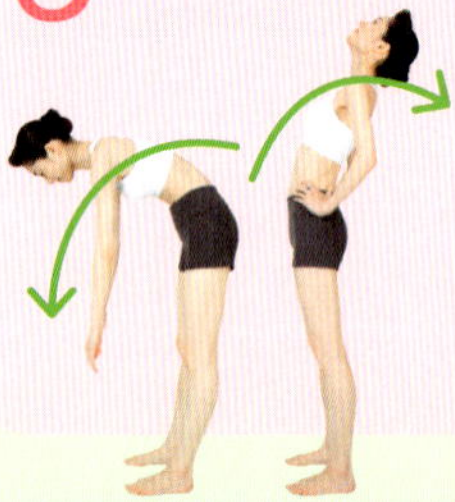

前屈、後屈を行う。腰痛が出ている人は、無理に屈みすぎたり、反りすぎたりしないように注意。

メソッド1

背骨の安定性と可動性を高める

腰痛とともに背中に痛みがある人は、胸椎・胸郭の可動性が低下している可能性があります。肩甲骨を動かすことで、本来の胸椎の動きや背骨の自然なカーブを取り戻しましょう。

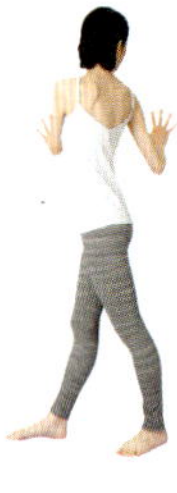

オススメメニュー

ウォールツイスト
→ P94

肩甲骨の外転・内転
→ P96

メソッド2

背骨と腰の連動性を高める

人間の体はつながっているので、例えば頚椎（首）での問題が、腰椎にトラブルを起こすこともあります。問題を改善するには、頚椎、胸椎、腰椎を連動させることが大切です。

オススメメニュー

キャット&カウ → P98

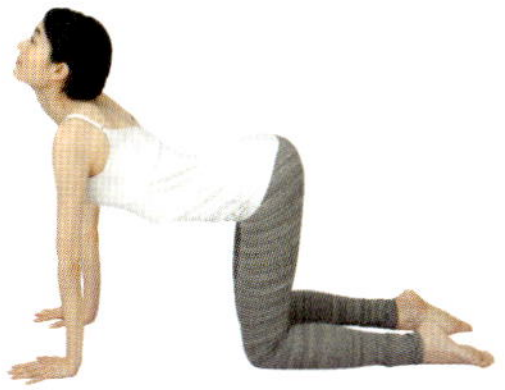

メソッド3

体幹の筋肉を強化する

腰椎は肋骨で囲まれていないので、筋肉を強化して安定性を高める必要があります。体幹のインナーユニットを鍛えるメニューを日ごろから行いましょう。ギックリ腰を繰り返してしまう人にオススメ。

オススメメニュー

ドローイン → P86
サイドブリッジ → P89
ブリッジ → P90
レッグ&アーム → P92

メソッド4

腰まわりの緊張を解く

腰椎自体の可動性が低下していると、筋肉や他の部位が改善しても腰痛はなくなりません。腰椎の関節を動かしながら、筋肉の緊張をゆるめましょう。

オススメメニュー

腰椎モビリゼーション → P102

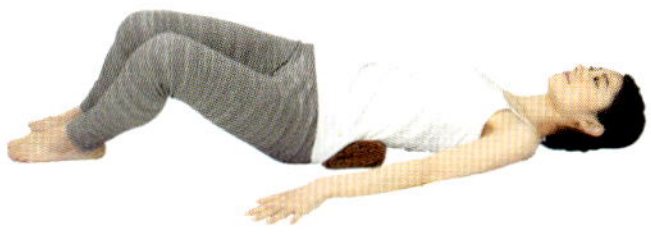

メソッド5

トリガーポイントをマッサージ

筋肉に緊張があったり、トリガーポイントができていたりすることが痛みの原因になっていることも。ストレスも感じやすく、内臓もしくは消化器系や泌尿器系の不調が出やすい人は特に効果的です。

オススメメニュー

テニスボールマッサージ → P88
お腹&鎖骨下マッサージ → P100

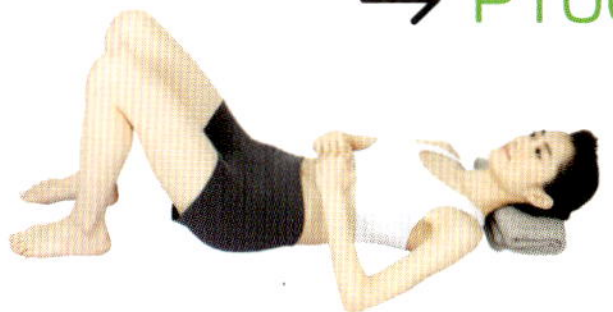

改善POINT

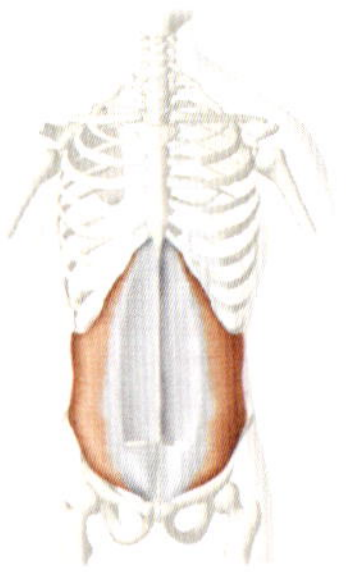

腹横筋

背骨タイプ

コルセットで腰を守る
ドローイン

コルセットの役割を果たしている
腹横筋など体幹部の筋肉を強化することで、
背骨をしっかりと安定させる。
気づいた時にいつでも行うとよい。

仰向けで行う

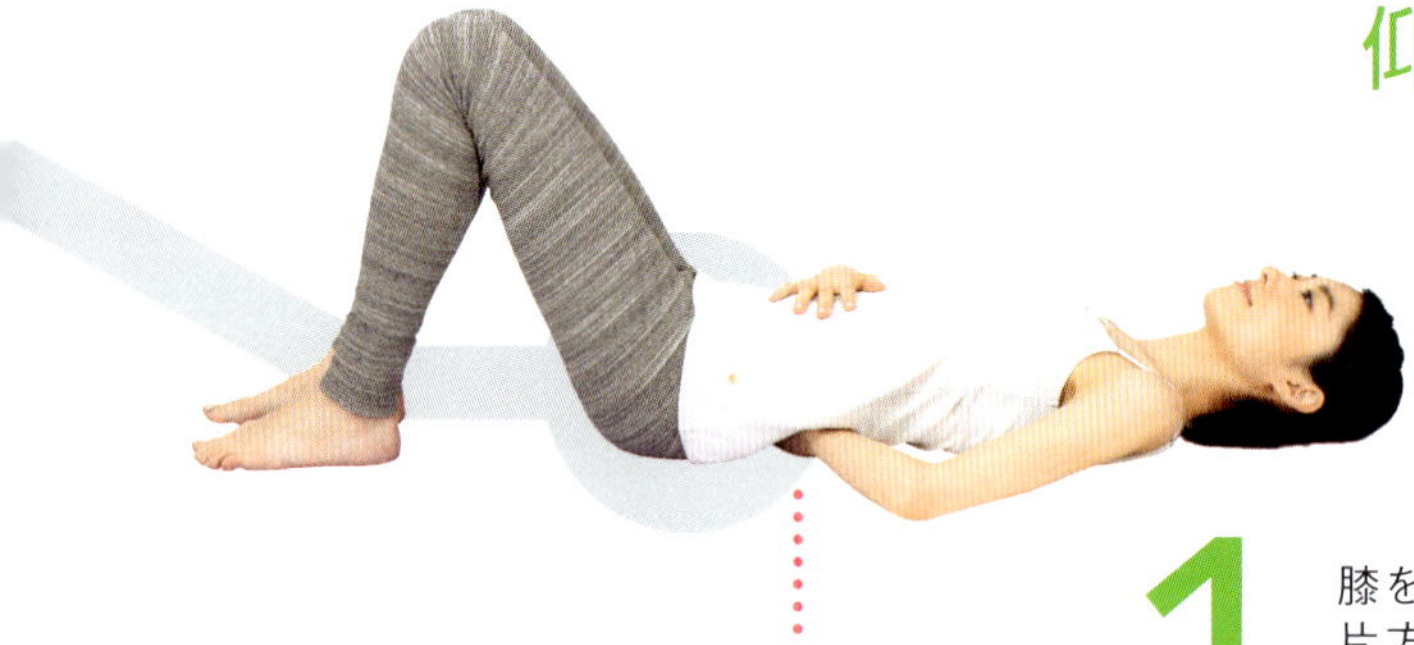

腰椎の自然なカーブがあれば腰の下に隙間ができる。

1 膝を曲げて、仰向けに寝る。片方の手をお腹の上に乗せ、もう片方の手を腰の下に入れる。

効果UP↑ タオルを使って効率的に鍛える

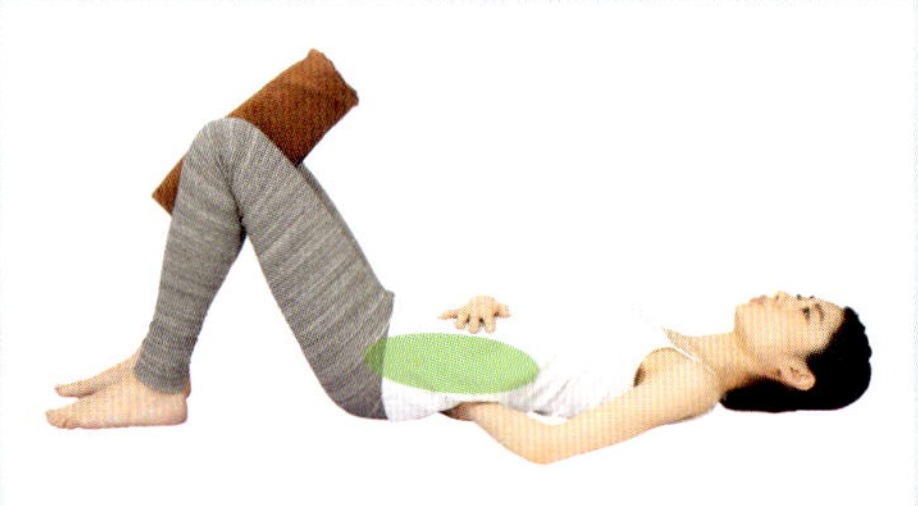

慣れてきたら、タオルを挟んで行うと効果がアップ。内ももにある内転筋群が活性化することで、インナーユニット（P42）の一つである骨盤底筋群への意識が高まり、腹横筋などと一緒に鍛えられる。

2

ゆっくりと鼻から息を吸っていく。この時にお腹をふくらませるようにする。お腹に手を乗せていると、ふくらむのを感じることができる。

ココロ POINT

深い呼吸に意識を向けていくため、自律神経（特に副交感神経）に働きかける。普段から緊張している人も、腹の座った落ち着いた態度やココロが身につく。

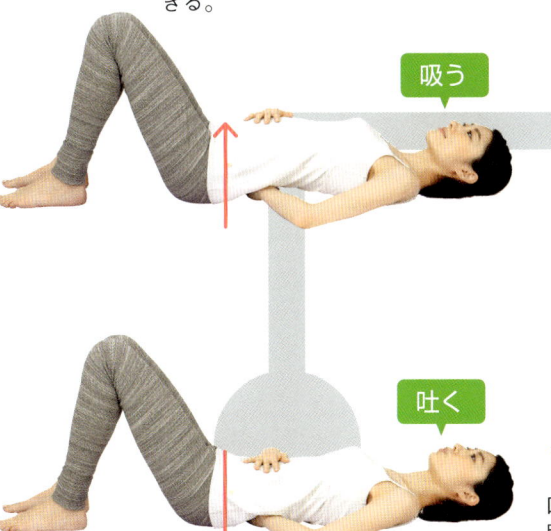

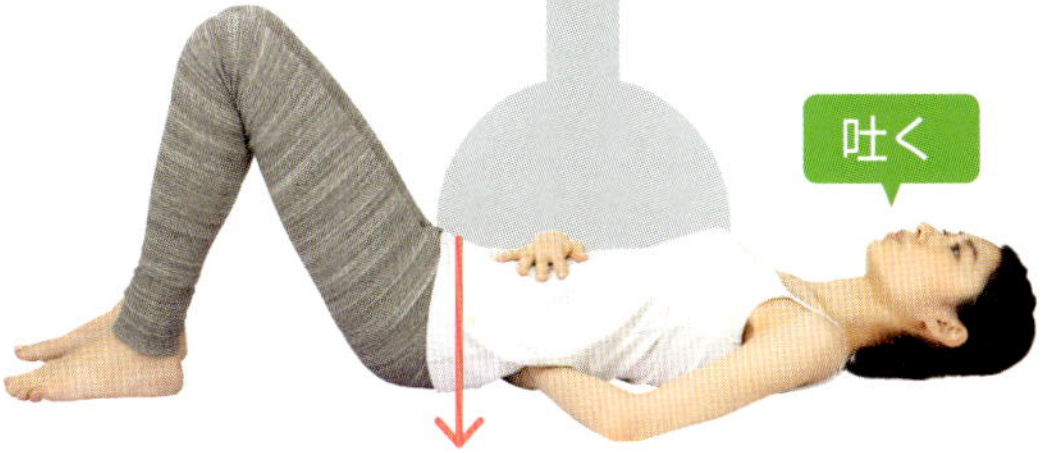

3

口から息を吐きながら、お腹をへこませていく。この時、腰の下の手が圧迫されているとよい。5～10秒かけてゆっくりと息を吐ききる。5～10回行う。

内蔵 POINT

腹横筋を意識できるようになると排便時に役立つので便秘の改善につながる。また、骨盤底筋群（P71）の活性化は、尿もれを防ぎ、内臓の位置を正常化し、働きも改善する。

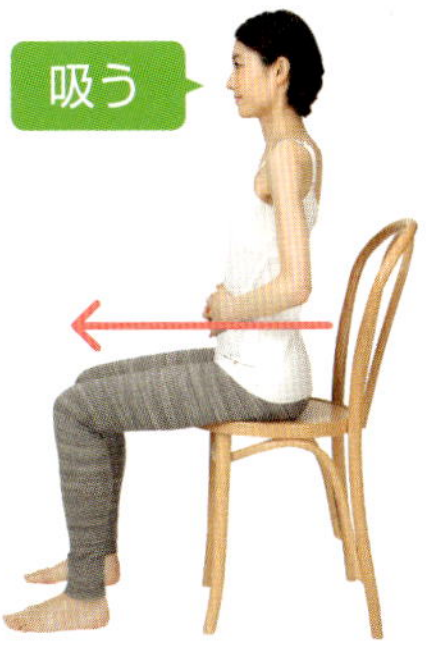

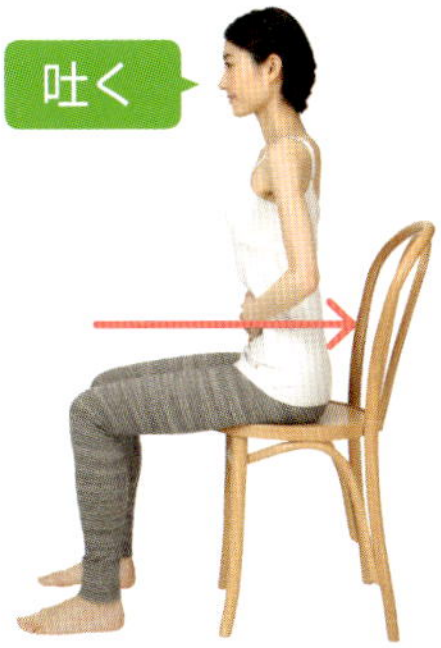

座って行う

座った状態で手軽に行うこともできる。上体をまっすぐにした姿勢でイスに座り、お腹の前で両手を組む。ゆっくりと息を吸いながら、お腹をふくらませる。次に、ゆっくりと口から息を吐きながら、お腹をへこませる。

背骨タイプ

腰の疲労をやわらげるテニスボールマッサージ

腰の筋肉が緊張したり、疲労したりして起きている腰痛に効果的なメニュー。テニスボールを利用すれば、自分で無理なく腰をマッサージできる。

改善POINT

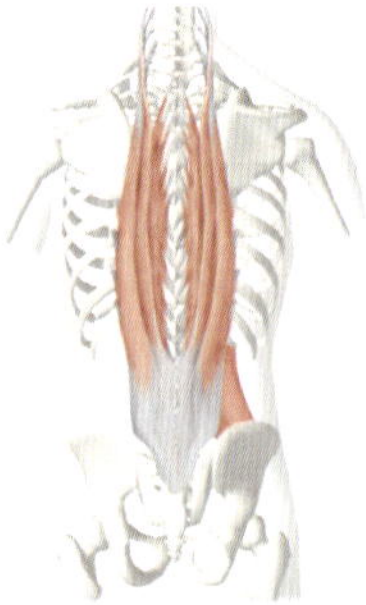

腰方形筋、脊柱起立筋（腸助筋、多裂筋）

1

膝を立てた姿勢で、仰向けに寝る。痛む側の腰の下にテニスボールを置く。

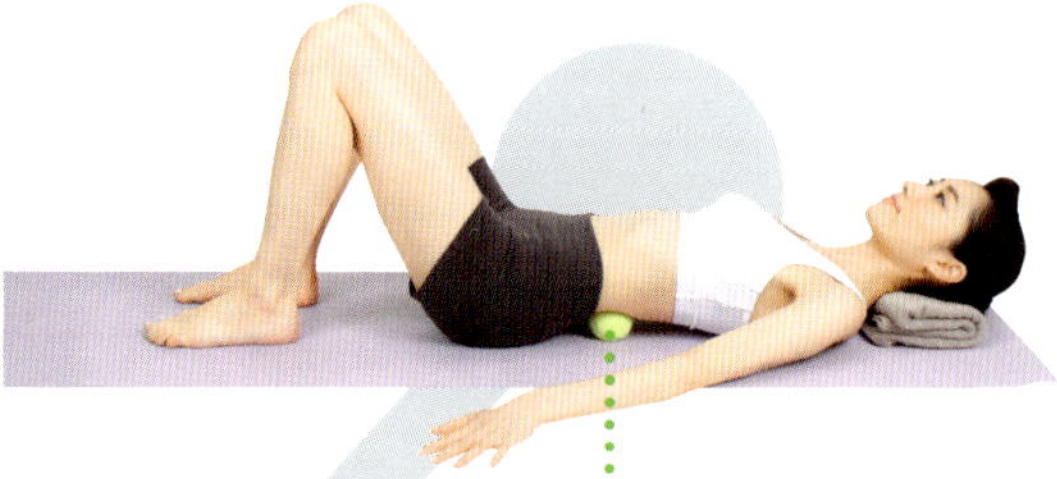

痛い人はボールにタオルを巻いたり、結び目を作った手ぬぐいで代用したりしてもいい（P139）。

内蔵 POINT

腎兪や志室を刺激することで、泌尿器系の働きが改善することが期待できる。

2

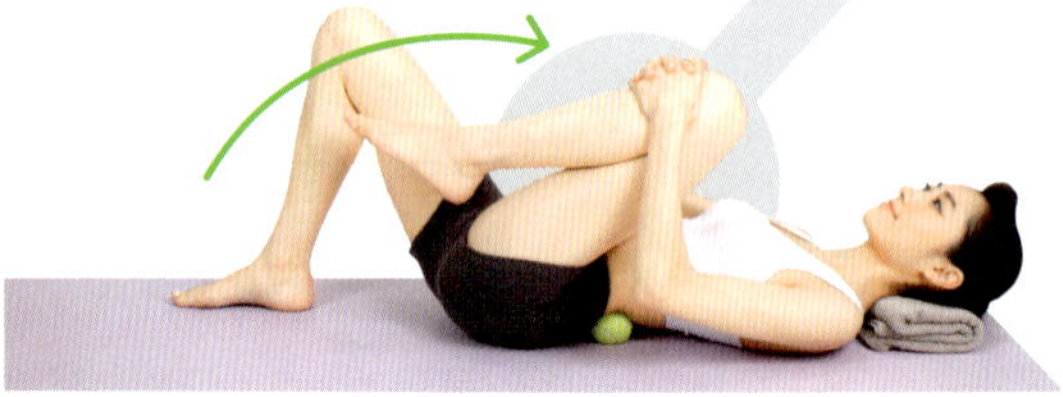

ボールを入れた側の膝を両手で抱え、胸に引きつけることで圧を調整する。痛気持ちいい程度の強さで持続的に圧迫を加える。5〜10呼吸を目安に行う。2回繰り返してもよい。

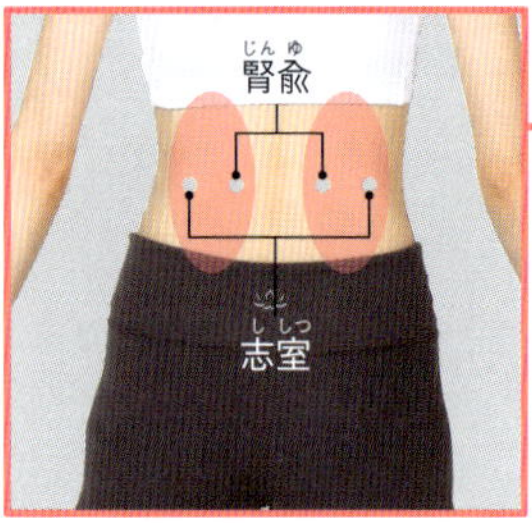

ボールの当て方

骨盤の骨より上で、背骨の際から外側へ3〜4㎝あたりが目安。腎に関わるツボである腎兪、志室も刺激される。

片側に腰痛を感じやすい人

背骨タイプ

体側を鍛えて左右差を改善

サイドブリッジ

体の側面を支えている筋肉には、左右差が生じていることがよくある。両側の筋肉をバランスよく強化することで、背骨が安定しやすくなる。

改善POINT

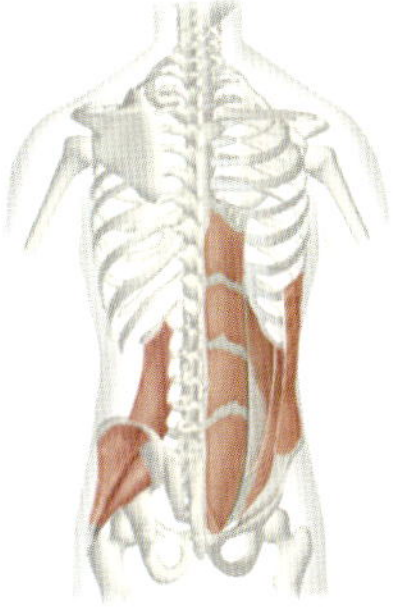

腹直筋、腹斜筋、腹横筋、腰方形筋、小臀筋、中臀筋

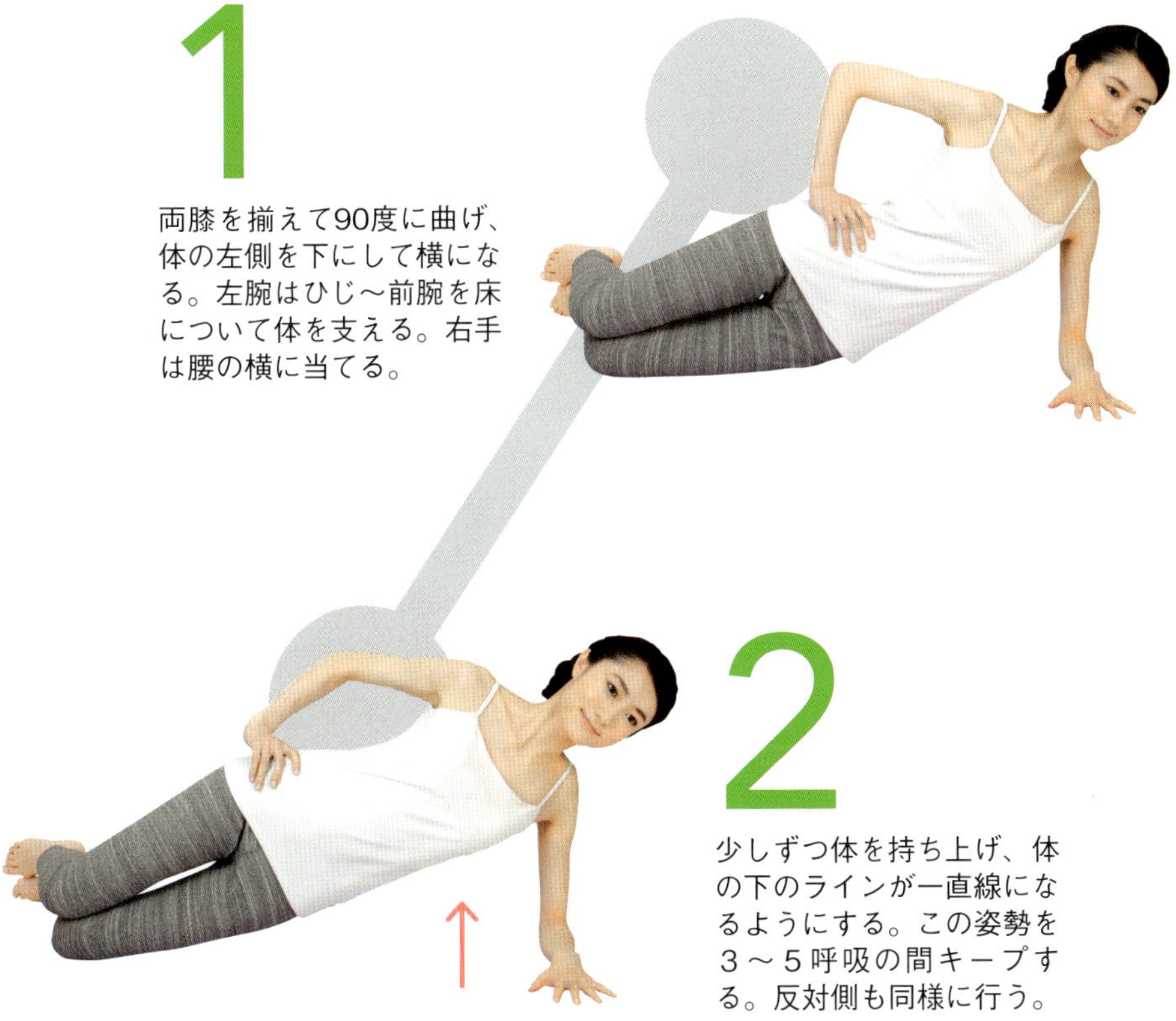

1

両膝を揃えて90度に曲げ、体の左側を下にして横になる。左腕はひじ～前腕を床について体を支える。右手は腰の横に当てる。

2

少しずつ体を持ち上げ、体の下のラインが一直線になるようにする。この姿勢を3～5呼吸の間キープする。反対側も同様に行う。

改善POINT

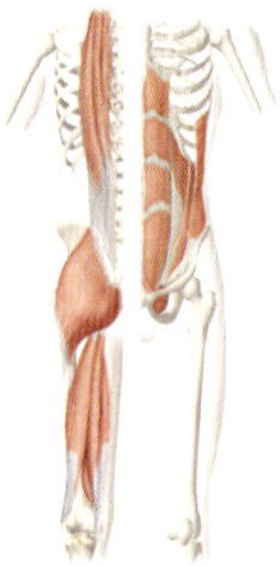

腹直筋、腹横筋、多裂筋、骨盤底筋群、内外腹斜筋、大臀筋、ハムストリング

背骨タイプ

背骨のカーブを維持する

ブリッジ

体幹の主な筋肉を同時に活性化できる万能的なエクササイズ。
腰椎の生理弯曲(自然なカーブ)を維持するのに必要な筋肉を効率よく強化できる。

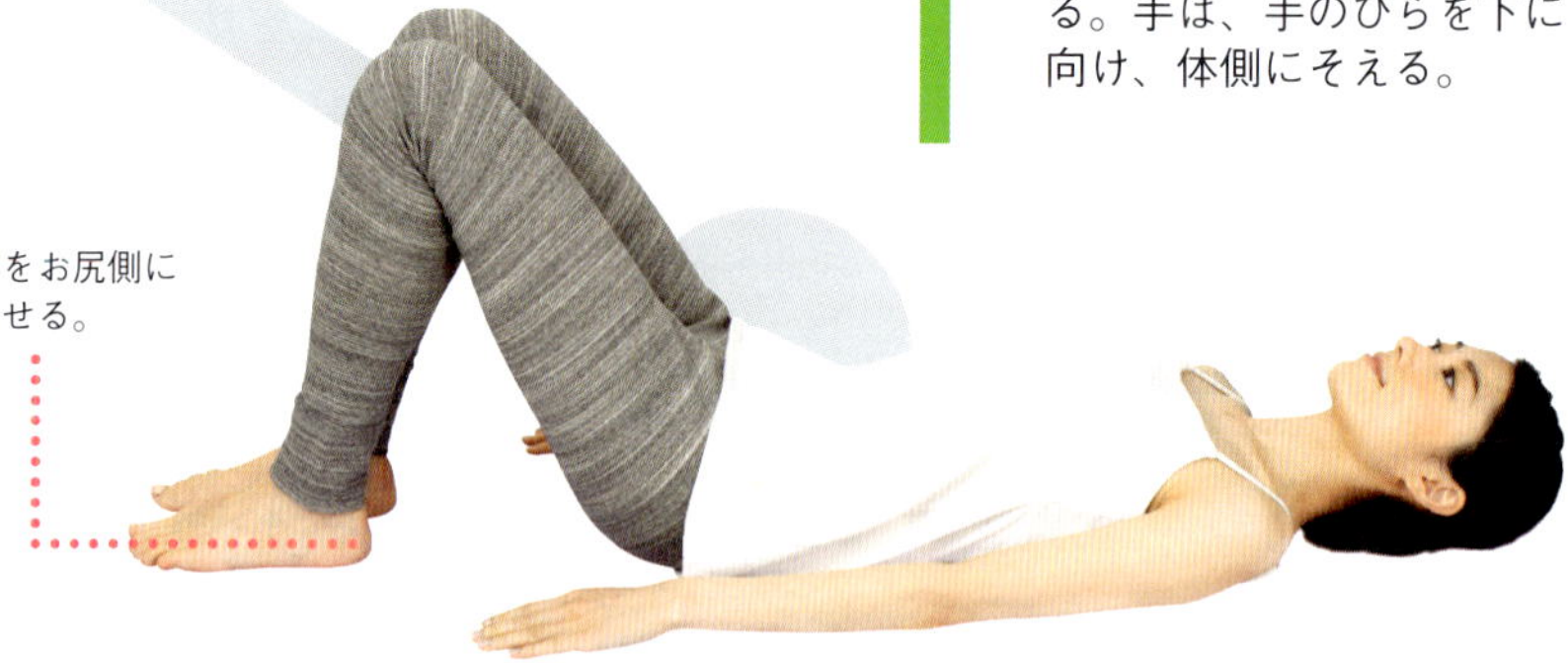

1 仰向けになり、両膝を立てる。手は、手のひらを下に向け、体側にそえる。

効果UP↑ タオルを使って太ももを同時に鍛える

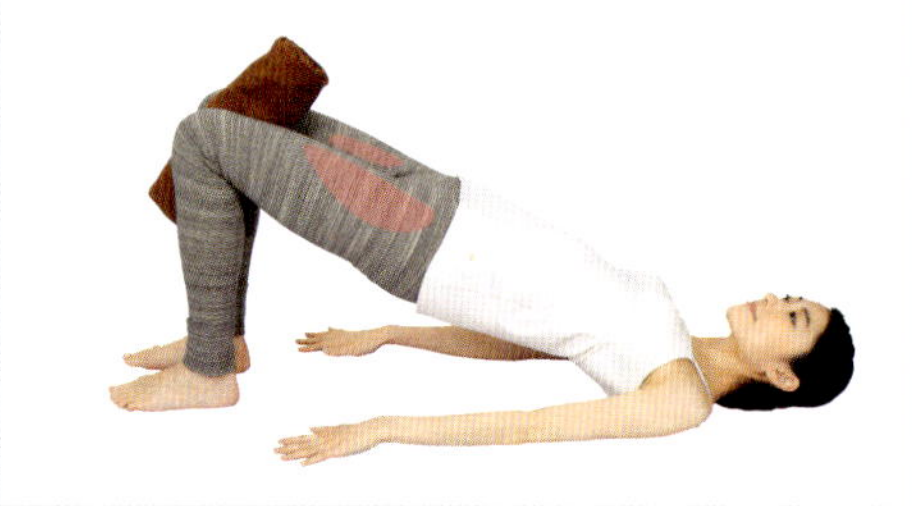

両膝の間にタオルを挟むと、太ももを内側に締めるようになるため、内ももにある内転筋群が活性化される。骨盤底筋群(P71)も強化できる。

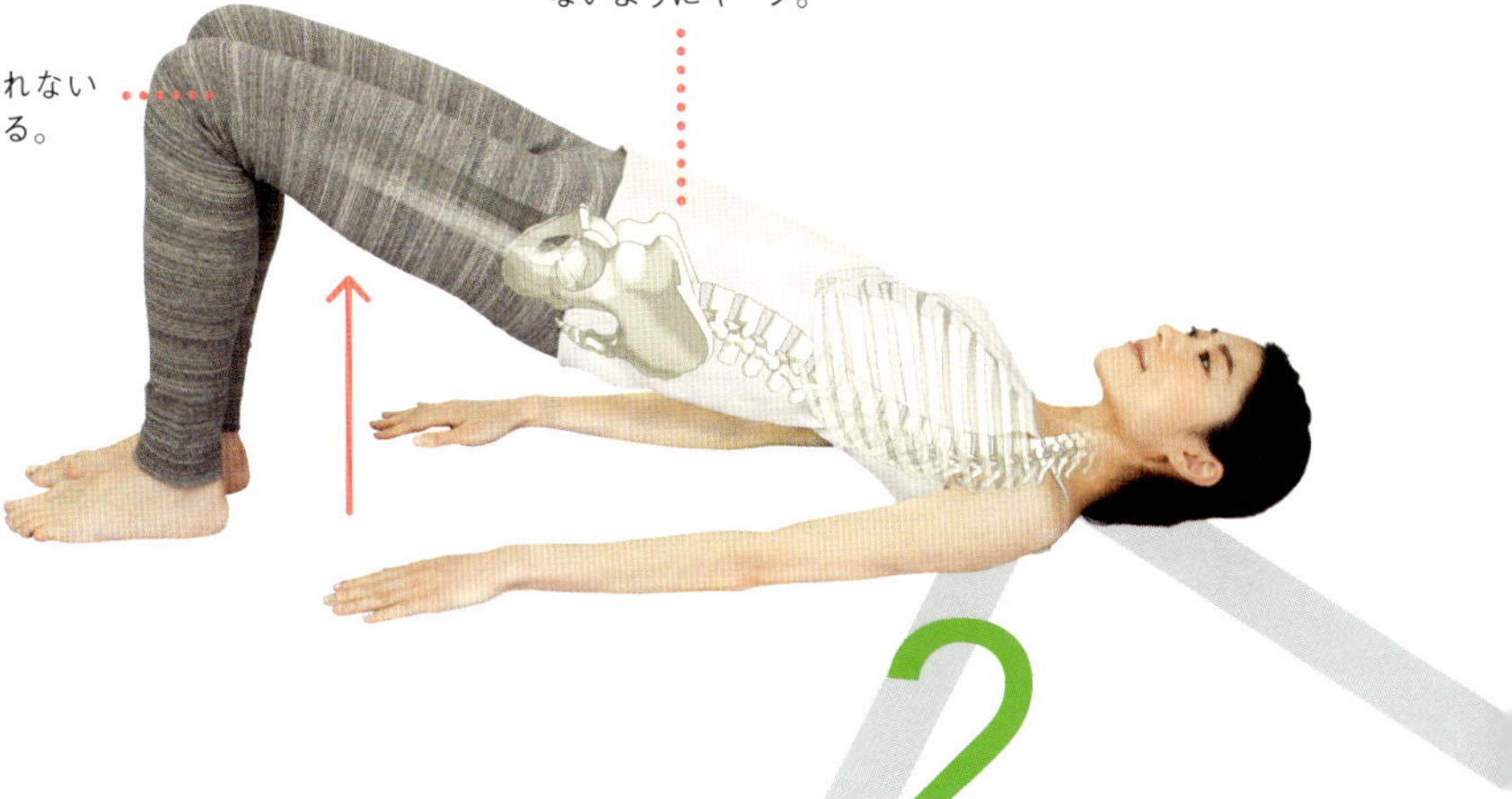
骨盤が前後に傾かないようにキープ。
両膝が離れないようにする。

2

お尻を上げ、肩から膝までが一直線になるようにキープする。腰や胸を反らせすぎないように注意し、背骨の生理弯曲を保つ。

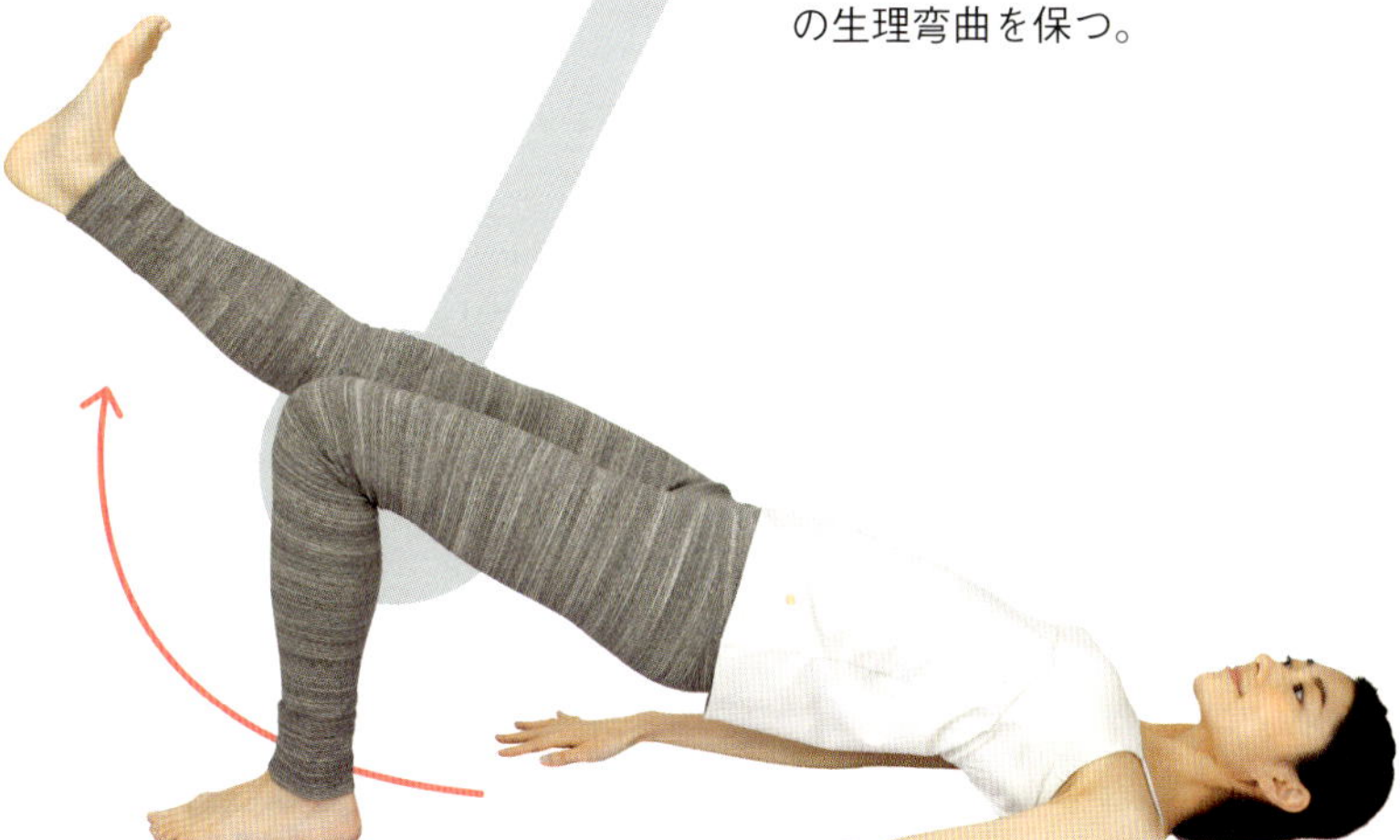

3

できる人は、右脚をのばし、左脚だけで体を支える。右脚はかかとを突き出すようにし、脚の後面をしっかりとのばす。反対側も行う。5～10呼吸キープするのを1回とし、左右とも3回を目安に行う。

内蔵 POINT

タオルを挟んで行うメニューで骨盤底筋群が強化されることで、尿もれを防いだり、内臓の位置を正しい位置に戻したりする効果も期待できる。

改善POINT

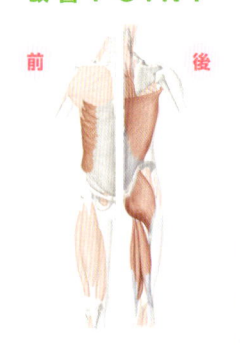

多裂筋、ハムストリング、大臀筋、腹斜筋、広背筋

背骨タイプ

体幹を鍛えて左右差を改善

レッグ&アーム

お腹の筋肉と背中の筋肉が同時に鍛えられ、
体幹の筋力強化に効果的。
左右の筋力バランスがよくなることで、
背骨が安定しやすくなる。

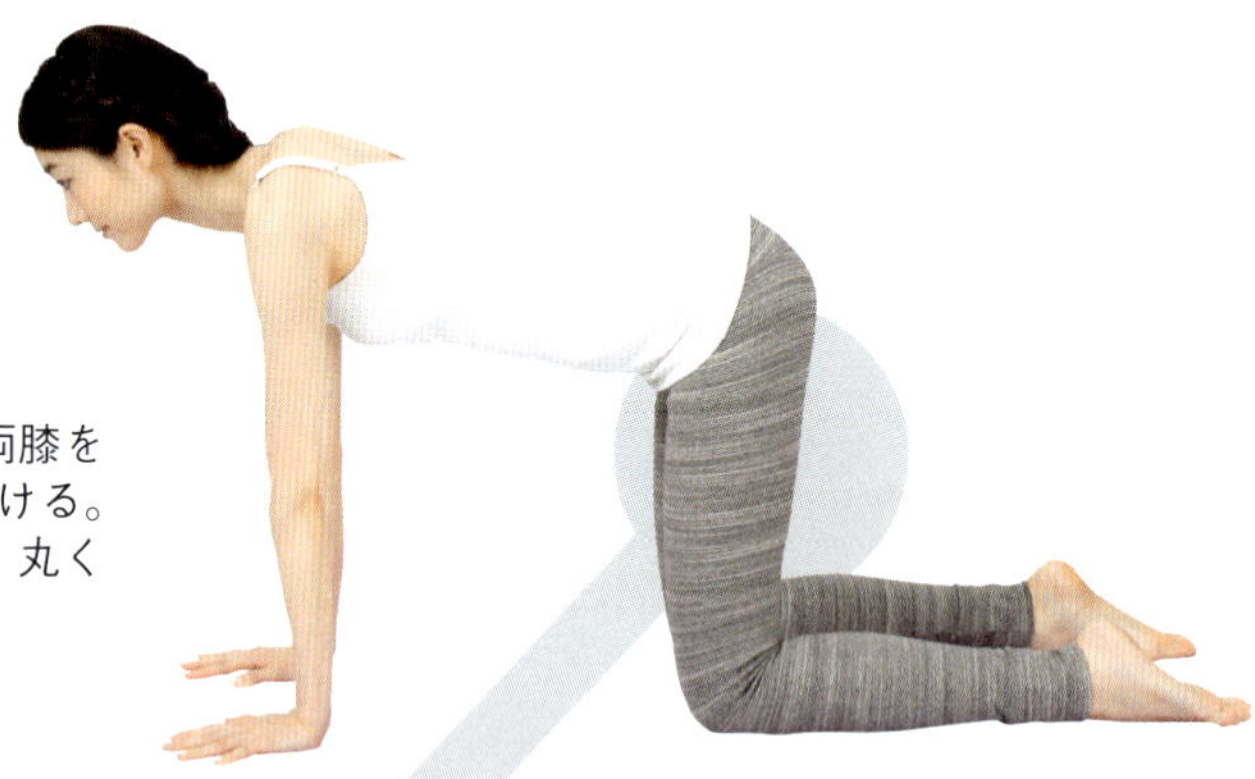

1

両手を肩幅に開き、両膝を腰幅に開いて床につける。背中は自然にのばし、丸くならないようにする。

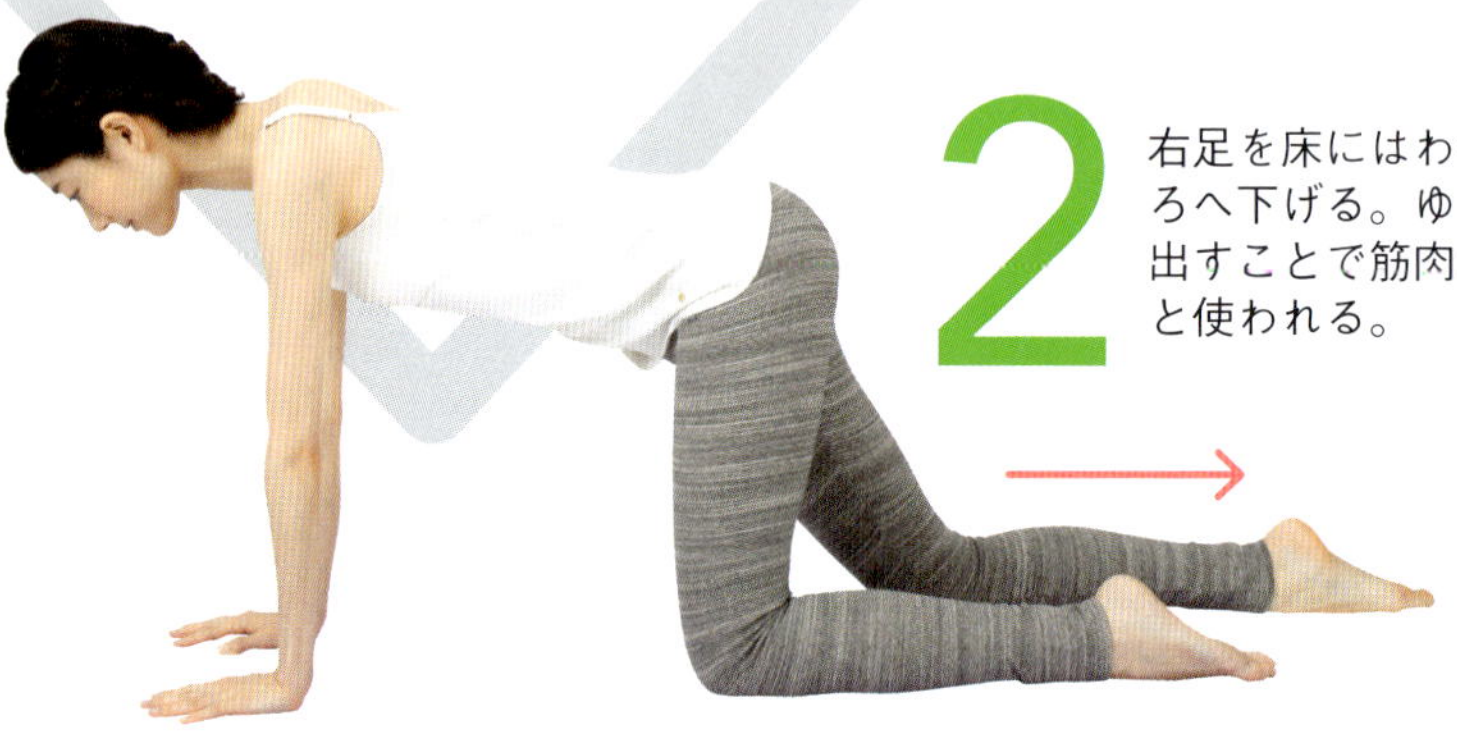

2

右足を床にはわせながら後ろへ下げる。ゆっくり蹴り出すことで筋肉がしっかりと使われる。

骨盤が上がってしまうと、
脚が外側に流れやすい。

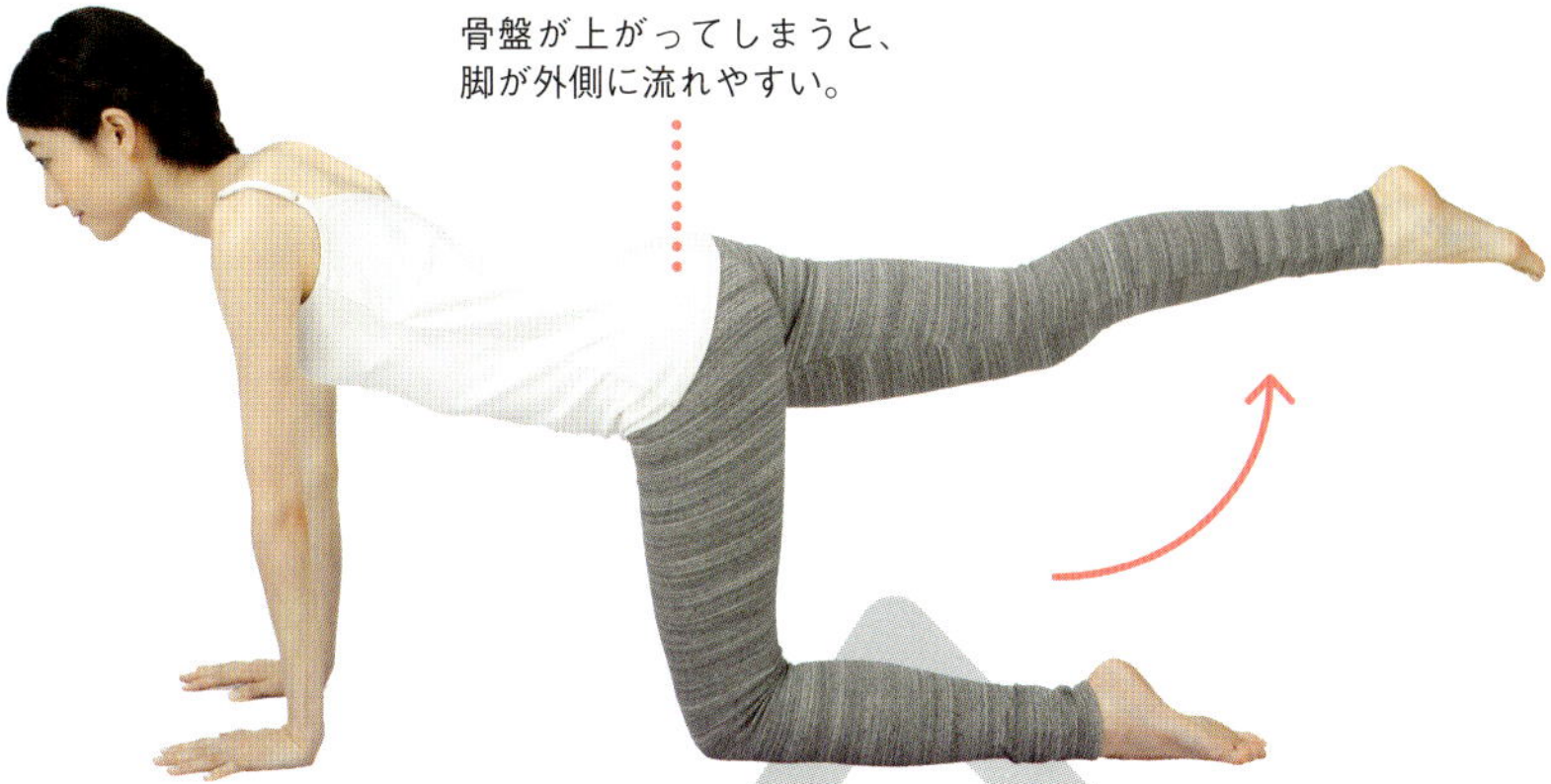

3

右脚を床と平行になるまで上げ、その状態をキープする。骨盤が前傾しないように、また上げた脚が外側に開かないように注意する。

背中は無理にのばすのではなく、自然なＳ字カーブを描く状態でキープする。

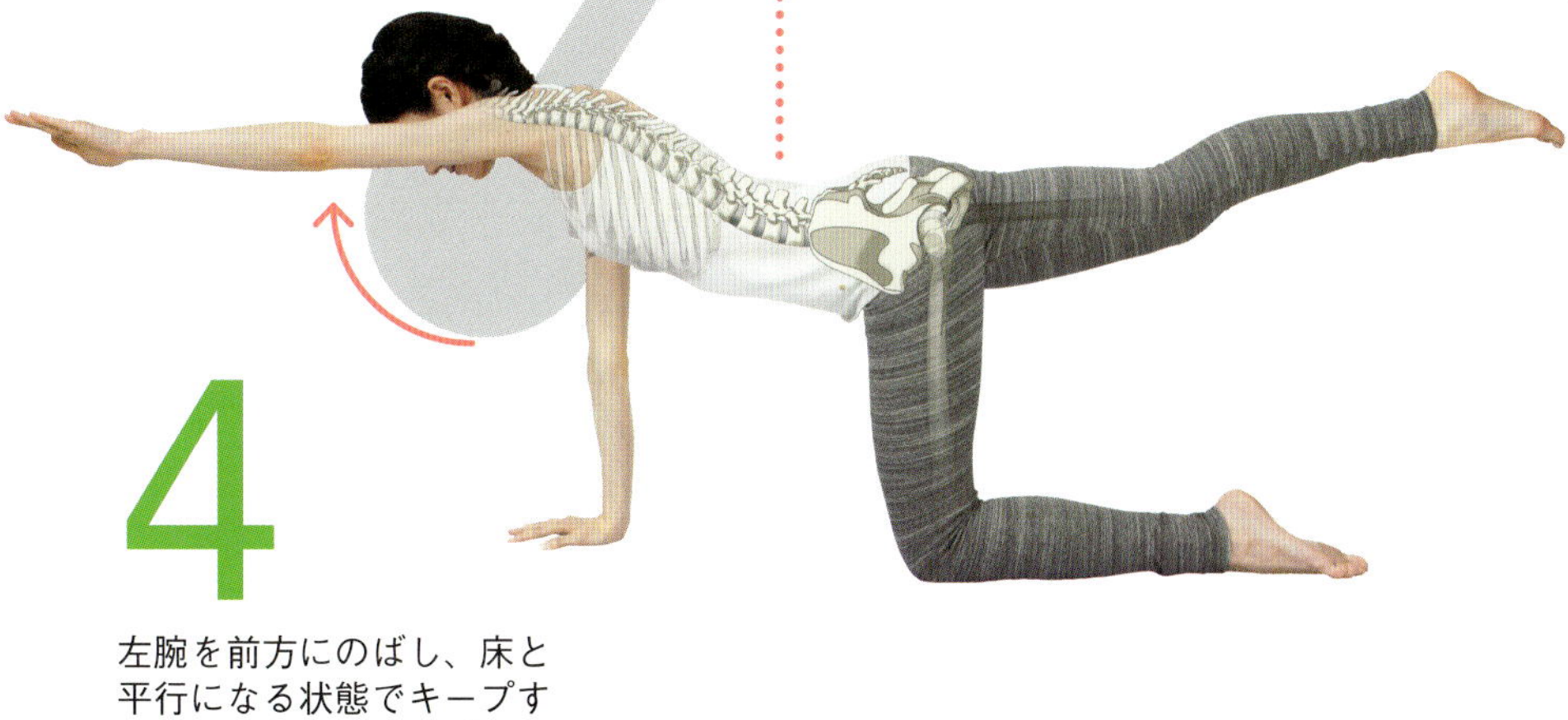

4

左腕を前方にのばし、床と平行になる状態でキープする。頭の位置は変えず、上がりすぎたり、下がりすぎたりしないようにする。反対側も行う。

ココロ POINT
バランスをとる時に集中力が必要になるメニュー。集中力を高めることで揺るぎないココロを手に入れることができる。

改善POINT

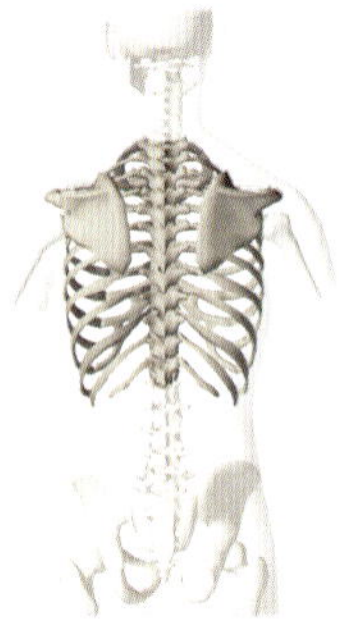

胸椎

背骨タイプ

背骨(胸椎)をねじる
ウォールツイスト

胸郭・胸椎の動きが悪くなっていると、腰椎に大きな負担がかかるようになる。そうして起こる腰痛を改善するには、胸椎の可動性を高めることが大切。

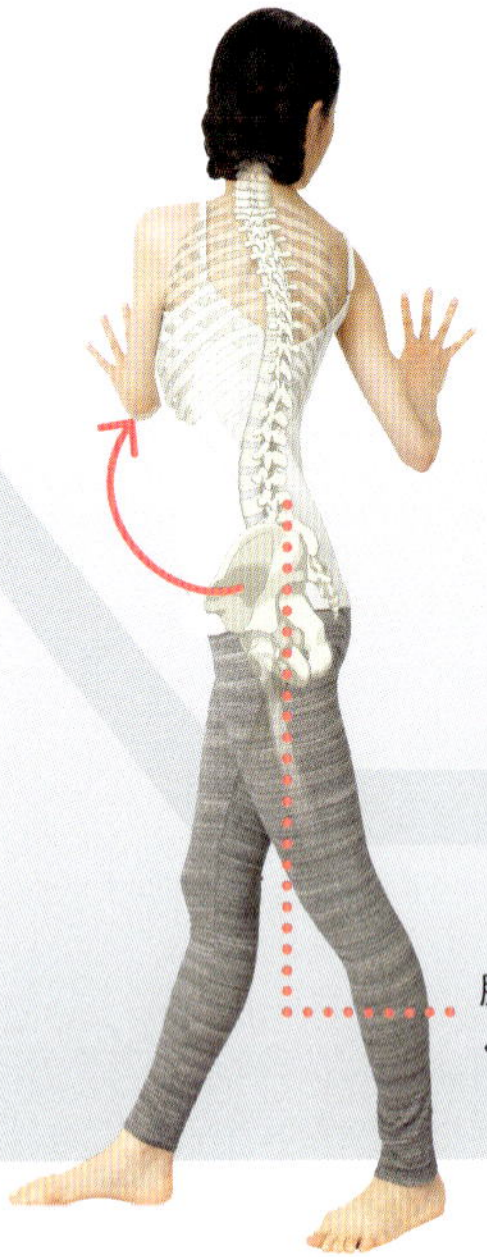

2

上体だけを右側にねじり、壁のほうを向き、両手を壁につける。下半身はできるだけ固定したままにし、主に胸椎と股関節を使って体をひねる。

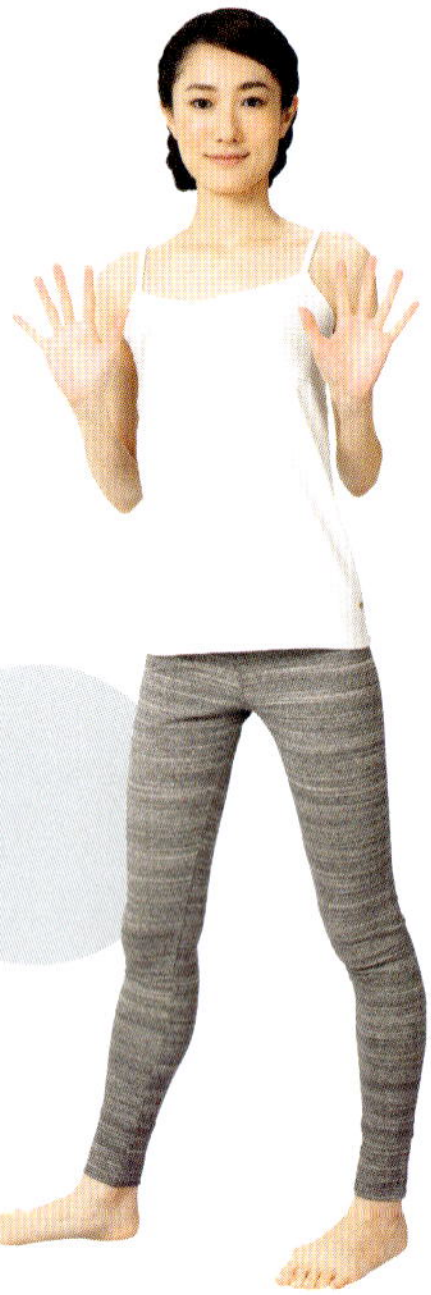

1

壁から20〜30㎝離れた位置に、壁に背中を向け、足を腰幅に開いて立つ。右足は90度外側に向けて壁と平行にし、左足は45度内側に向ける。両手は胸の前で広げる。

ココロPOINT

胸が開かれるため、呼吸がスムーズになり、考え方が前向きになる。

3

体の向きは変えずに、顔を
ゆっくりと左側に向ける。

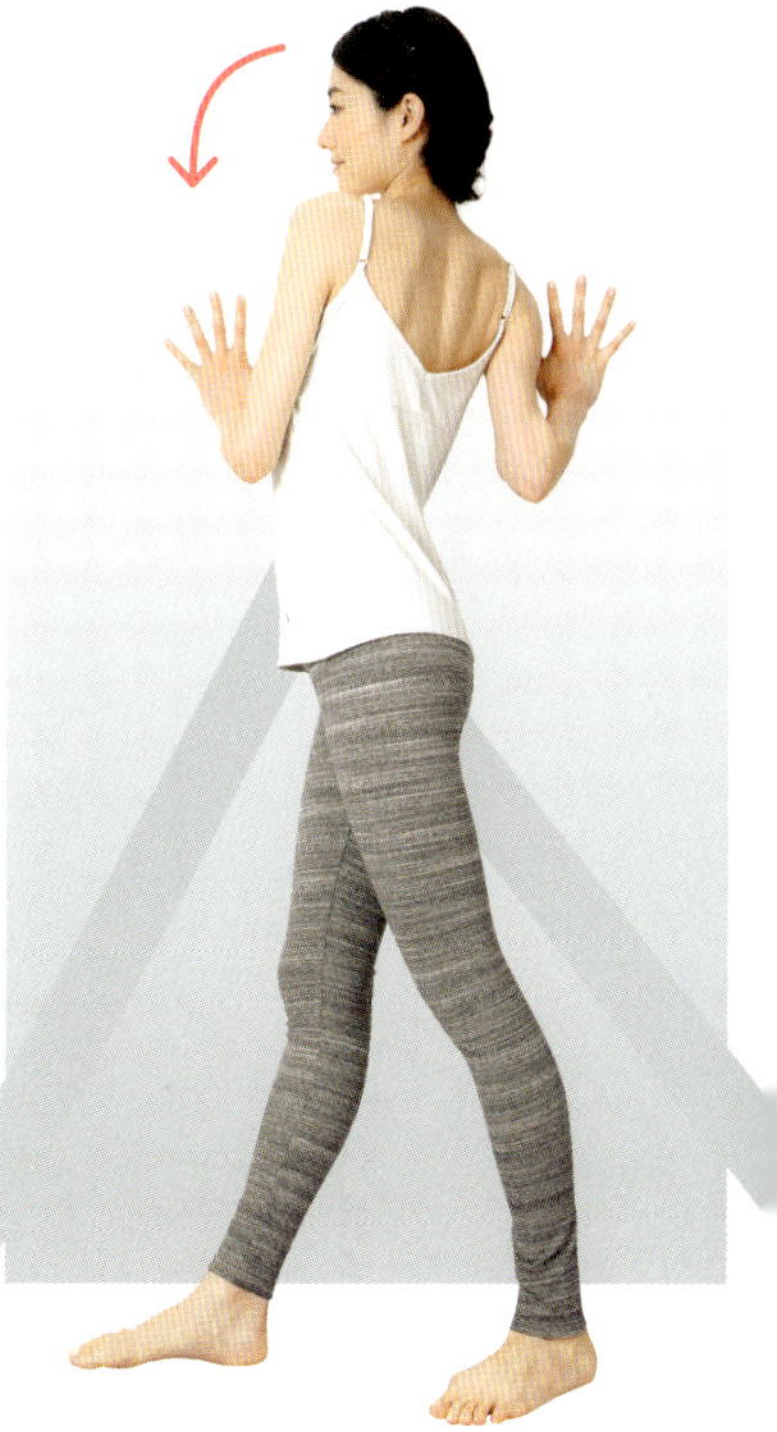

内蔵 POINT

肩甲骨の間が刺激されることに加え、広背筋などワキから背中の大きい筋肉がのばされるので、消化器系や呼吸器系の働きが高まることも期待できる。

Another Angle

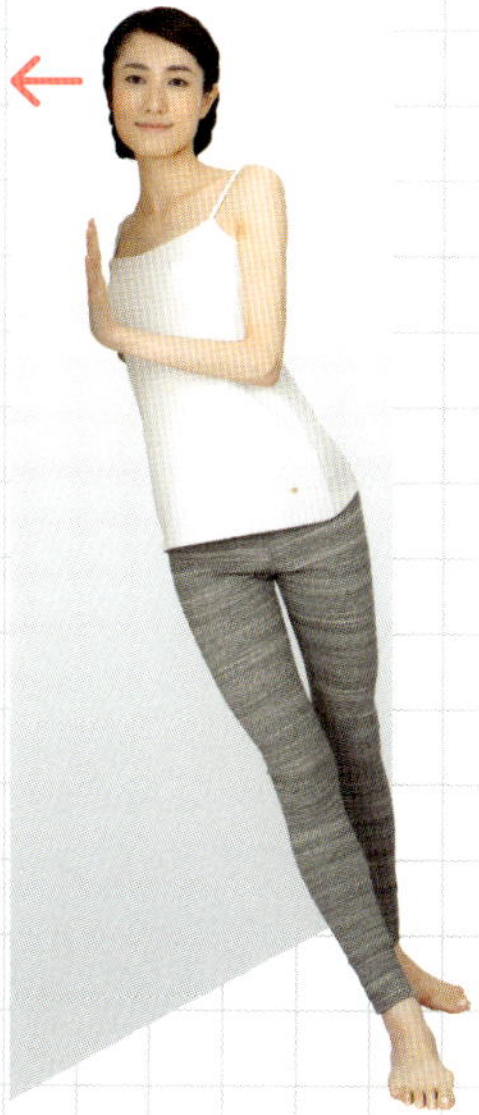

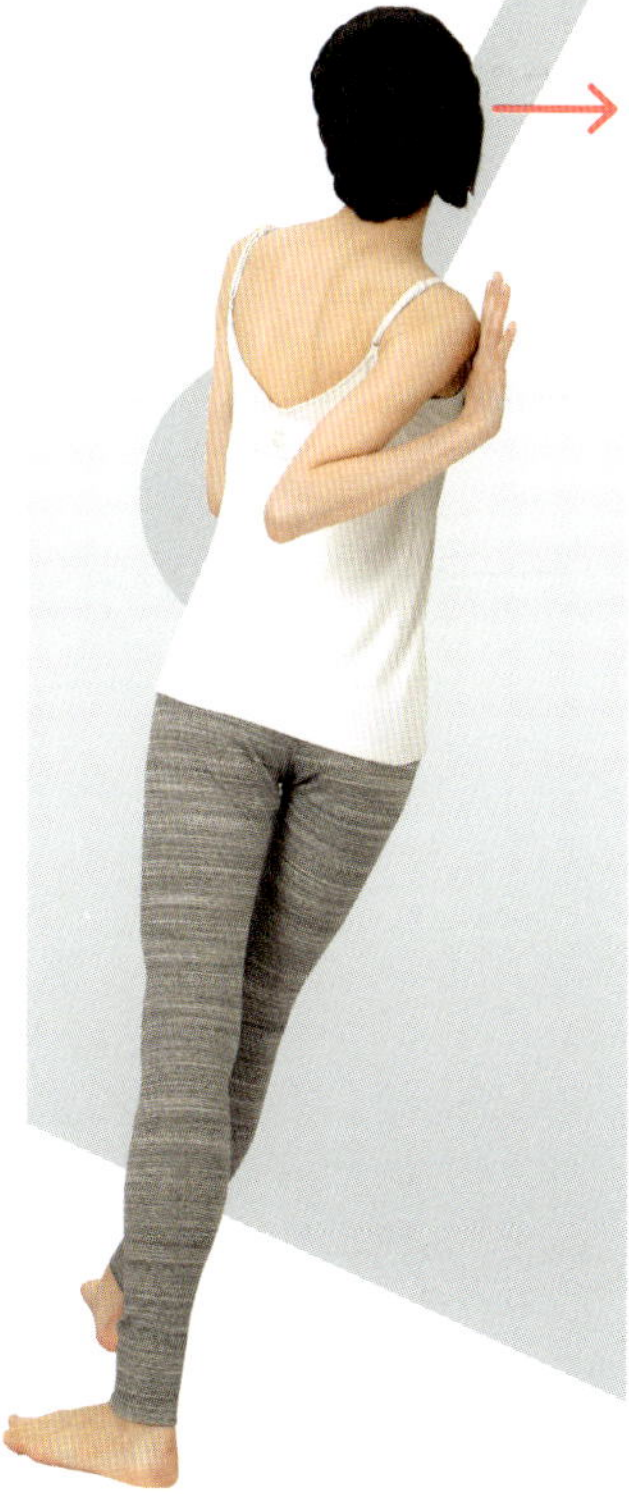

4

壁に右耳をつけるようにして、上体を壁の方に倒していく。肩甲骨が内側に寄るのが感じられる。この姿勢を３～７呼吸キープする。反対側も行う。

改善POINT

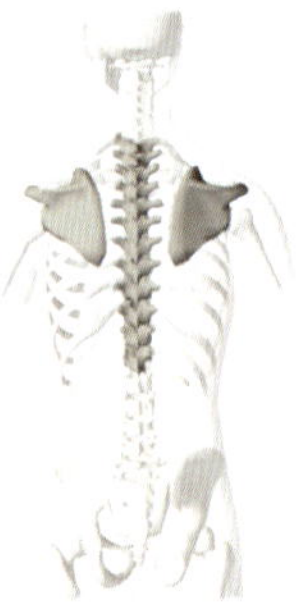

胸椎、肩甲骨

背骨タイプ

肩甲骨をほぐす

肩甲骨の外転・内転

ゴロンゴロンと転がった時に背中が痛い人や、背骨がスムーズに動かない人向け。肩甲骨を動かすことで背中の緊張がゆるみ、腰痛だけでなく、肩こりも改善する。

肩甲骨の外転

1 両足を腰幅に開いて立ち、両手を胸の前で組む。ひじは軽く曲げた状態に。

おへそをのぞき込むように。

Another Angle

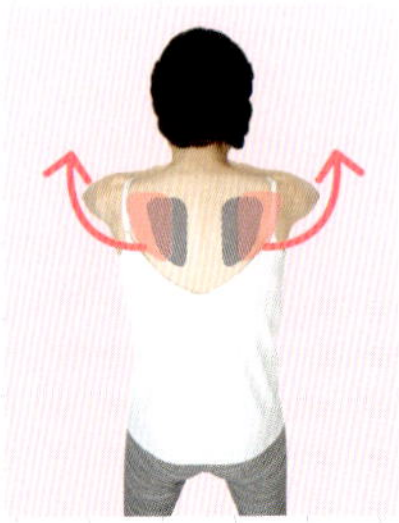

両腕を前方にのばし、背中を丸めることで、肩甲骨は左右にスライドするように外転する（外側に動く）。

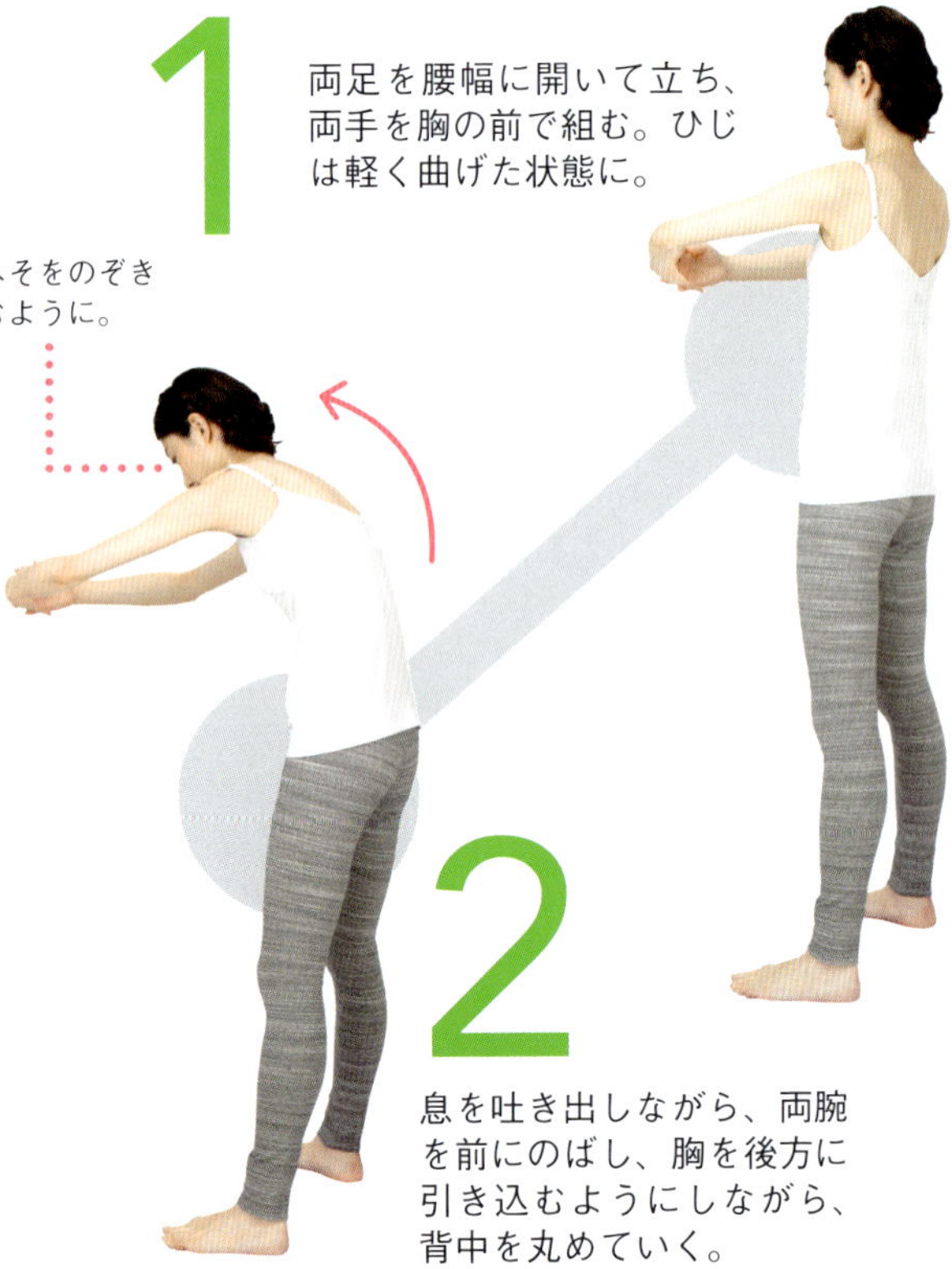

2 息を吐き出しながら、両腕を前にのばし、胸を後方に引き込むようにしながら、背中を丸めていく。

肩甲骨の内転

1

両足を腰幅に開いて立ち、両手をお尻の後ろで組む。

内蔵 POINT

肩甲骨の間が刺激されることで、自律神経のバランスが調整され、消化器系や呼吸器系などの働きが高まることも期待される。

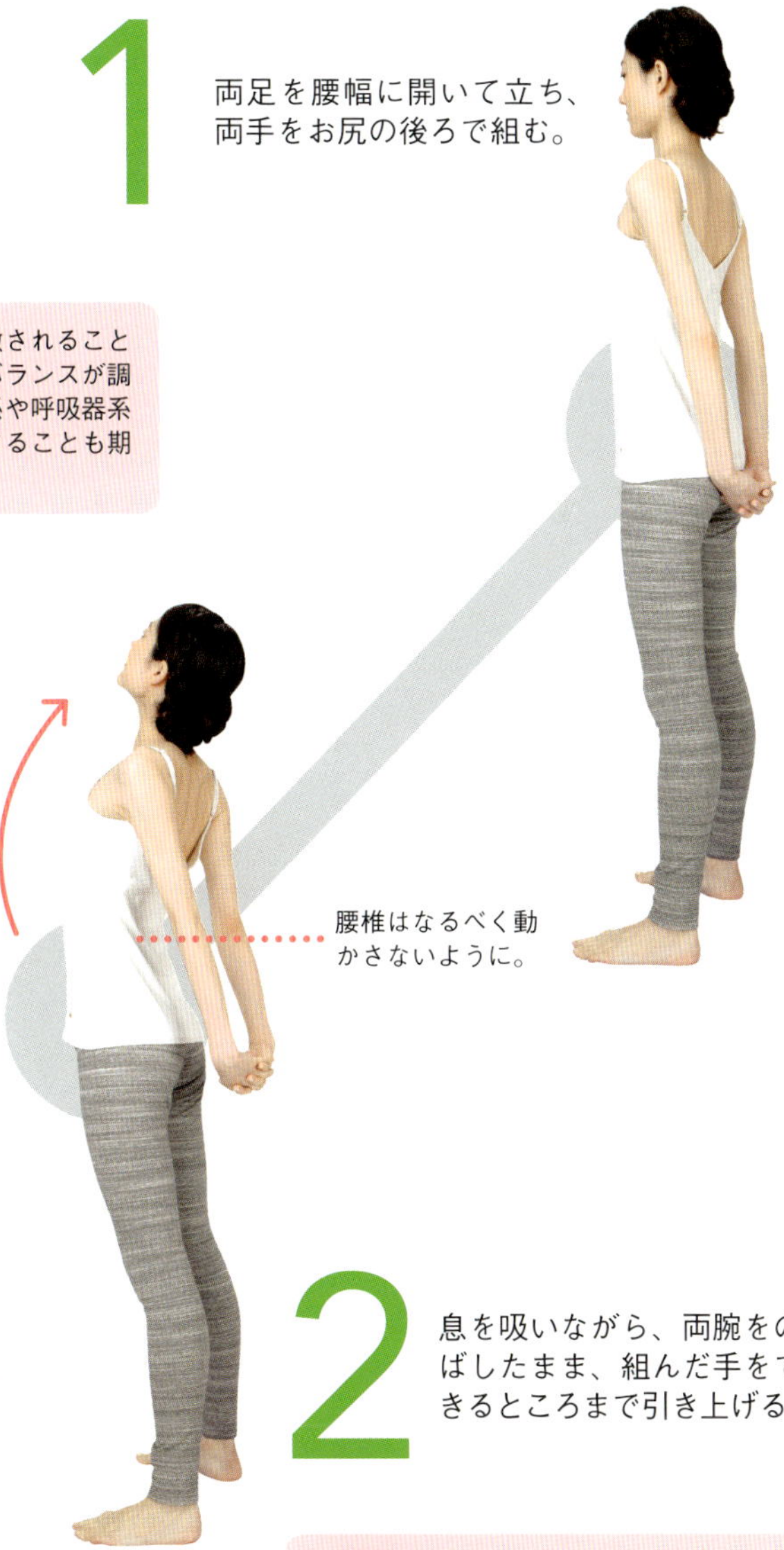

Another Angle

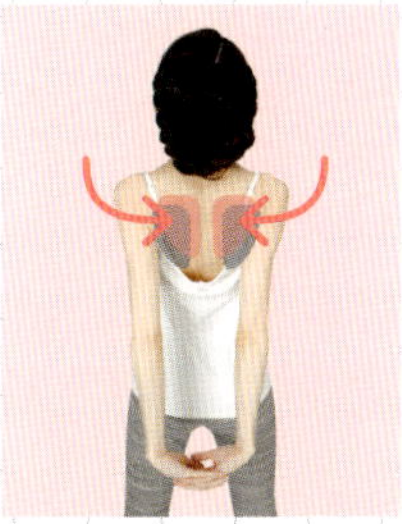

腕を上げることよりも、肩甲骨を寄せ合うことを意識して行うと、肩甲骨は内転しやすい（内側に動く）。

2

息を吸いながら、両腕をのばしたまま、組んだ手をできるところまで引き上げる。

ココロ POINT

胸郭の位置や動きが改善されると、呼吸が変化するため、メンタル面が前向きになるなどの効果が期待できる。

改善POINT

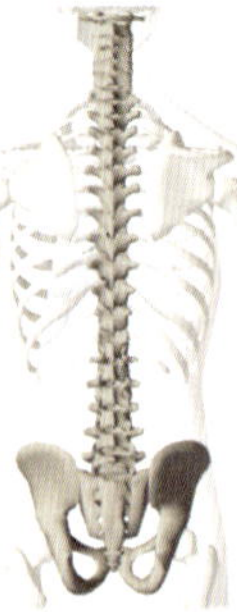

骨盤、腰椎、胸椎、頚椎

背骨タイプ

背骨と骨盤を連動させる
キャット&カウ

腰椎と骨盤、腰椎と胸椎や頚椎を、うまく連動させるためのエクササイズ。骨盤、胸椎、頚椎との連動が高まることで、腰椎に負担が集中するのを防げる。

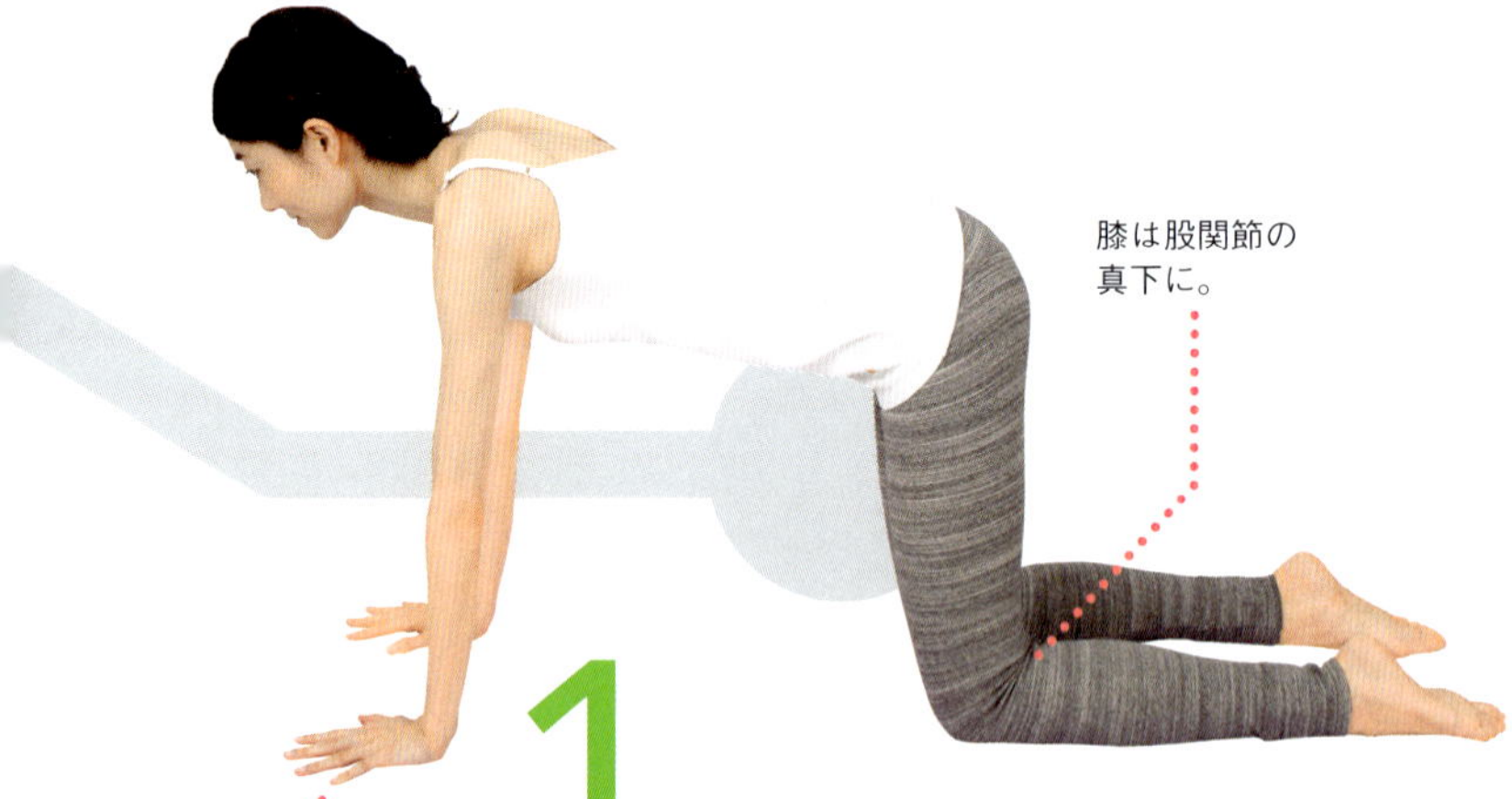

1

両手は肩幅に開いて床につけ、両膝は腰幅に開いて床につける。手と膝に均等に体重がかかるようにする。

内蔵 POINT

背骨と骨盤をダイナミックに動かすことで、全身の体液循環が促進され、内臓の働きも活発になる。

顔は自然と
上を向く。
体重が脚にかかりす
ぎると胸をうまく開
けない。

2

息を吸いながら背骨を反らせる。お尻を天井の方に突き出すようにすると、うまく反ることができる。ただし、反りすぎないように、腹横筋などお腹の筋肉に意識を向ける。

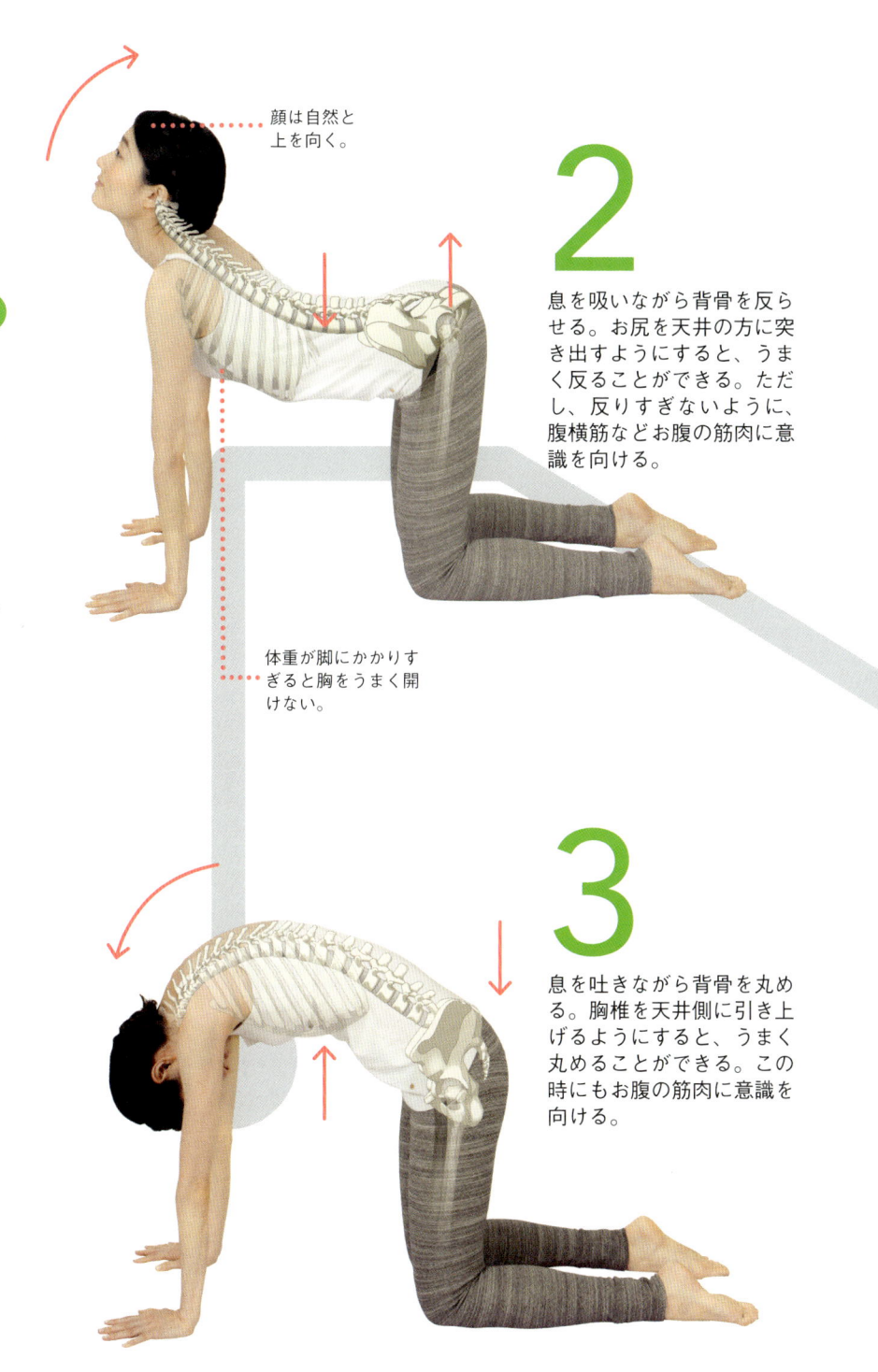

3

息を吐きながら背骨を丸める。胸椎を天井側に引き上げるようにすると、うまく丸めることができる。この時にもお腹の筋肉に意識を向ける。

背骨タイプ

ストレスによる緊張をほぐす
お腹＆鎖骨下マッサージ

いろいろやっても改善しない腰痛は、ストレスや消化器系の不調によって、筋肉が緊張しているせいかも。マッサージで、もみほぐす必要がある。

改善POINT

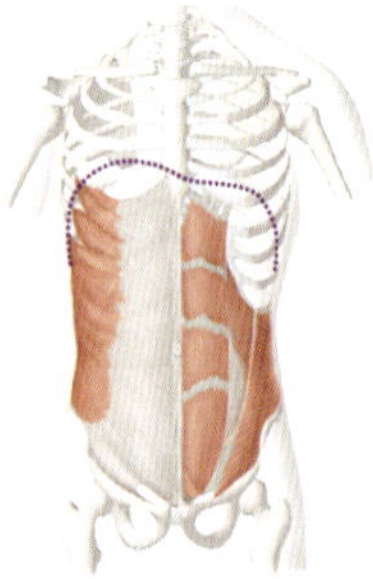

腹直筋、腹斜筋、腹横筋、横隔膜

お腹のマッサージ

仰向けに寝て、膝を立てた姿勢で行う。両手をM字形にすると押しやすい。呼吸に合わせ、息を吐く時に押すと、無理なく深い部分にまで指が入っていく。5～10回を目安にし、気持ちよければ少し増やしてもよい。

ココロPOINT

イライラが強いとお腹の筋肉が硬くなっていることがある。ストレスで胃腸や肝臓の働きが低下している時は、肋骨の下側が緊張している。これをゆるめることで、精神的な緊張もゆるむ。

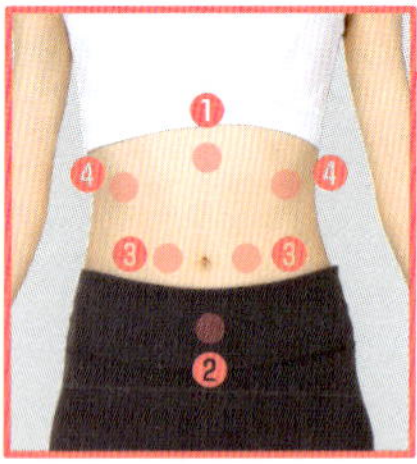

押す部位

❶おへそから親指の第一関節の幅4本分上。おへそとみぞおちの中間あたり。❷おへそから指の幅3本分下。❸おへそから左右に指の幅2本分横。❹肋骨の下側に沿った部分。

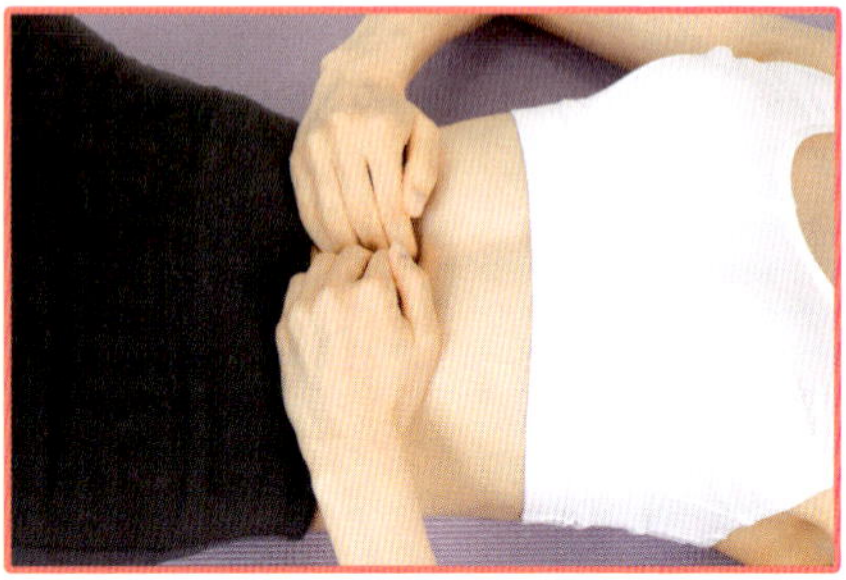

1 おへその上側を両手の指先で押す。押す部位❶参照。

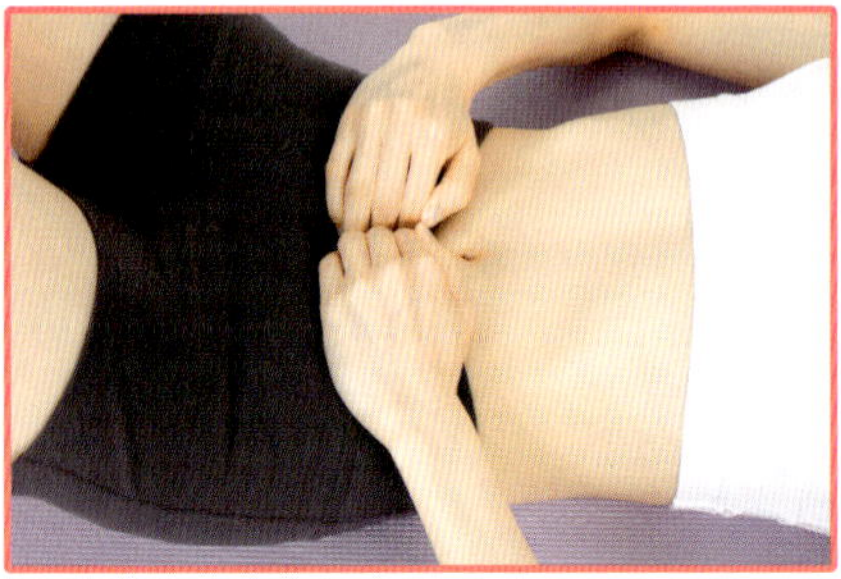

2 同様に、おへその下側を両手の指先で押す。押す部位❷参照。

手で行ってもOK

指先を当て、円を描くようにもみほぐしてもよい。肋骨があるので、強く押しすぎないように注意する。

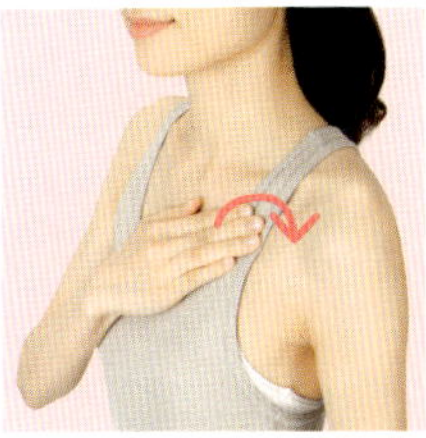

鎖骨下のマッサージ

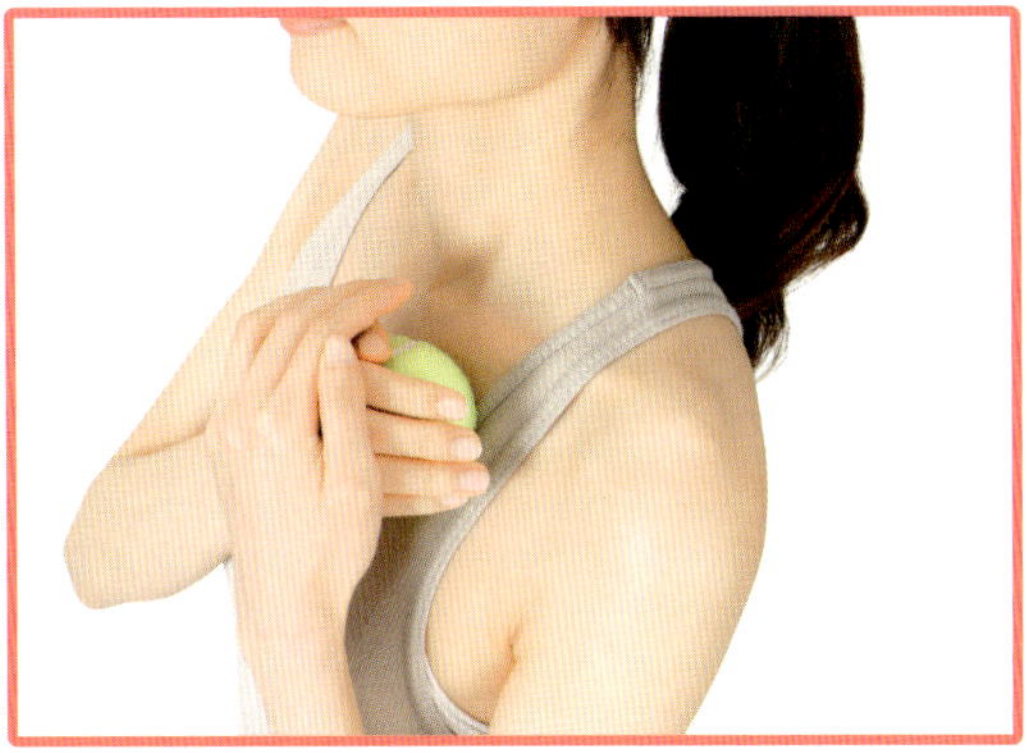

鎖骨の下側のやや盛り上がった部位に、テニスボールを当てる。手のひらをカップ状にしてボールを入れ、両手を重ね、ボールを転がすようにしてマッサージする。

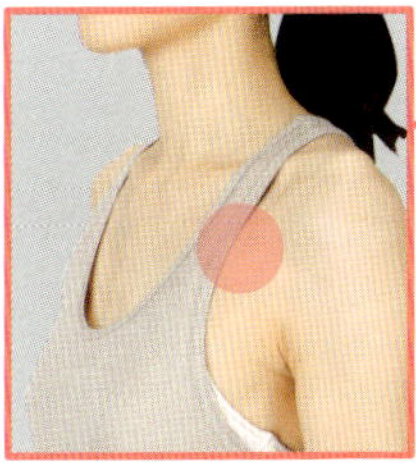

ボールの当て方

鎖骨の下側にある筋肉（小胸筋や大胸筋）。肋骨の外側を覆っている。

Another Angle

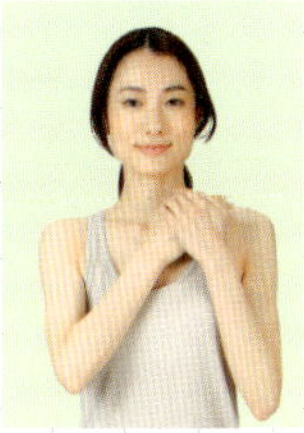

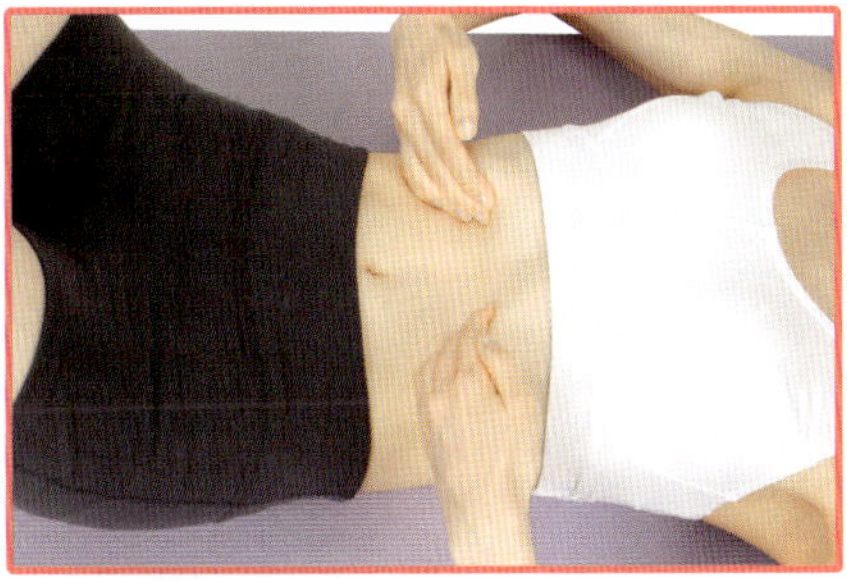

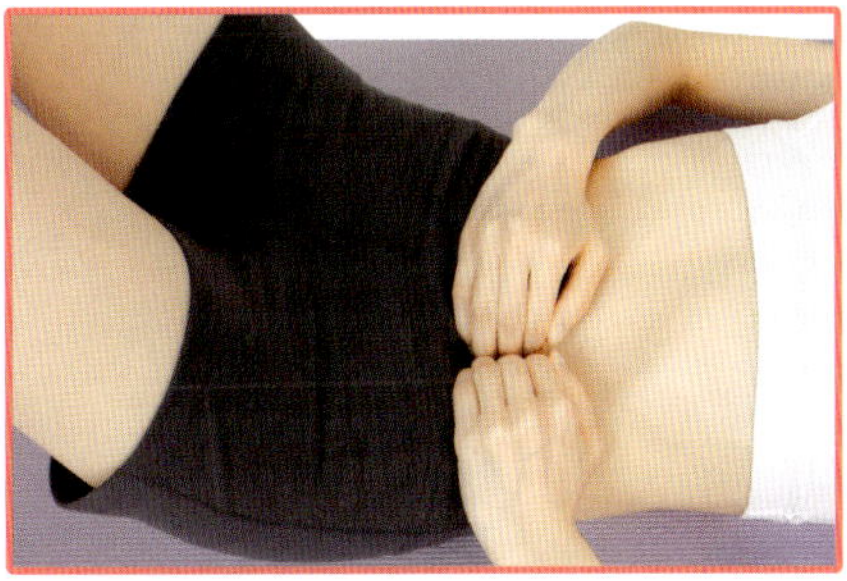

3 おへその両横を左右の手の指先で押す。押す部位❸参照。

4 肋骨の下に指先を当て、指先を押し込むように押す。押す部位❹参照。

改善POINT

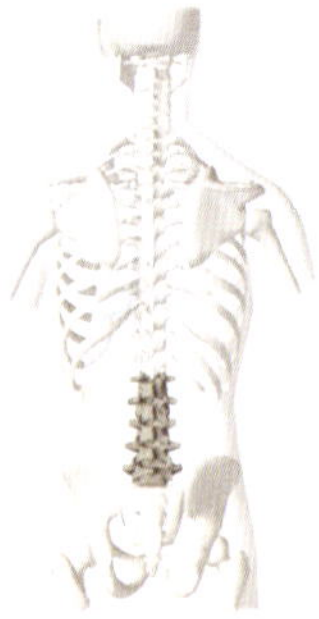
腰椎

背骨タイプ

腰椎の可動域を広げる

腰椎モビリゼーション

腰椎は自然なカーブを描き、なめらかに動くのが理想的。まっすぐになった腰椎や、動かなくなった腰椎の動きを、少しずつ回復させるエクササイズ。

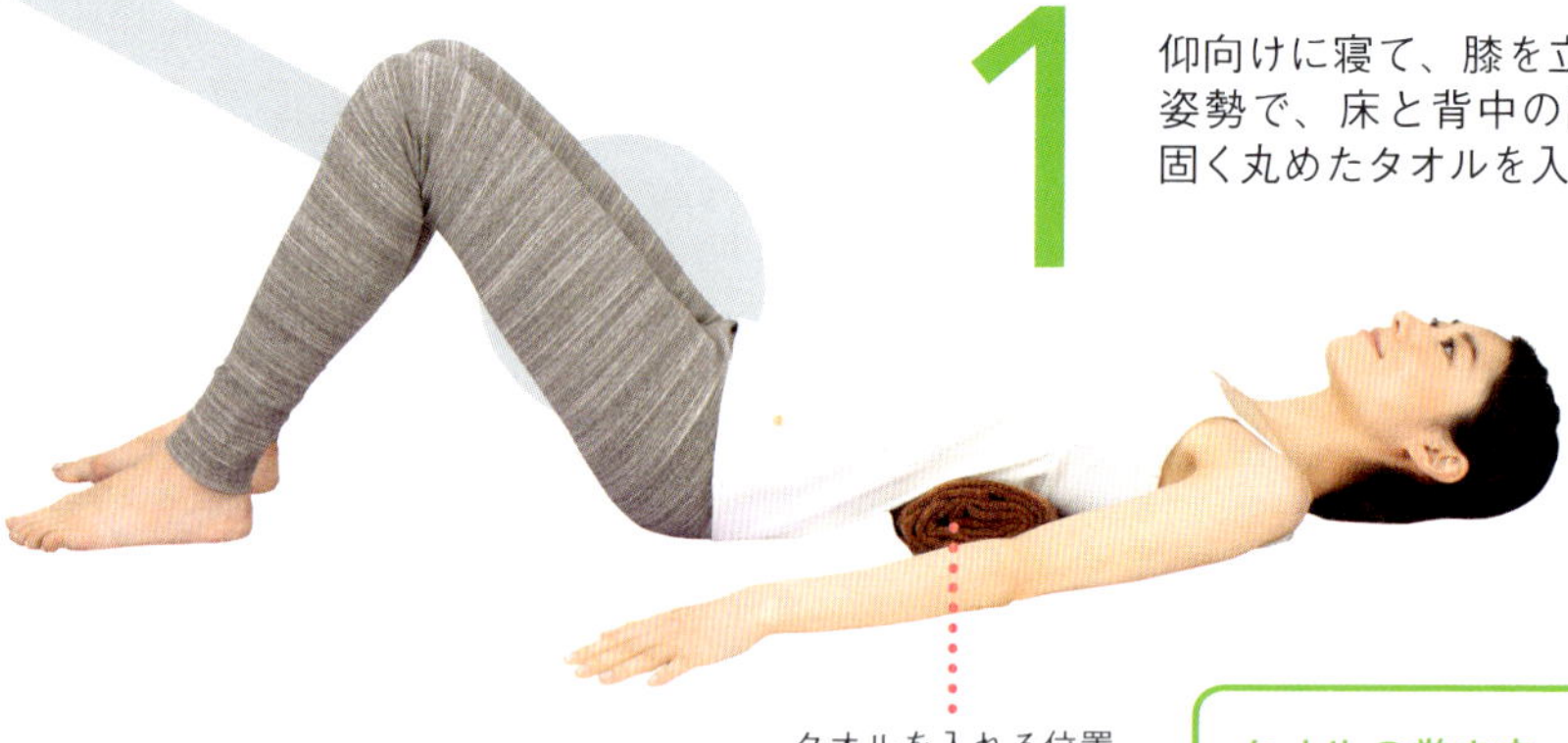
タオルを入れる位置は、腰の上の方。

1 仰向けに寝て、膝を立てた姿勢で、床と背中の間に、固く丸めたタオルを入れる。

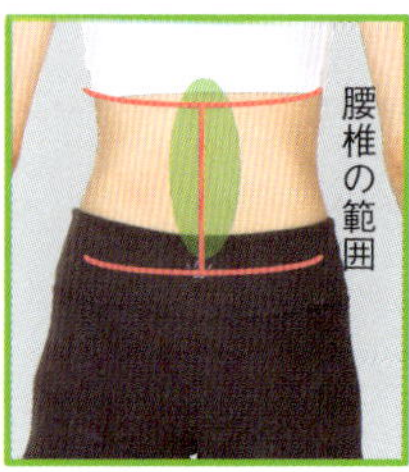
腰椎の範囲

タオルの当て方

肋骨のある部分が胸椎で、肋骨のなくなったところから骨盤までが腰椎。タオルが下部胸椎と腰椎に当たるようにする。

タオルの巻き方

体重がかかるので、巻き方がゆるいとつぶれてしまう。固くしっかりと巻く必要がある。間に新聞紙を挟んで巻くと固くなる。

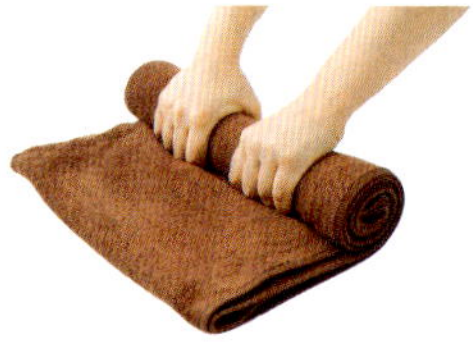

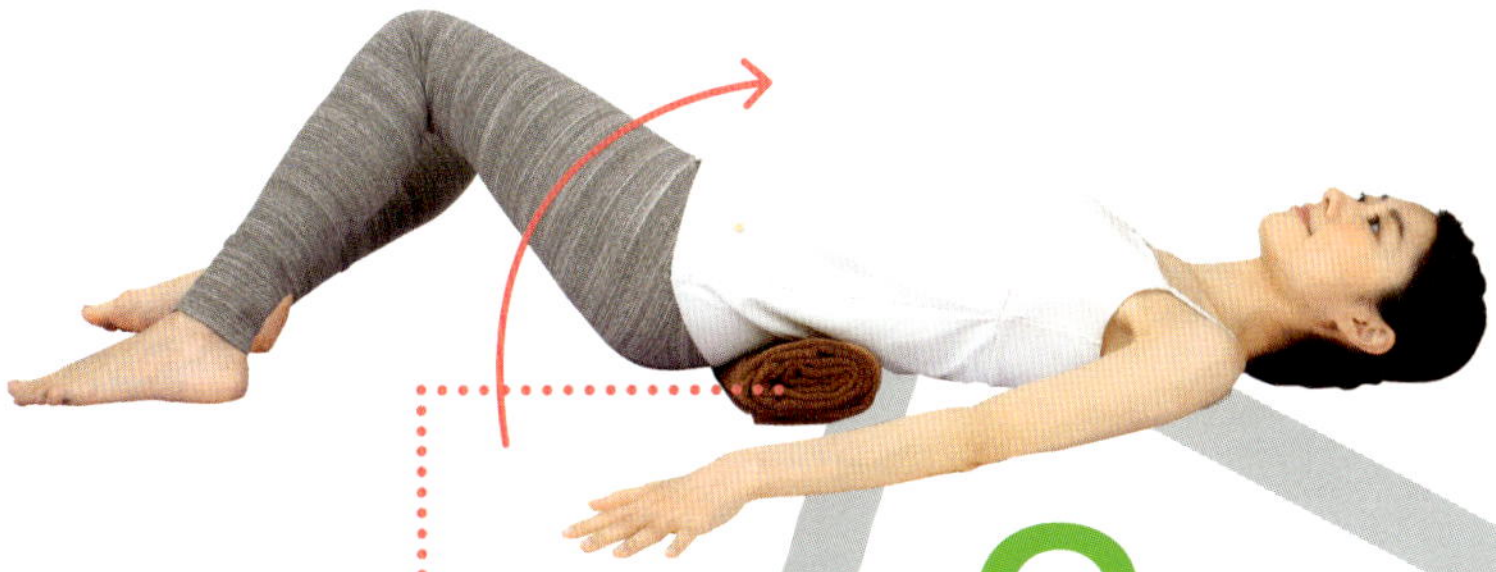

タオルの当たる位置が、少しずつ腰の下の方に移動していく。

2

体を左右にゆらしながら、少しずつ上の方（頭の方向）に体をずらしていく。

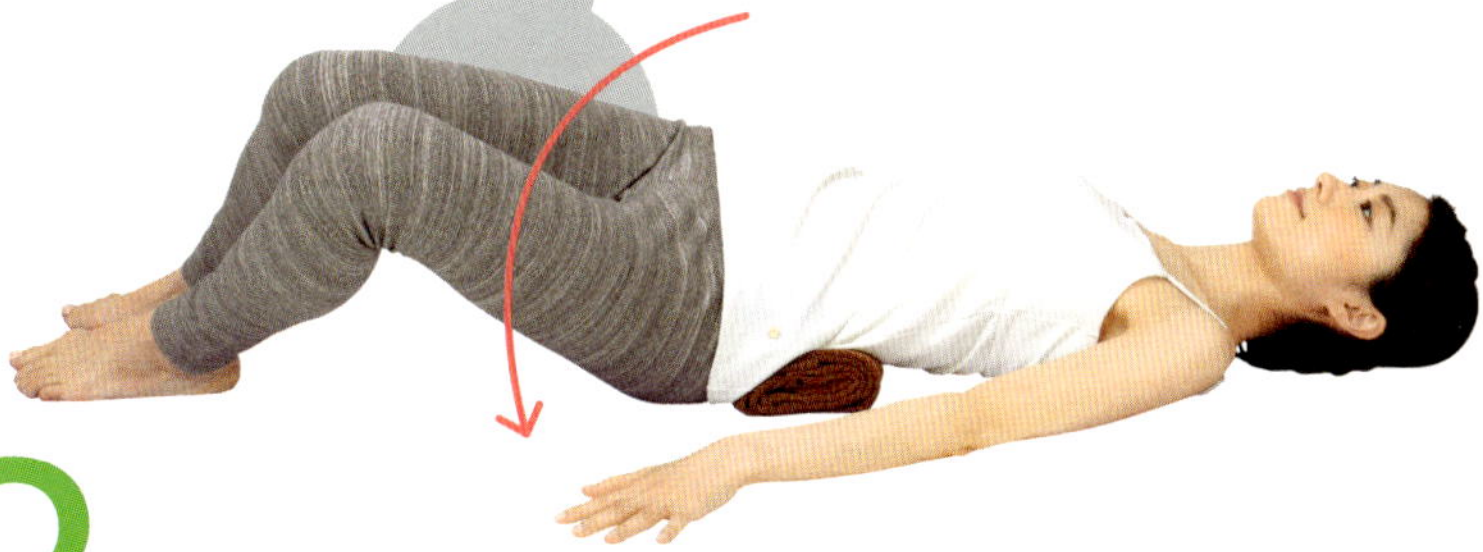

3

体を左右にゆらしながら移動し、タオルが骨盤の位置までできたら終了する。一連の動きを1回とし、3回で1セット。1日1セットを目安に行う。

内蔵 POINT

下部胸椎から刺激していくことで、消化器系や泌尿器系などの内臓の働きも活性化することが期待できる。

B 骨盤タイプの腰痛改善メソッド

P106～123では、「骨盤」に腰痛の原因がある人に向けたメニューを紹介。テスト項目を行い、「骨盤」の中でも特に問題があるところを把握してメニューを選びましょう。

まずは自分の状態をCheck！

1で痛みが出たり、片側が極端に曲げられなかったりしたら医療機関を受診してください。

2で膝の高さに違いがある場合、先天的な疾患がなければ、股関節まわりの筋肉に左右差があることが考えられます。

3でどちらかに傾いている場合、股関節や腸腰筋などの左右差が考えられます。

4で姿勢が崩れる人は、お尻の筋肉に問題が考えられます。

1 パトリック検査

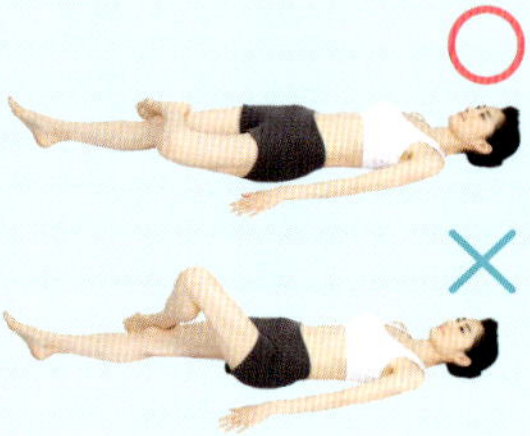

仰向けに寝て、「4の字」になるように一方の脚を曲げて、もう一方の脚の膝の上に乗せる。

2 膝立て検査

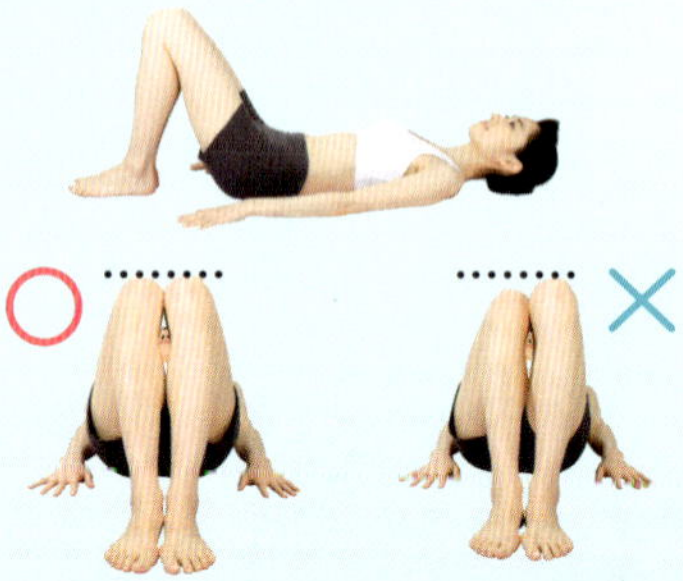

仰向けになる。かかとの位置を揃えて両膝を立て、左右差があるか確認。誰かに見てもらってもよい。

3 股関節の開きチェック

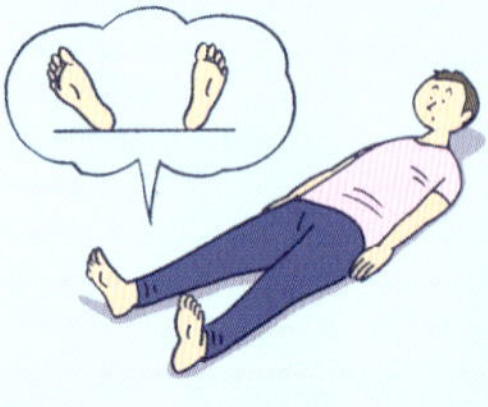

仰向けになり、お尻を上げてからゆっくり脚を下ろしてのばす。膝と足先の開き方を左右で比較する。

4 片脚立ち

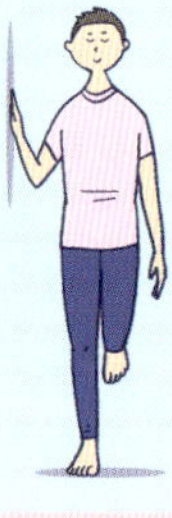

片脚立ちでバランスよく立てるか確認する。転ばないように壁に手をついて行う。

メソッド1

骨盤の左右差を改善する

骨盤～膝にかけては大きな筋肉がたくさんあります。姿勢の悪さや筋肉の衰えなどによって、ここに左右差が出てしまうと骨盤の歪みにつながり、腰痛の原因になってしまいます。左右差を改善するにはストレッチとマッサージの併用がオススメ。

マッサージとストレッチの違い

ストレッチは定期的に行ってかまいませんが、マッサージは痛みが強い時の対処法として活用してください。マッサージは強く押しすぎると痛みが強くなることもあるので注意しましょう。

オススメメニュー

ハムストリングのストレッチ&マッサージ → P110

中臀筋&小臀筋のストレッチ&マッサージ → P112

大臀筋&梨状筋のストレッチ&マッサージ → P114

大腿筋膜張筋のマッサージ → P116

腸脛靭帯のマッサージ → P117

腸腰筋のストレッチ&マッサージ → P118

内転筋群のストレッチ&マッサージ → P120

大腿四頭筋のストレッチ&マッサージ → P122

メソッド2

仙腸関節を動かす

腰痛に大きな影響を与えるのが、仙腸関節と股関節です。この２つの問題は、骨盤の歪みにつながるので、調整することが大切です。ただし、股関節は不用意に動かすと痛める可能性があるので注意が必要。小さく動かすことがコツです。

オススメメニュー

仙腸関節&股関節のエクササイズ → P106

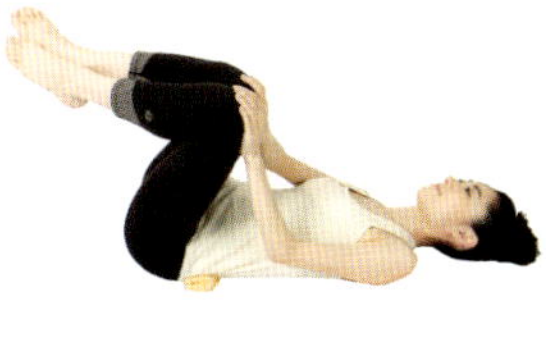

メソッド3

内臓の働きを活性化させる

内臓の不調も腰痛の原因の一つ。骨盤内の内臓によって骨盤周辺の筋肉が影響を受けることがあります。「片足あげ」は腸腰筋やハムストリングといった筋肉が活性化されるので、腸の働きの改善にも効果が期待できます。

オススメメニュー

片足あげ → P108

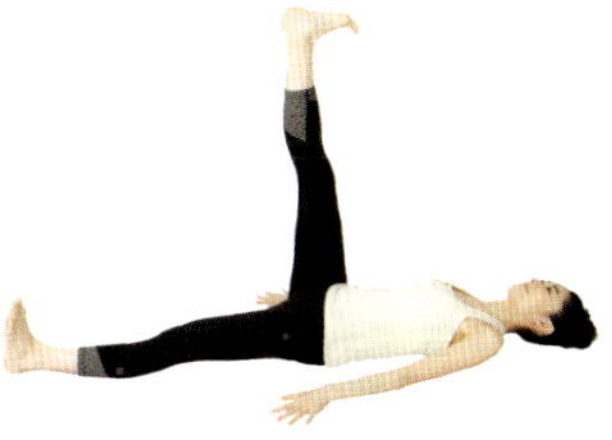

改善POINT

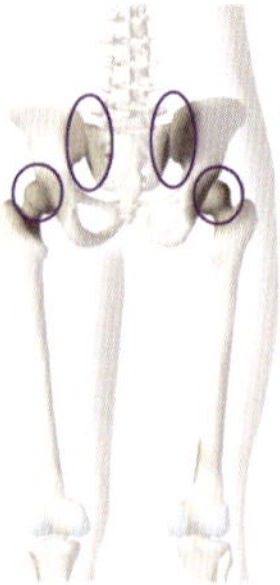

仙腸関節、股関節

骨盤タイプ

仙骨の動きをスムーズにする

仙腸関節＆股関節のエクササイズ

骨盤と背骨をつないでいる仙腸関節と、
骨盤と脚をつないでいる股関節を、
無理なく動かすエクササイズ。
体重を上手に使って行う。

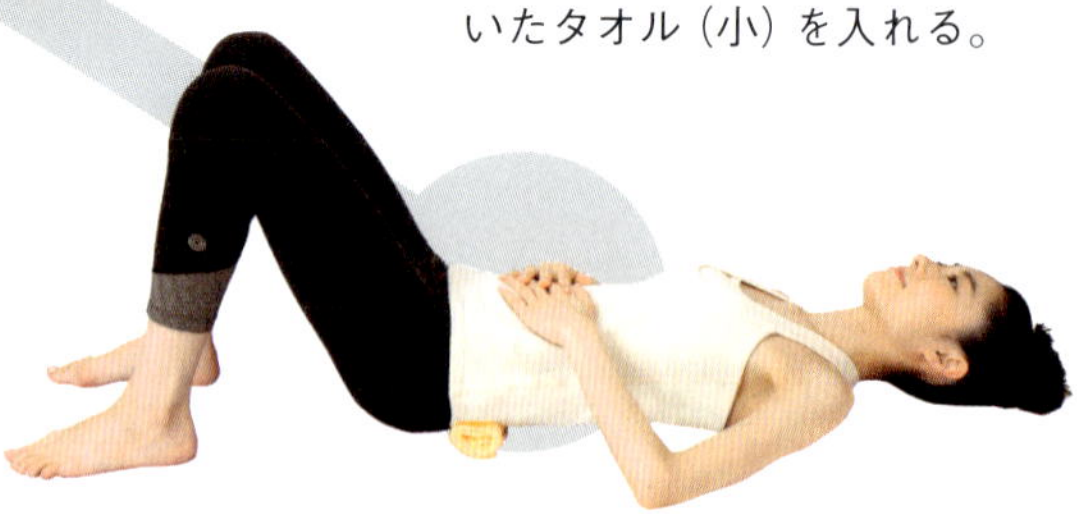

1

仰向けに寝て、膝を立てる。その姿勢で、仙骨の下に巻いたタオル（小）を入れる。

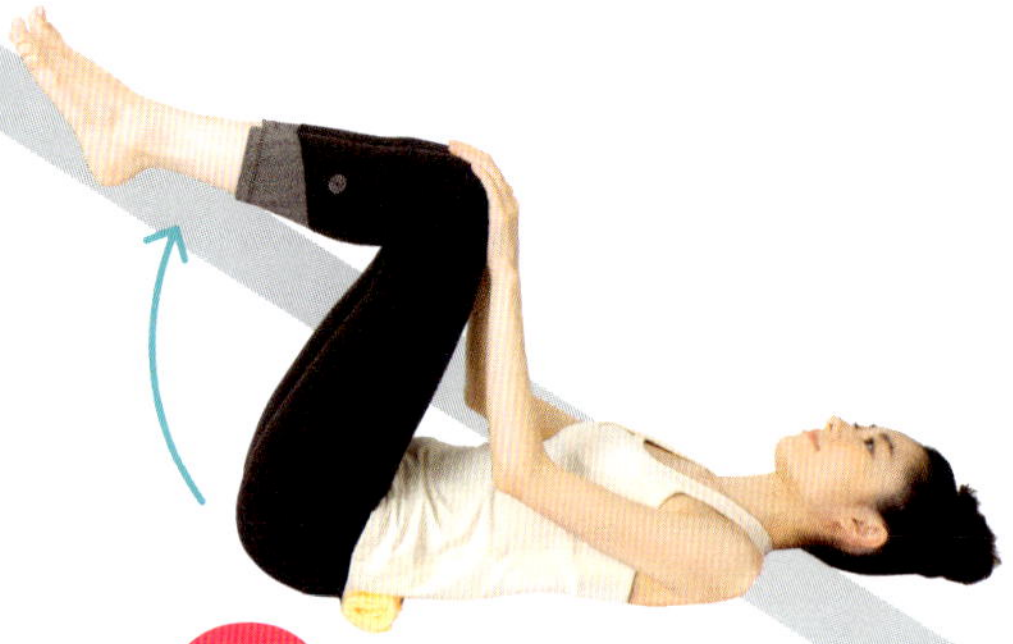

2

両脚を揃えて上げ、膝に手を当てる。お尻も上げ、脚の重さが腰の下の巻いたタオルにかかるようにする。

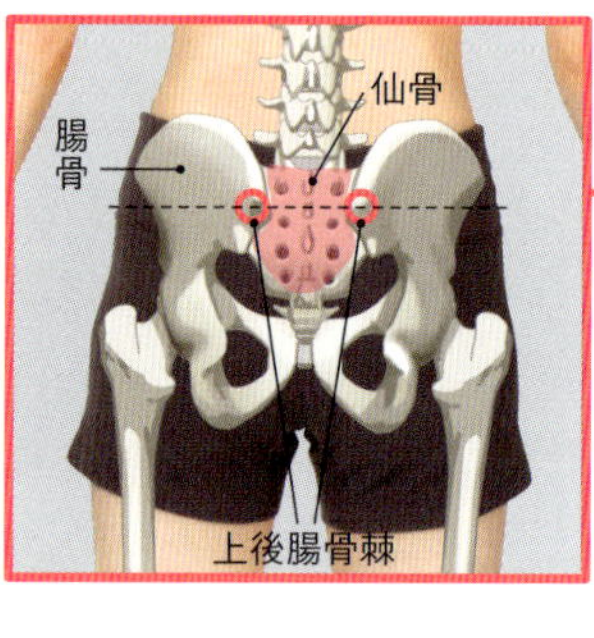

タオルの当て方

仙骨は腰椎の下にあり、腸骨という骨盤の骨と仙腸関節でつながっている。○で囲んだ上後腸骨棘《じょうこうちょうこつきょく》の出っ張りを結んだラインを目安にタオルを置くとよい。

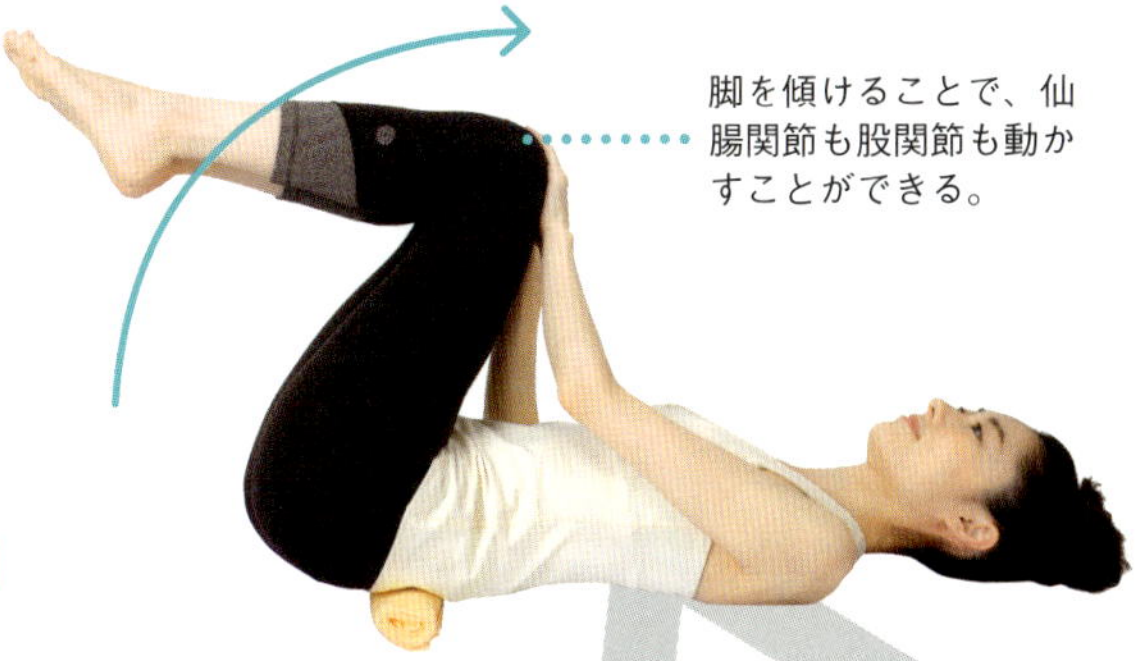

脚を傾けることで、仙腸関節も股関節も動かすことができる。

3

揃えたままの脚を、右にゆっくりと傾けていき、倒れないところで止め、元の姿勢に戻る。

内蔵 POINT

副交感神経の働きが活性化するため、排便やホルモンバランスの改善が期待できる。

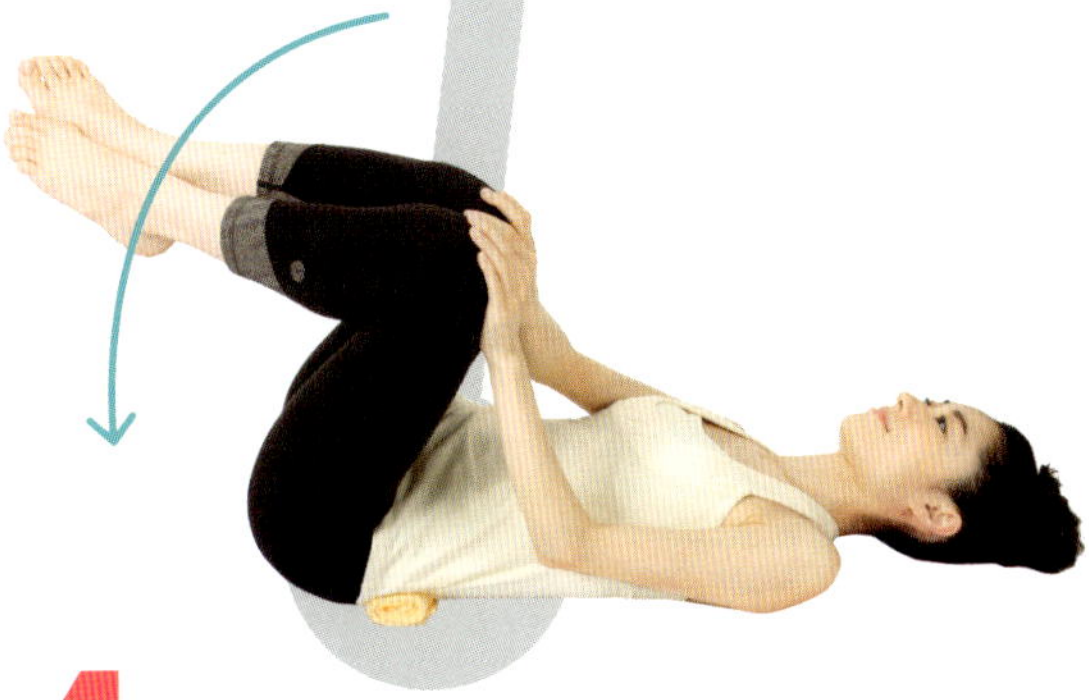

4

同様に左に傾けていき、元に戻す。左右に10往復動かす。

バリエーション

上げた脚を左右に傾けるのではなく、揃えたまま円を描くように回してもよい。左に5周回し、右にも5周回すのを目安とする。

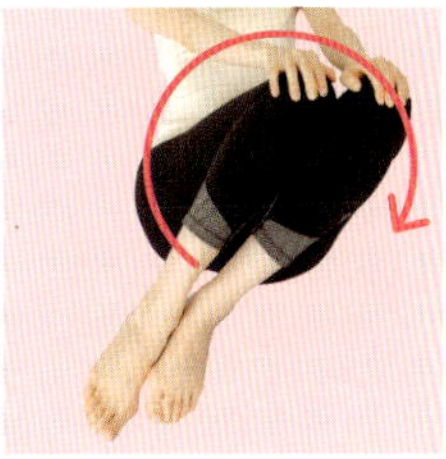

ココロ POINT

仙骨は頭部の後頭骨と硬膜でつながっている。硬膜の内側を流れる脳脊髄液の循環がよくなると、気持ちがリラックスできる。

歩幅が狭い人

骨盤タイプ

もも裏を柔軟にする
片足あげ

太ももの裏側にあるハムストリングは、
骨盤を支える大きな筋肉。
ゆっくりと引きのばすことで、
硬くなった筋肉が柔軟性を取り戻す。

改善POINT

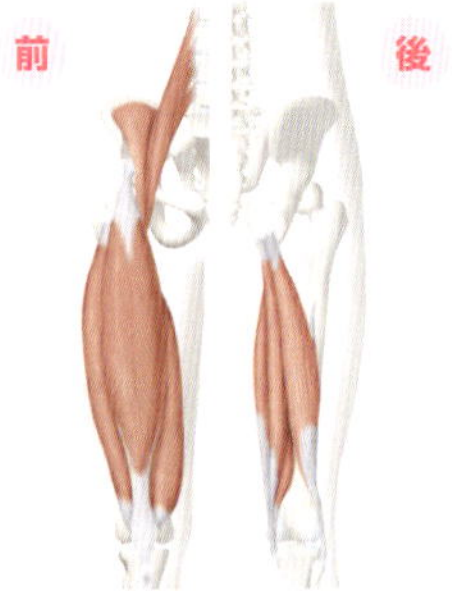

ハムストリング、腸腰筋、大腿四頭筋

ココロ POINT

ハムストリングはネガティブな感情の影響も受けやすいと言われるため、普段から柔軟にしておくとよい。自律神経の影響を受けやすい腸腰筋（特に大腰筋）との関わりも深い。

1 仰向けに寝る。両腕は軽く開き、手のひらを床につける。

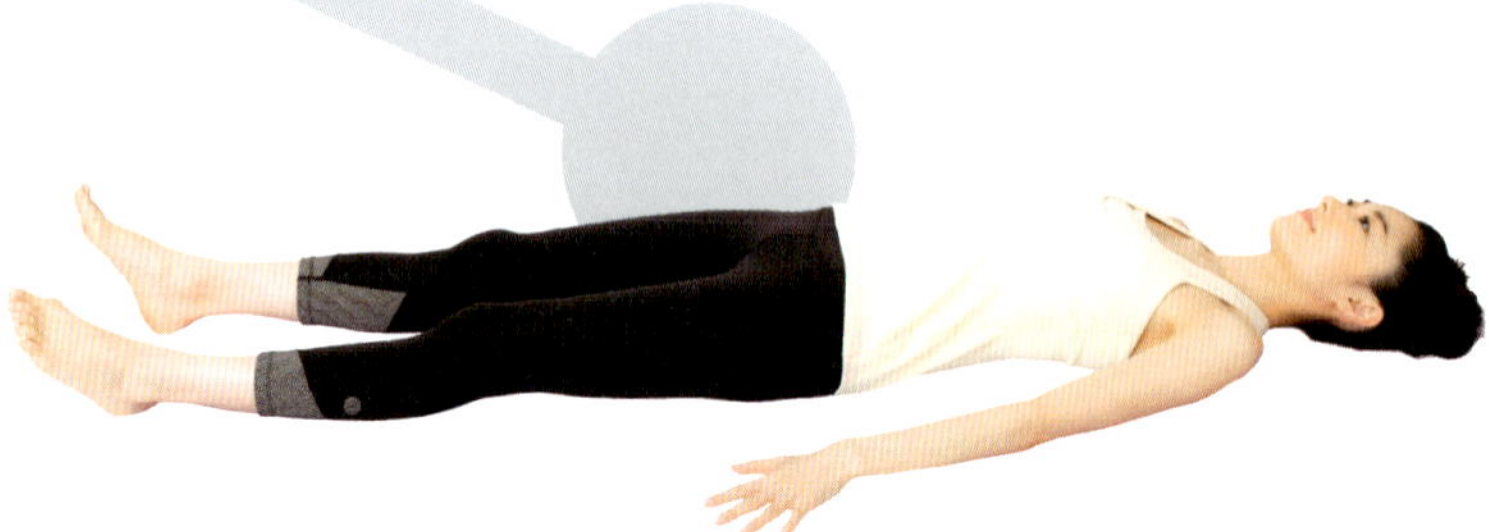

内蔵 POINT

ハムストリングと、脚のつけね部分を刺激することで、下腹部が刺激され、排便をうながす効果も期待できる。

2

息を吸いながら、右脚を上げていく。この時、骨盤はニュートラル（P45）な状態に保って後傾させないようにし、腰椎も反らしすぎないようにする。3～5回、呼吸を深めながら、この姿勢を維持する。

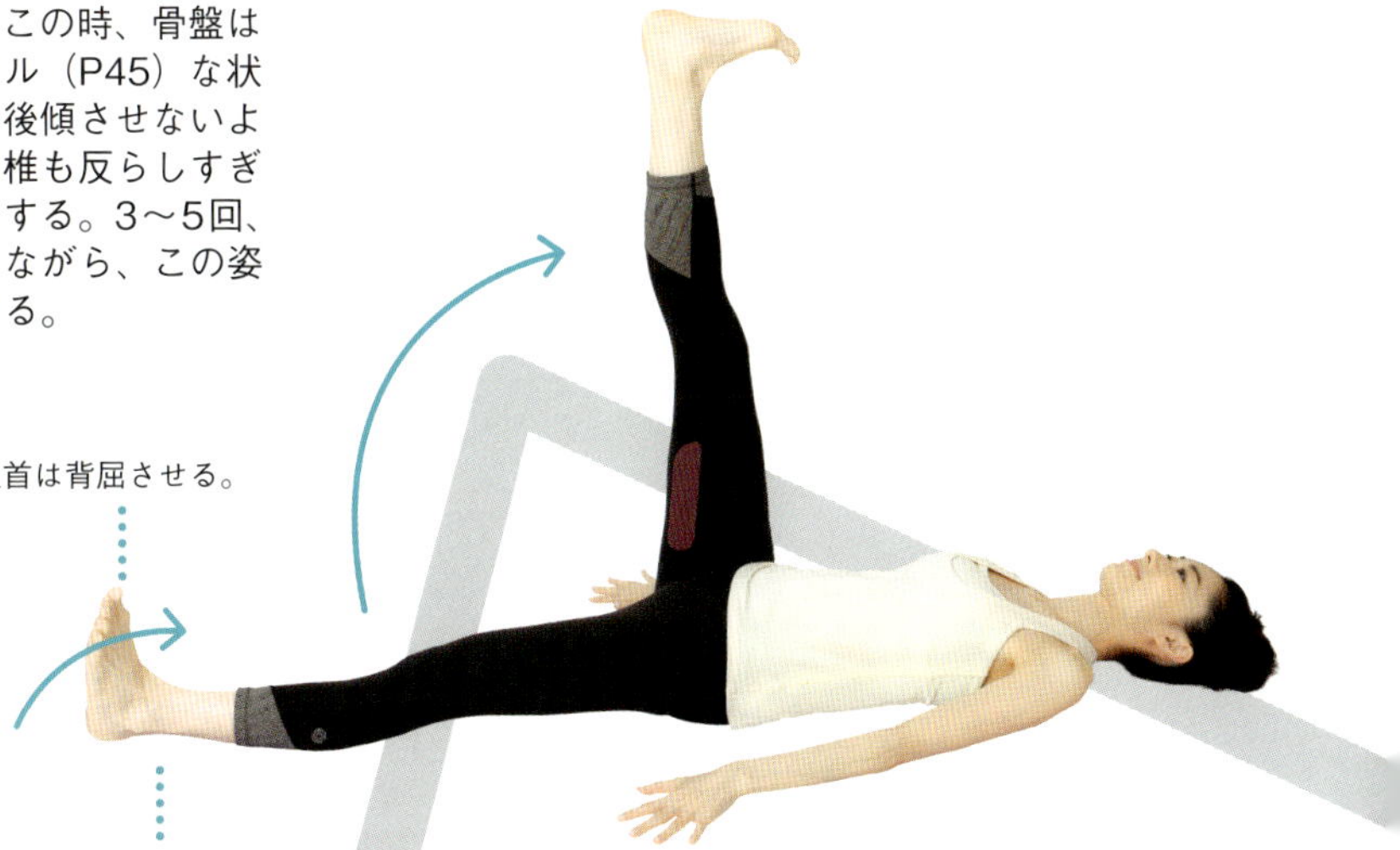
かかとを上に上げるようにするとハムストリングがよくのびる。
左足首は背屈させる。
左脚は床に押し付けるようにする。

3

上げていた右脚は、膝を曲げてから、ゆっくりと下ろす。片側を2回行い、反対側も行う。これを1セットとし、1日に2セット行う。

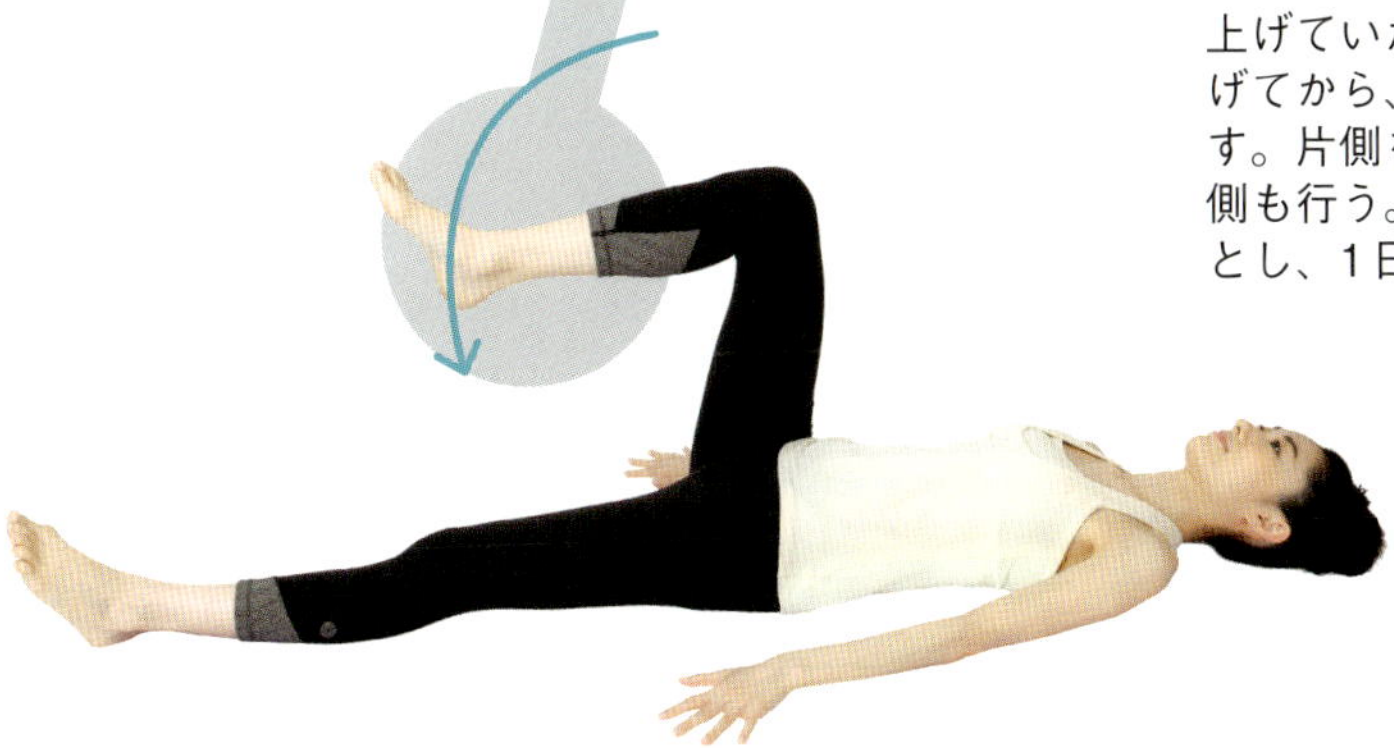

骨盤タイプ

ハムストリングをゆるめるストレッチ&マッサージ

ハムストリングが短縮していると、
骨盤が後傾して腰痛の原因に。
イスやボールを活用することで、
効果的に緊張をゆるめられる。

改善POINT

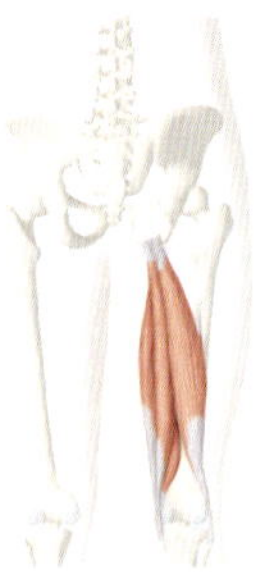

ハムストリング

イスで行うストレッチ

1 イスに座る。軽くアゴを引き、上体はのばし、腰椎が軽く前弯（前側にカーブ）している状態にする。

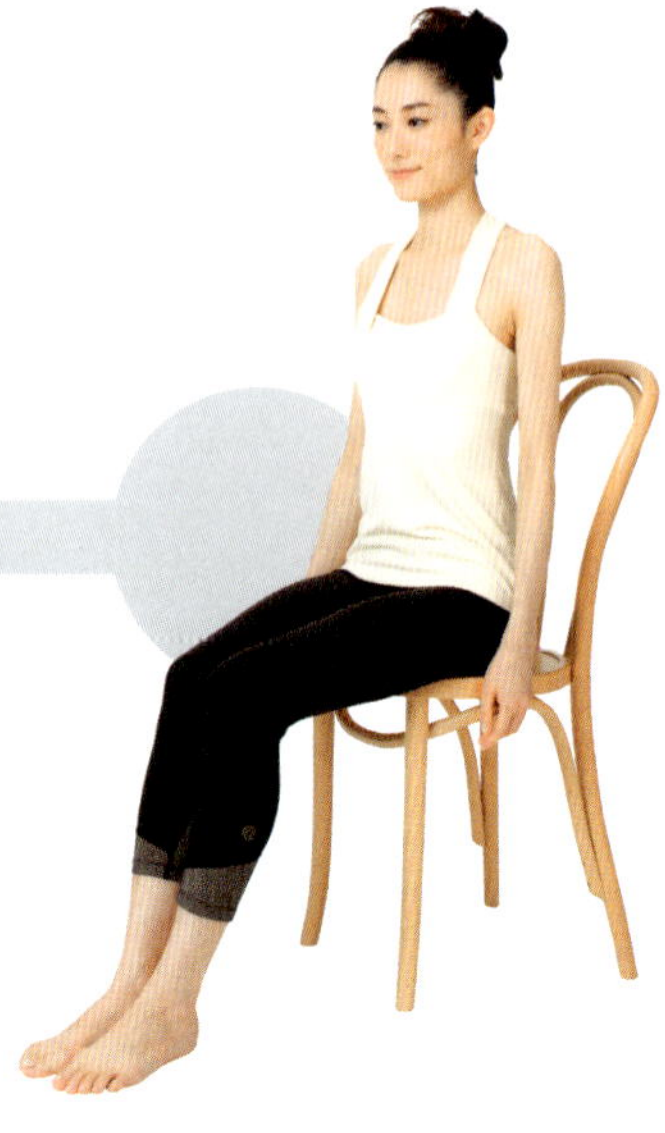

2 座る位置を前に移動し、左脚をのばす。この時、坐骨（骨盤の下部）の出っ張りが、座面の縁に引っかかるようにする。

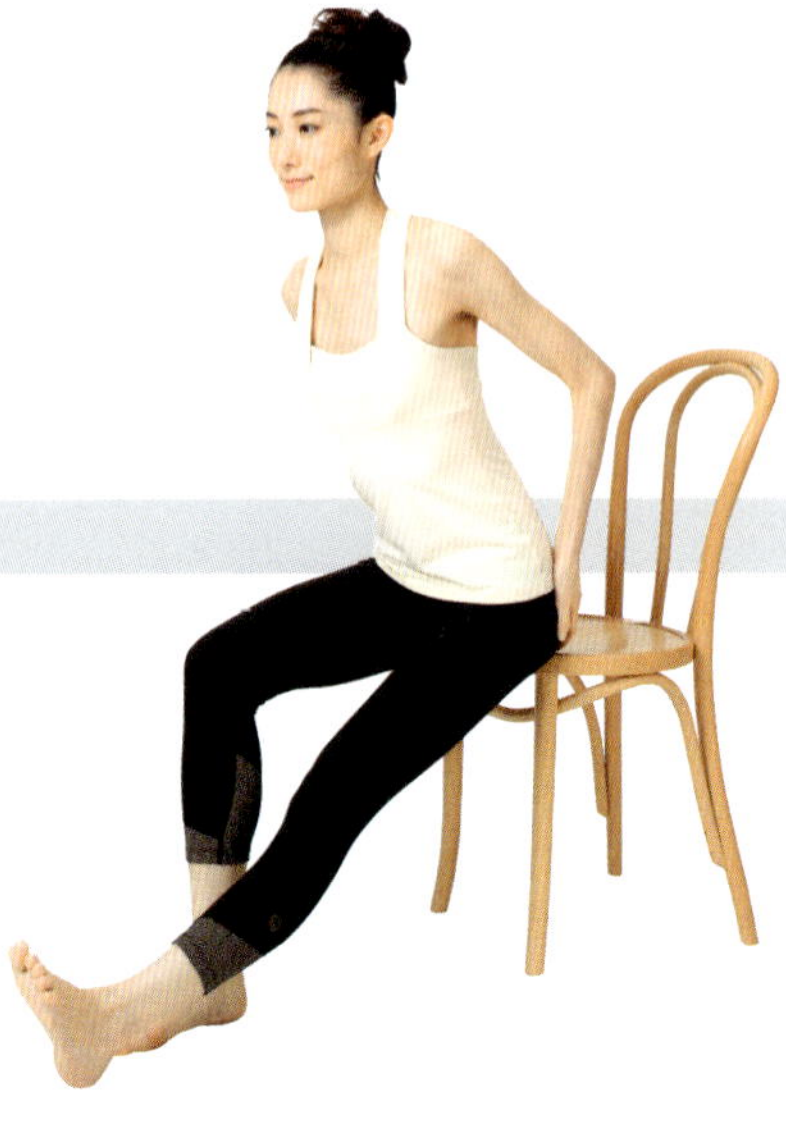

テニスボールを使ったマッサージ

ココロ POINT
ハムストリングはネガティブな感情の影響を受けやすいと言われているので、普段から柔軟にしておくとよい。

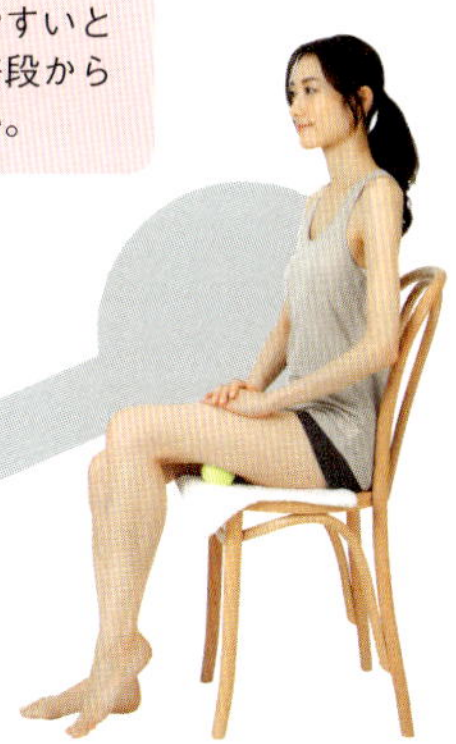

1

イスに座り、太ももの下にボールを入れる。ハムストリングに硬結（コリ）ができている場合には、その位置にボールを当てる。

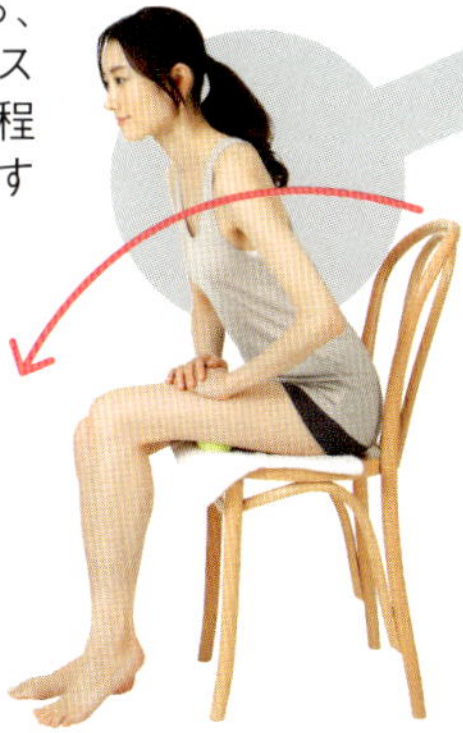

2

太ももに両手を置き、上体を前に傾けていきながら、体重をかけて押す。ハムストリングに痛気持ちいい程度の圧が加わるようにする。3～5呼吸続ける。

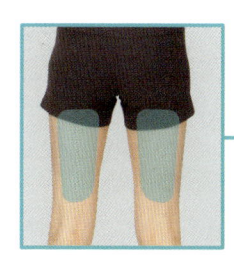

ボールの当て方

ハムストリングに硬結ができている部位を探し、そこにボールを当てる。

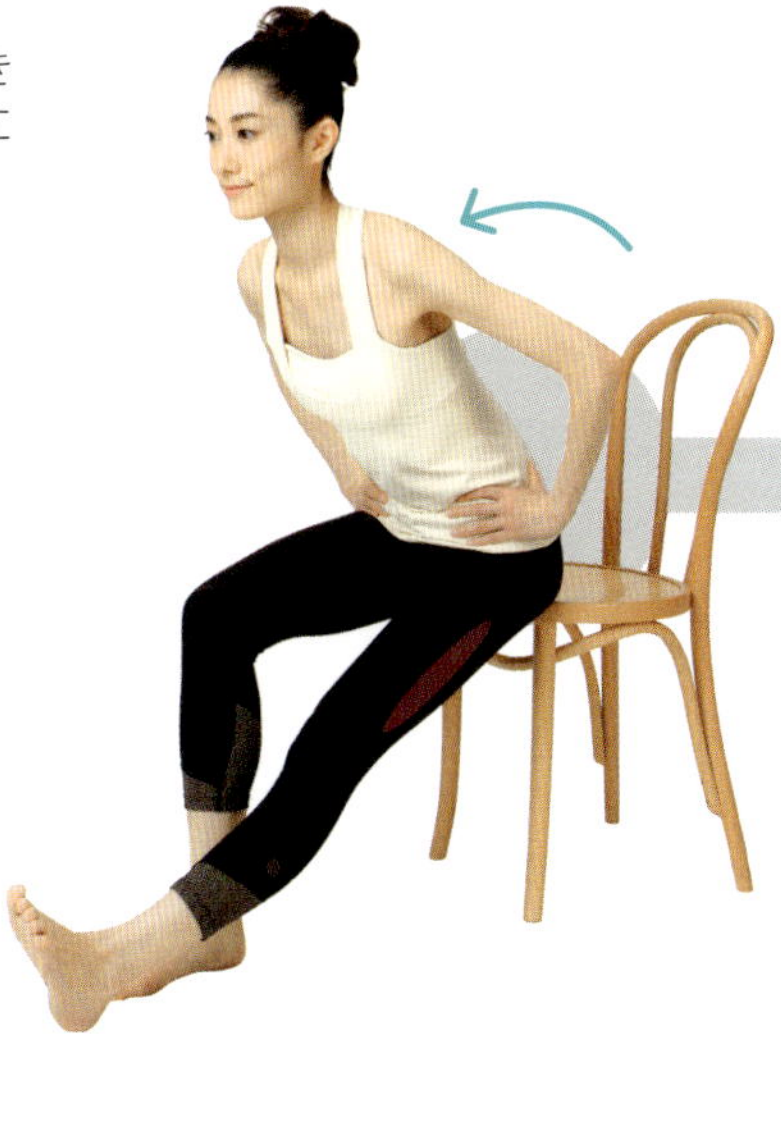

3

骨盤に手を当て、上体をのばしたまま前に傾けていく。坐骨を動かさないように固定することで、ストレッチの効果が高まる。無理にのばしすぎないように注意。3～5呼吸を1セットとして2セット行う。

じっと座っていられない人

改善POINT

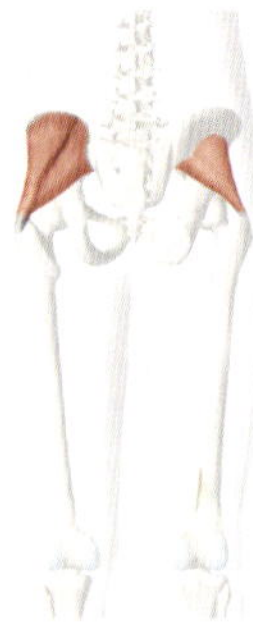

中臀筋、小臀筋

骨盤タイプ

中臀筋《ちゅうでんきん》&小臀筋《しょうでんきん》をゆるめる

ストレッチ&マッサージ

股関節の動きに関わっている
お尻の筋肉、中臀筋と小臀筋の緊張をほぐす。
骨盤が安定し、歩行時の脚の動きが
スムーズになることが期待できる。

イスで行うストレッチ

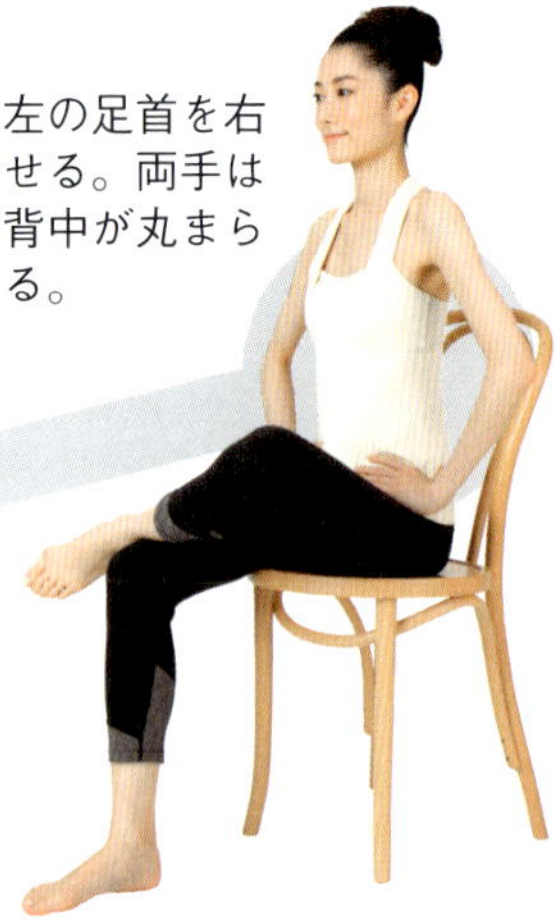

1

イスに座り、左の足首を右の膝の上に乗せる。両手は骨盤に当て、背中が丸まらないようにする。

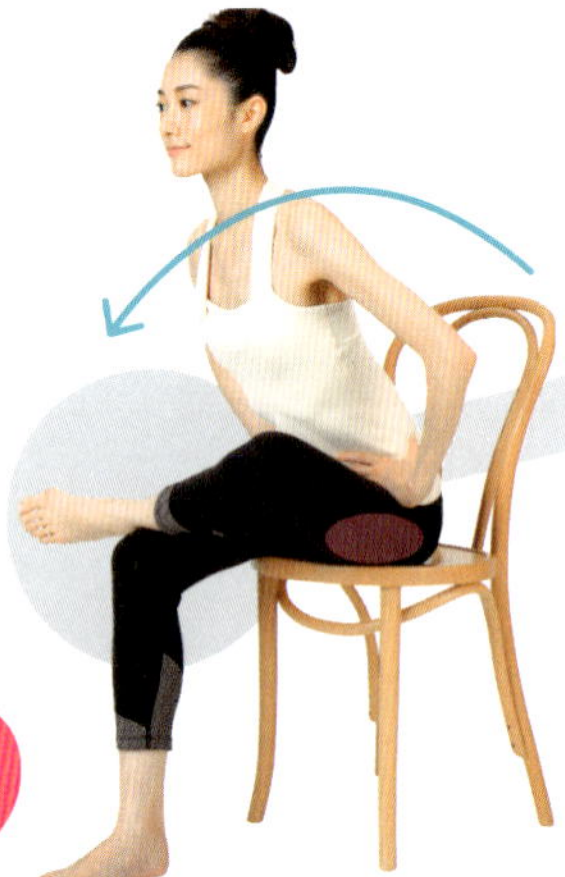

2

上体を丸めずに前に傾けていき、お尻の筋肉を、3〜5呼吸ストレッチする。反対側も行う。筋肉が短縮している側、緊張が強い側を多めに行う。入浴後など体を温めてから行うとより効果的。

Another Angle

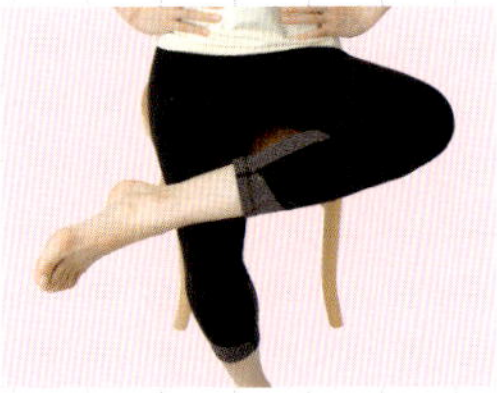

上げた脚の足首が、反対側の脚の膝に乗るようにする。

テニスボールを使ったマッサージ

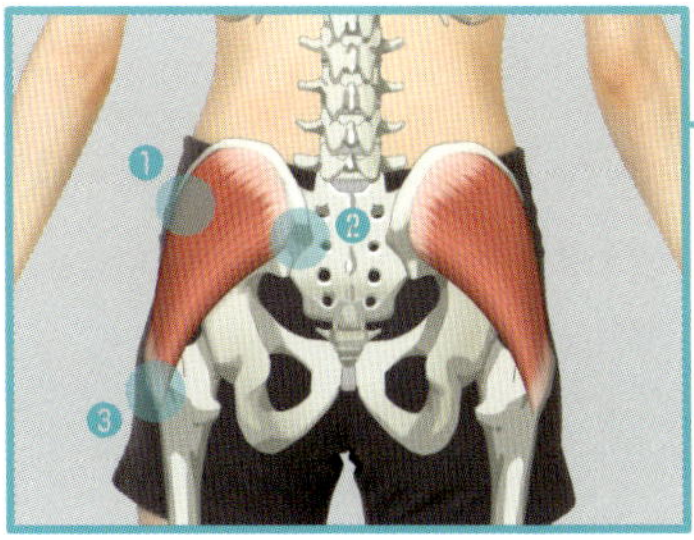

ボールの当て方

骨盤周りの３つの出っ張り（❶上前腸骨棘《じょうぜんちょうこつきょく》、❷上後腸骨《じょうこうちょうこつ》棘《きょく》、❸大転子《だいてんし》）が目印。この中で痛みや硬結など違和感があるところにボールを置く。

1

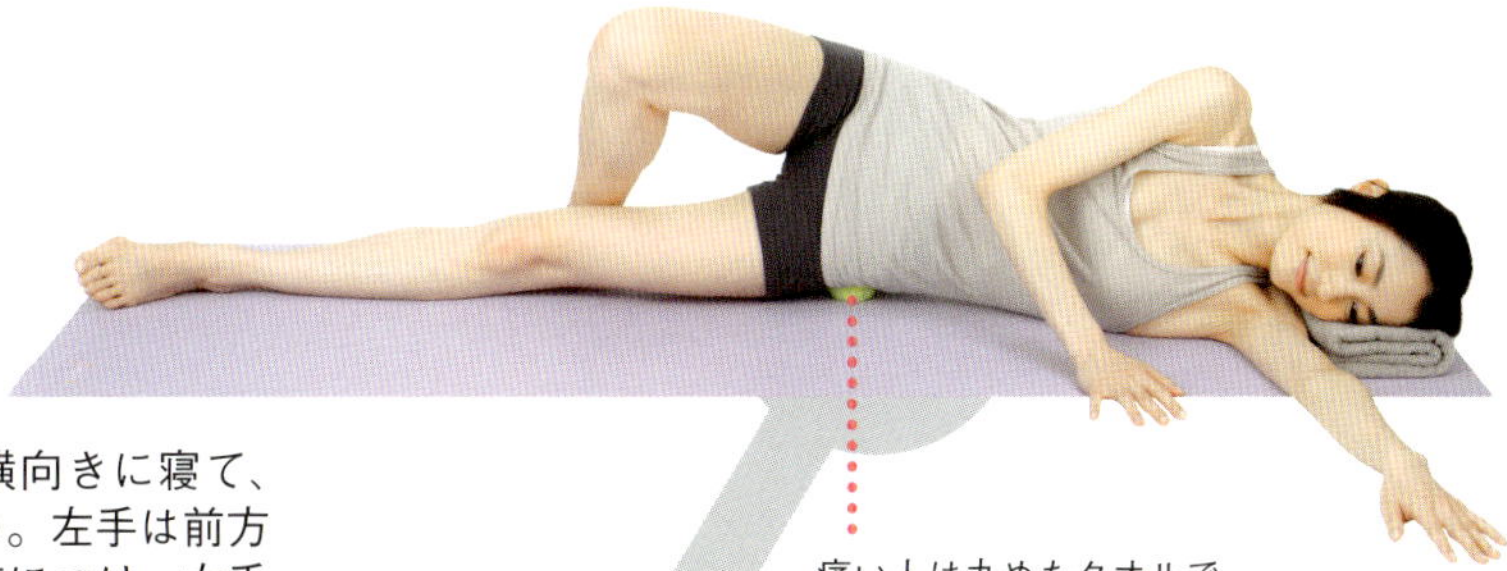

左側を下に横向きに寝て、右脚は立てる。左手は前方にのばして床につけ、右手も床につける。左の骨盤の横と床の間にテニスボールを置く。

痛い人は丸めたタオルで代用してもよい。

2

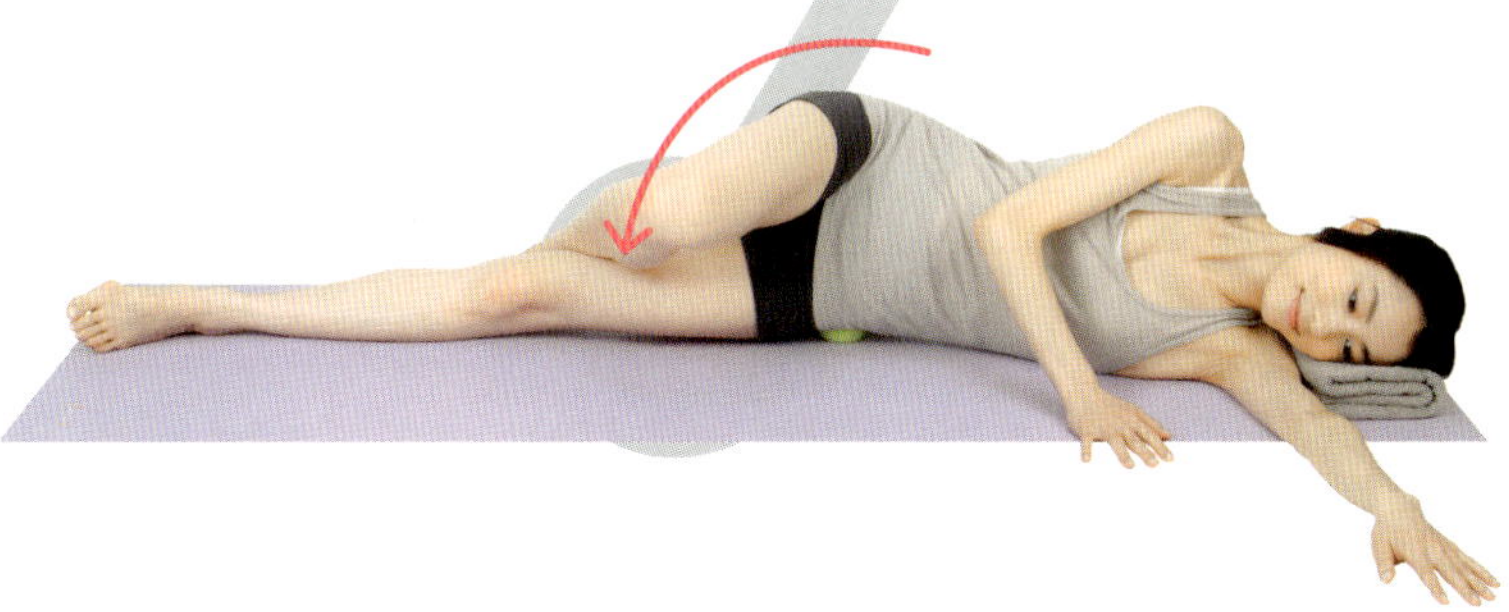

右脚を前側に倒すことで体重をテニスボールにかけていく。痛気持ちいい程度の圧が加わるようにする。3〜5呼吸続ける。反対側も行う。

ココロ POINT
中臀筋が硬くなっている人はストレスを抱えていることが多いため、ここをゆるめることで、ココロの面での改善も期待できる。

骨盤タイプ

大臀筋《だいでんきん》&梨状筋《りじょうきん》をゆるめる
ストレッチ&マッサージ

骨盤を安定させるお尻の筋肉を、
ゆるめることができる。
普段、座ることが多い人や、
座っている時に痛みが強くなる人に効果的。

改善POINT

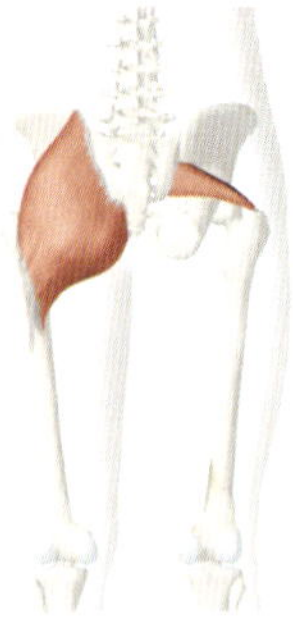

大臀筋、梨状筋

イスで行うストレッチ

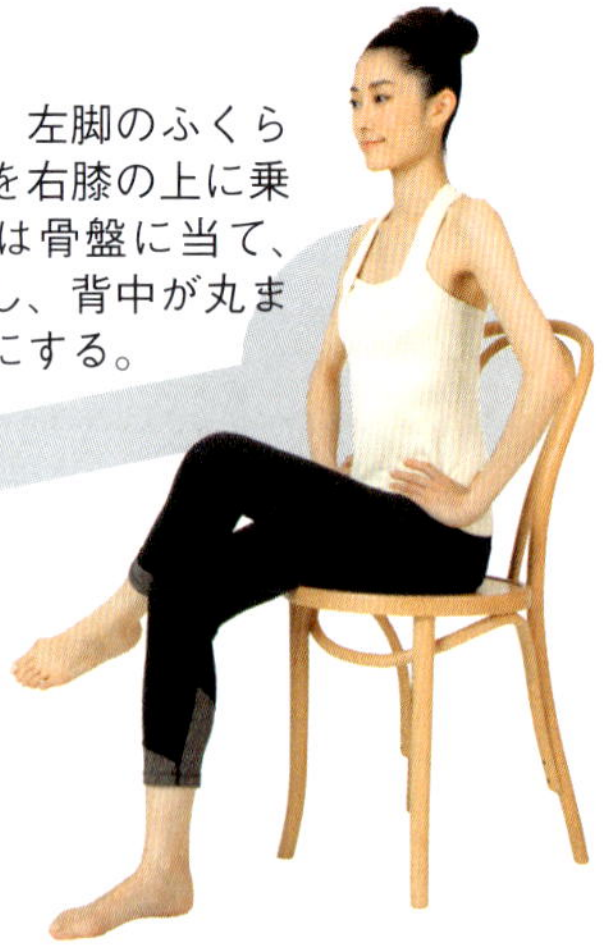

1

イスに座り、左脚のふくらはぎあたりを右膝の上に乗せる。両手は骨盤に当て、上体はのばし、背中が丸まらないようにする。

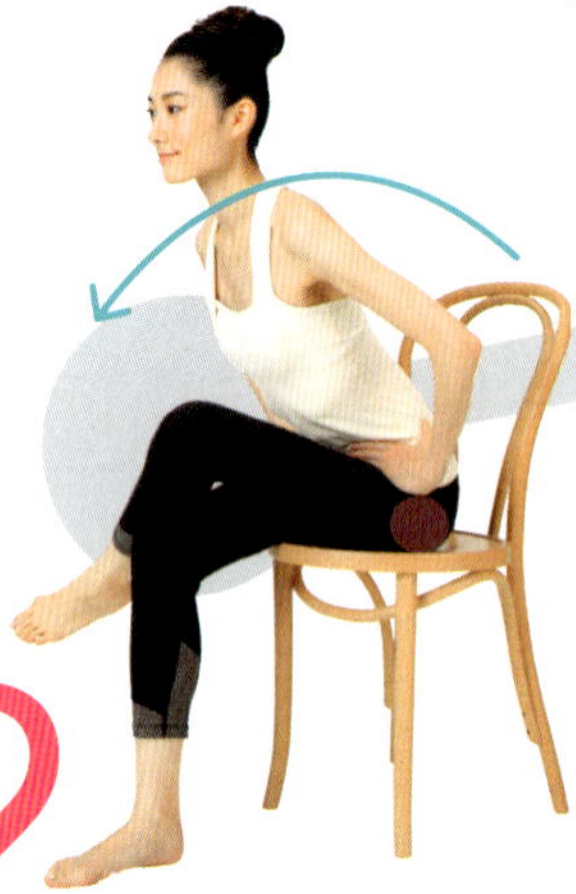

2

上体を丸めずに前に傾けていき、お尻の筋肉を、3～5呼吸ストレッチする。反対側も行う。筋肉が短縮している側、緊張が強い側を多めに行う。体を温めてから行うと効果的。

Another Angle

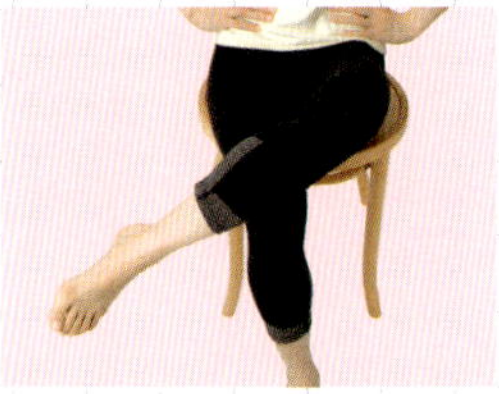

P112のストレッチとは違い、上げた脚のふくらはぎあたりが、反対側の脚の膝に乗るようにする。

仰向けで行うストレッチ

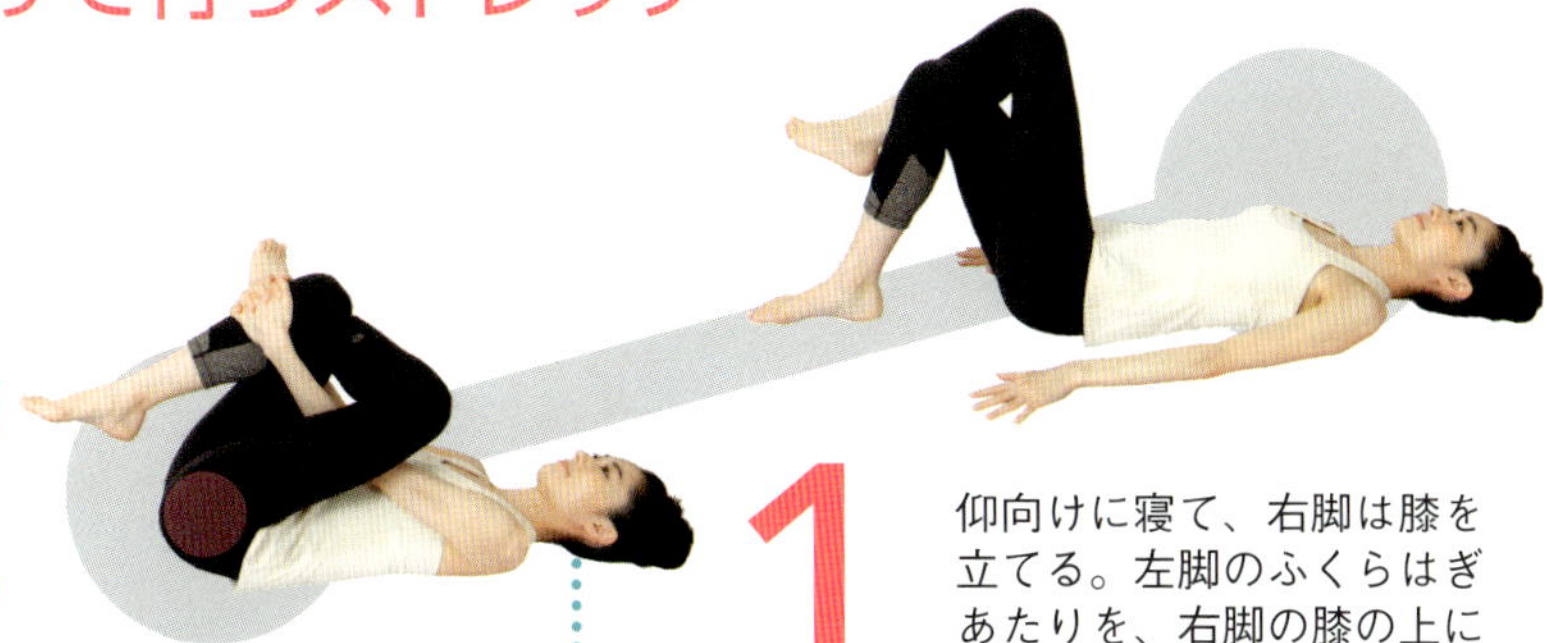

1

仰向けに寝て、右脚は膝を立てる。左脚のふくらはぎあたりを、右脚の膝の上にかける。

2

両手を右膝の下にかけ、胸の方に引き寄せることで、左のお尻の筋肉をストレッチする。3～5呼吸行う。腰が丸くならないように注意する。反対側も行う。

頭は床につけたまま。

テニスボールを使ったマッサージ

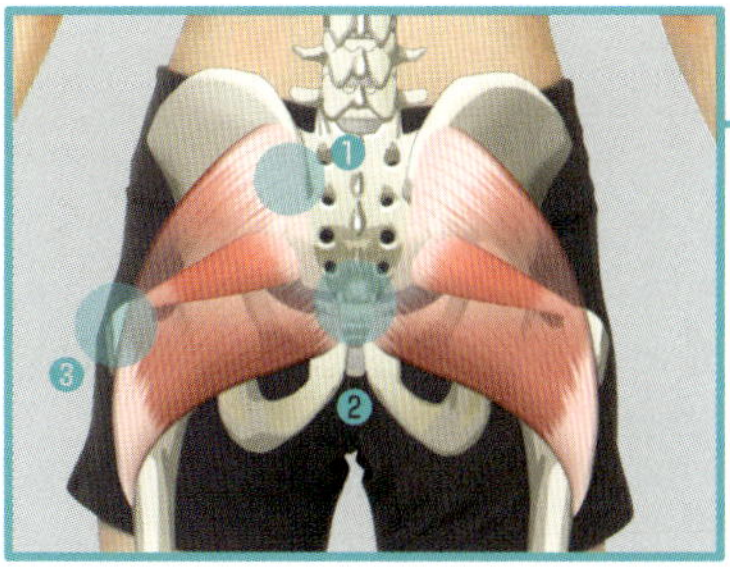

ボールの当て方

骨盤周りの3つの出っ張り（❶上後腸骨棘《じょうこうちょうこつきょく》、❷仙骨のへり、❸大転子《だいてんし》）が目印。この中で痛みや硬結など違和感があるところにボールを置く。

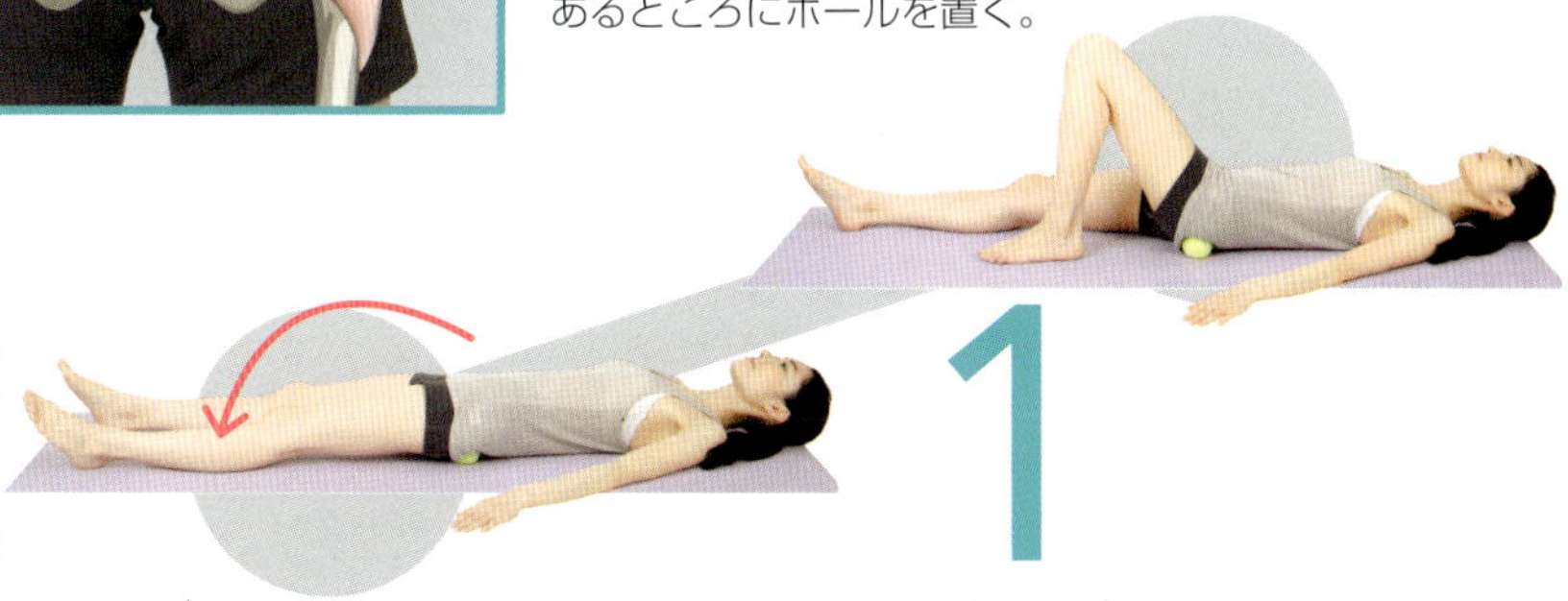

1

仰向けに寝て、左脚は膝を立てる。仙骨の外側のやや下あたりにボールを入れる。痛みがあれば、ボールの代わりに手ぬぐいの結び目を利用する（P139）。

2

ゆっくりと脚をのばすことで、ボールの当たっている部位をマッサージする。坐骨神経が近いので強くやりすぎないように。痛みや違和感がある時に行う。

改善 POINT

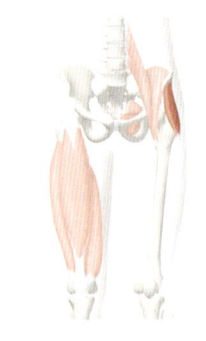

大腿筋膜張筋

骨盤タイプ

大腿筋膜張筋《だいたいきんまくちょうきん》をゆるめるマッサージ

大腿筋膜張筋は腰の横の小さな筋肉。骨盤の動きに関わる他の筋肉とのバランスや、股関節の動きにも影響している。痛みや違和感がある時に行うとよい。

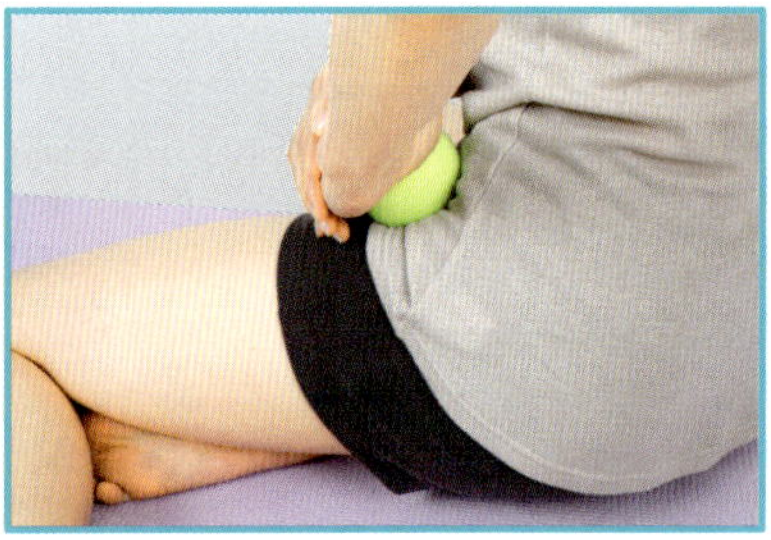

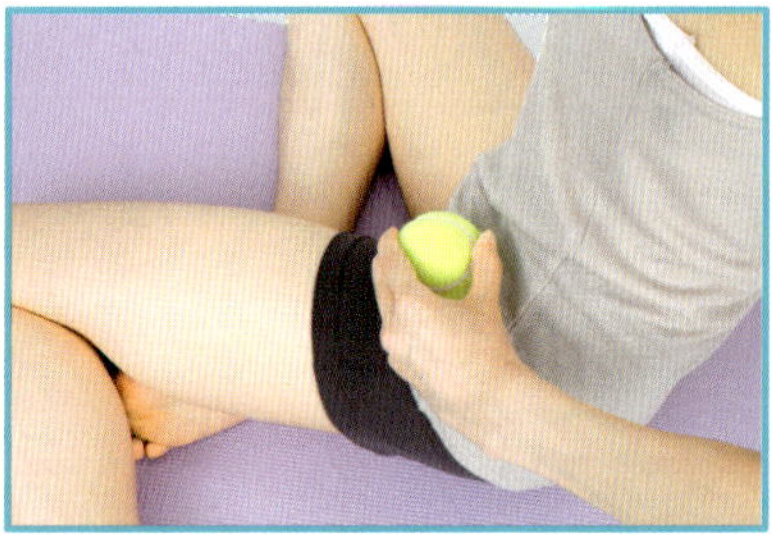

1 横座りになり、骨盤の横の筋肉にテニスボールを当てる。

2 ボールを両手で押しつけるようにして、マッサージする。毎日ではなく、痛みや違和感がある時に行う。

ココロ POINT

大腸の働きと関係が深い筋肉。精神的なストレスで大腸の働きが影響を受け、筋肉に反応が出ていることが多い。また、消化器系の弱い人は朝に痛みが出やすい。食事に気をつけ、ココロのケアも行うとよい。

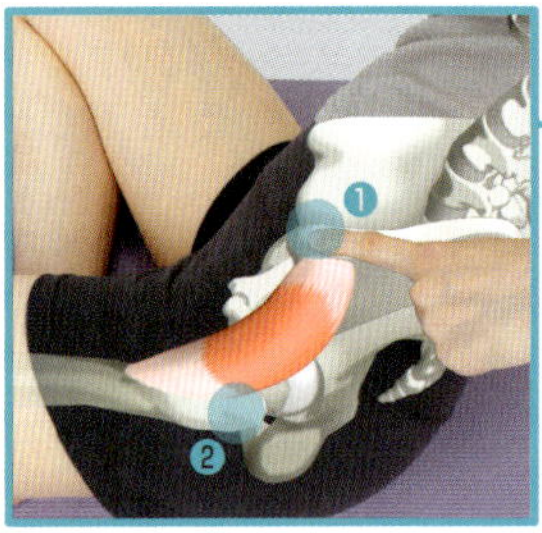

ボールの当て方

指を指している骨盤の骨の出っ張り（❶上前腸骨棘《じょうぜんちょうこつきょく》）と、脚のつけねの外側にある大転《だいてん》子《し》（❷）の中間あたりにボールを当てる。

Another Angle

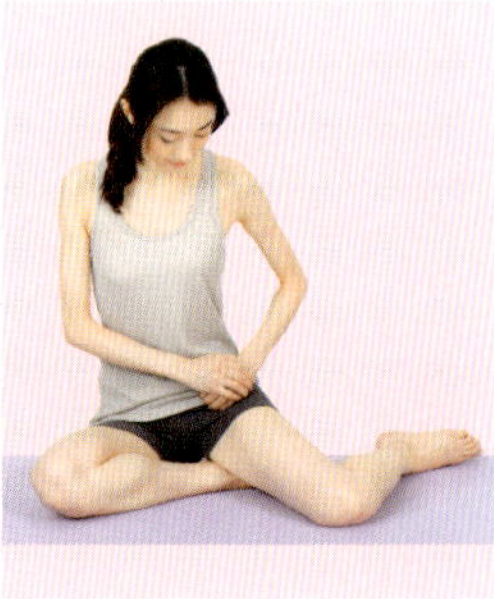

骨盤タイプ

腸脛靭帯《ちょうけいじんたい》をゆるめるマッサージ

腸脛靭帯は大腿筋膜張筋と大臀筋からつながり、太ももの外側を通る長い靭帯。特にイライラしやすい人は、ここが硬くなって腰痛を起こしやすいので注意。

改善POINT

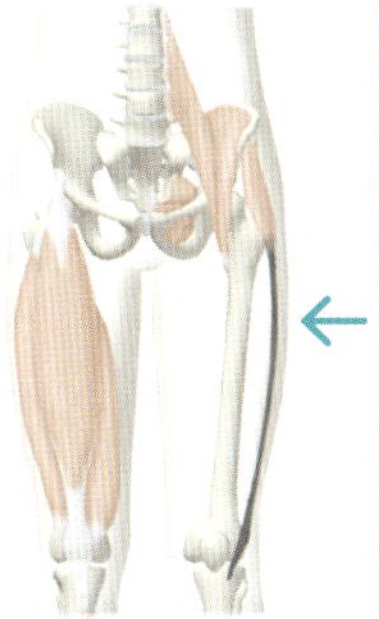

腸脛靭帯

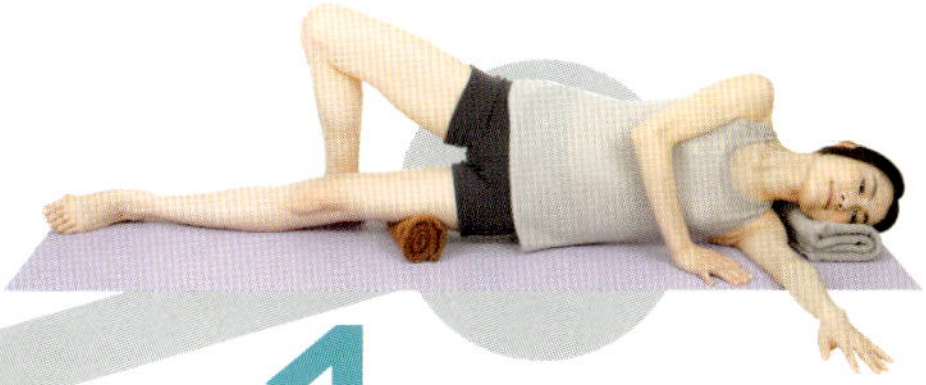

1

左側を下に横向きに寝て、右脚は膝を立てる。左腕は前方にのばして床につけ、右手も床につける。左脚の太ももと床の間に、丸めたタオルを入れる。

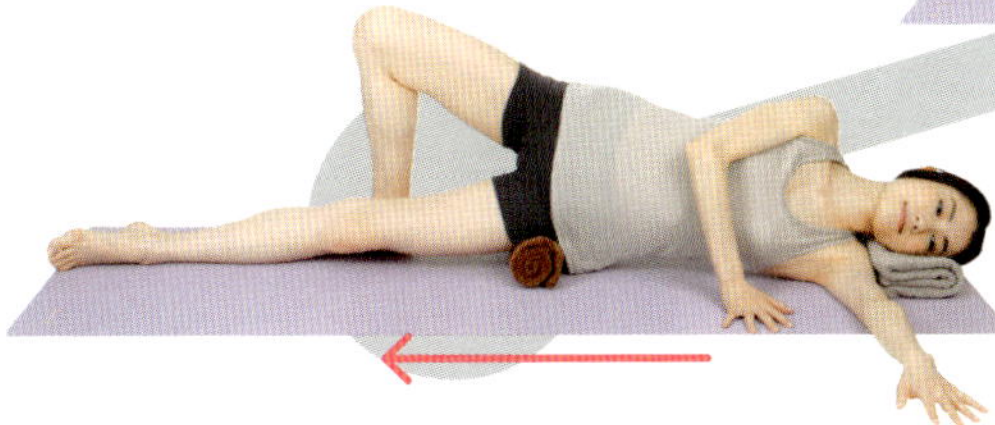

2

左太ももの外側を、太ももの上部から下部まで、タオルの位置をずらしながらマッサージする。痛みや違和感がある時に行う。

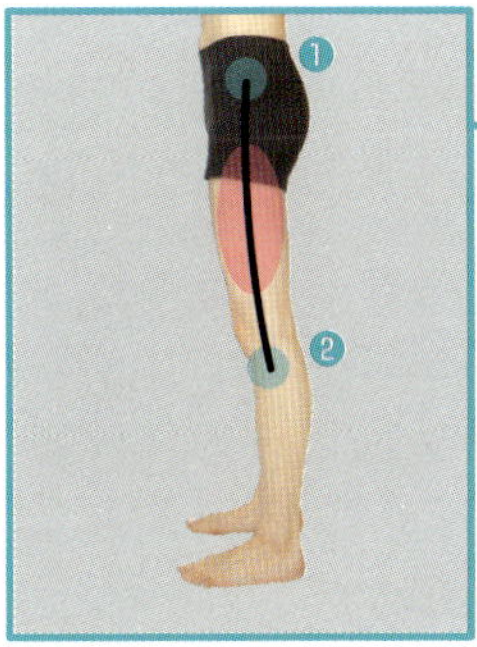

タオルの当て方

腸脛靭帯は、上部は大臀筋、大腿筋膜張筋とつながり、下部は脛骨につながっている。脚のつけねの外側にある骨（❶大転子《だいてんし》）の出っ張りと、脛骨の外側の骨の出っ張り（❷）を結ぶ部位にタオルを当てる。

骨盤タイプ

腸腰筋《ちょうようきん》をゆるめる
ストレッチ&マッサージ

骨盤・腰椎と大腿骨を結ぶ腸腰筋が緊張して短縮すると、骨盤が前傾して腰椎の前弯（前側にカーブ）が強くなる。筋肉の緊張をゆるめることで、骨盤を正しい状態に戻す。

改善POINT

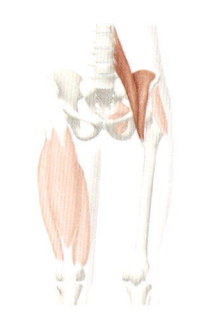

大腰筋、腸骨筋

立て膝で行うストレッチ

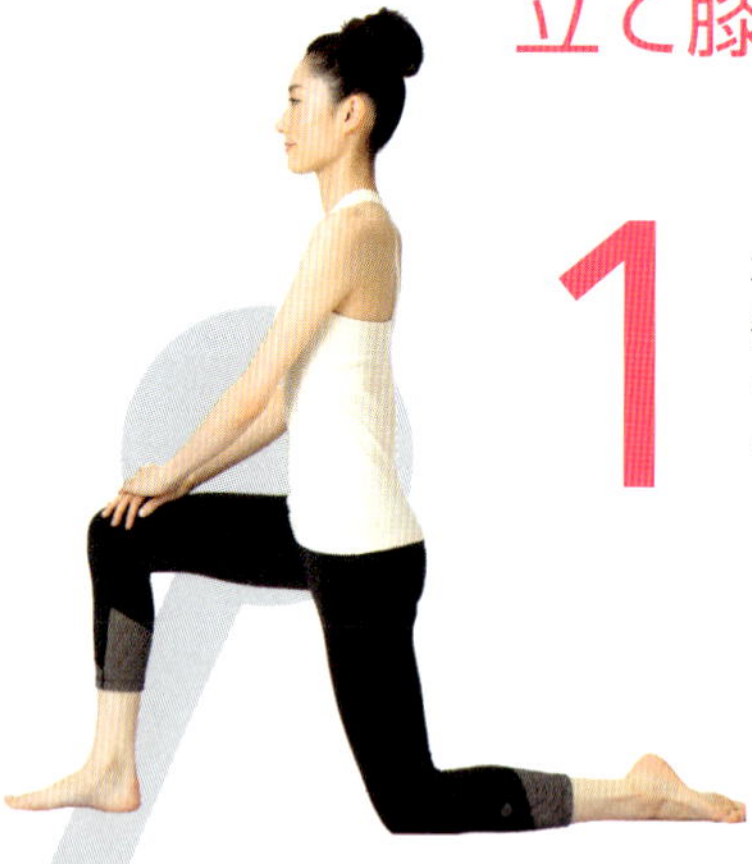

1 右脚を前に出し、立て膝の姿勢に。両手は右膝に乗せる。上体を直立させ、前屈みにならないようにする。

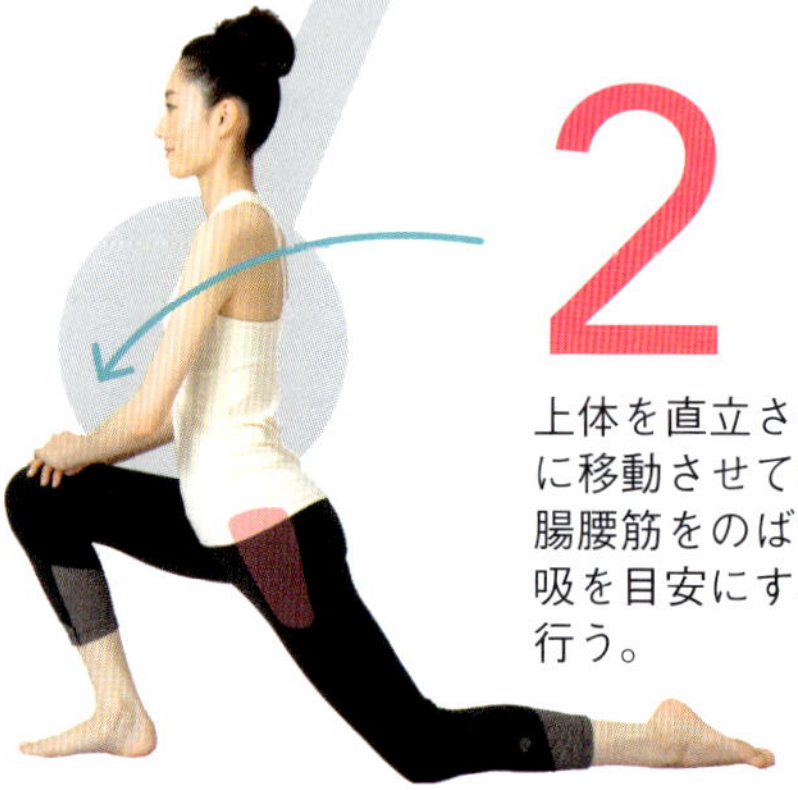

2 上体を直立させたまま前方に移動させていき、左側の腸腰筋をのばす。3～5呼吸を目安にする。反対側も行う。

膝が痛い場合はタオルを敷く

膝を痛めることがあるので、膝が痛い場合はタオルを敷くとよい。

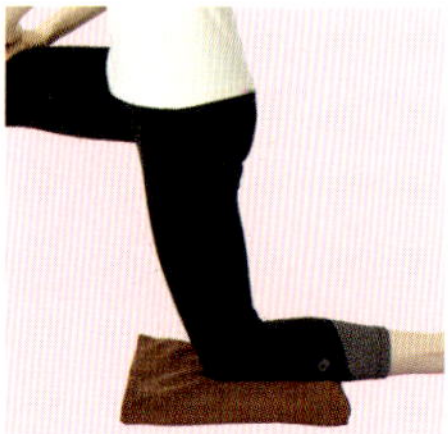

テニスボールを使ったマッサージ

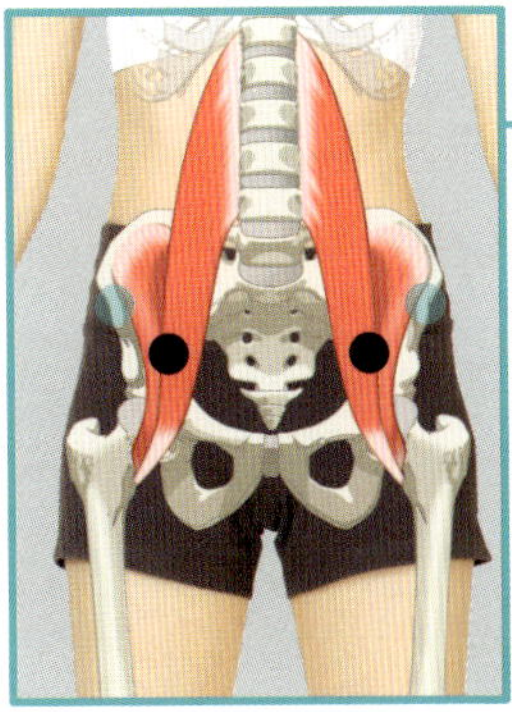

ボールの当て方

骨盤の前側の骨の出っ張り（上《じょう》前《ぜん》腸《ちょう》骨《こつ》棘《きょく》、●の部分）から２～３㎝内側、やや下側（●の部分）にボールが当たるようにする。

1

うつ伏せに寝て、左の骨盤の骨の内側にボールを置く。その姿勢から、上体を反らせていく。

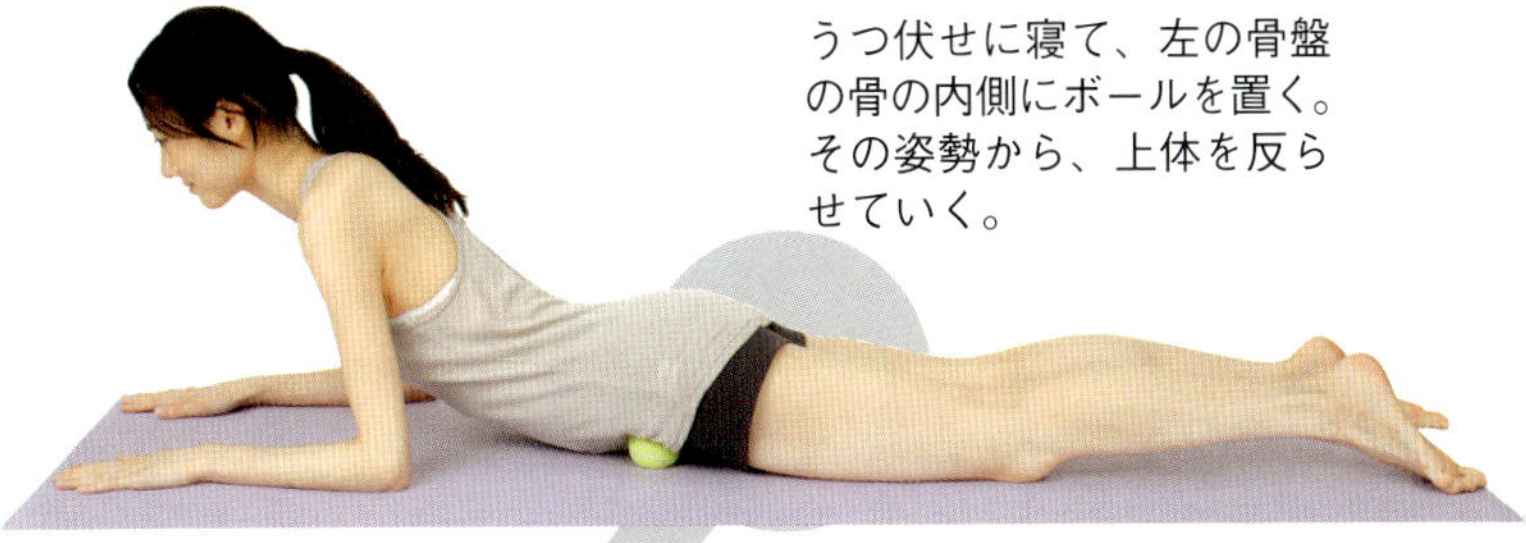

ココロ POINT
腸腰筋（特に大腰筋）は自律神経との関わりが強く、ストレスを感じることなどで硬くなりやすい。

2

上体を反らせたまま、右脚を床につけたまま曲げて外側に開いていく。痛みをがまんするほど強く行わない。反対側も行う。

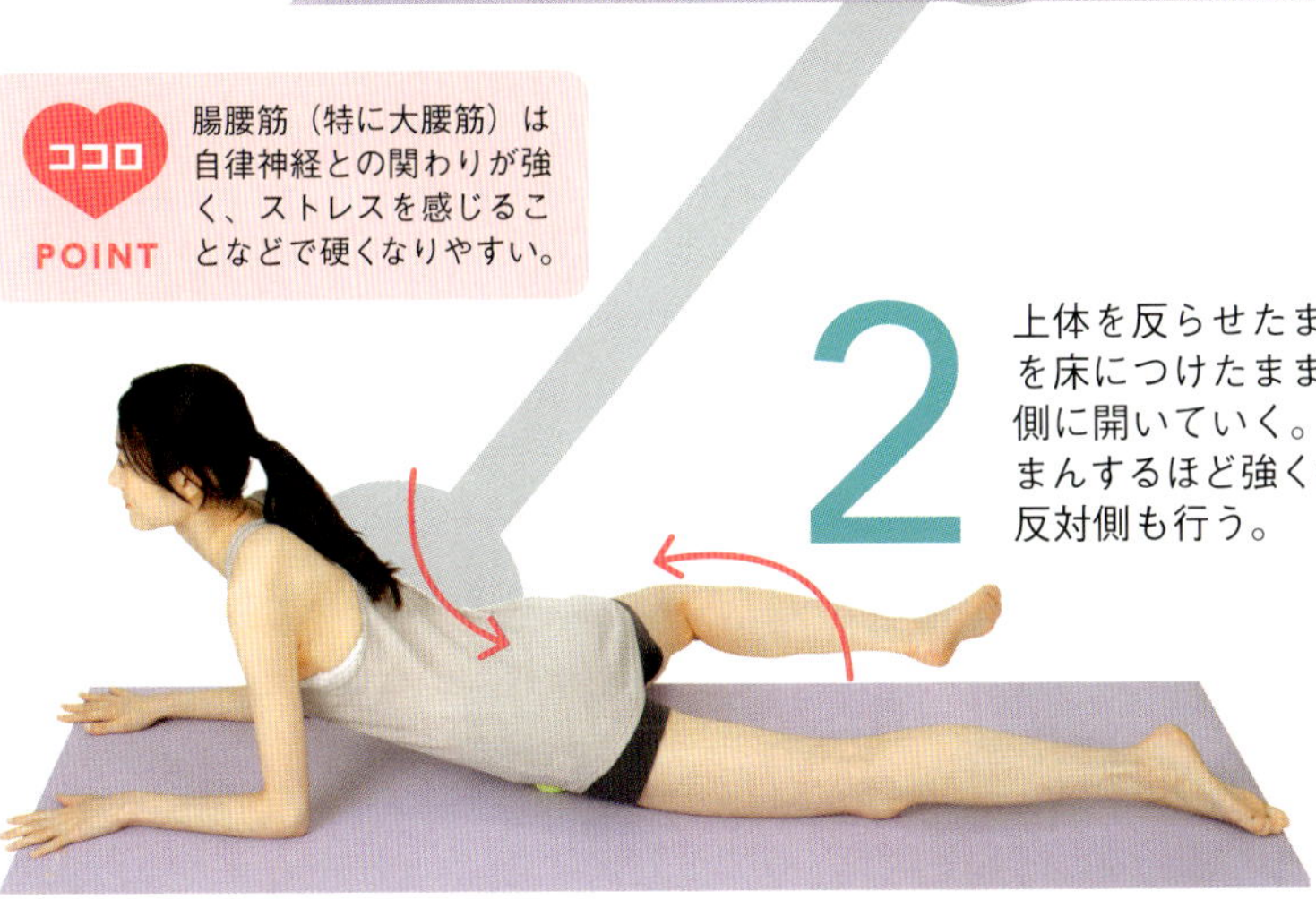

内蔵 POINT
腸腰筋は泌尿器系、生殖器系、消化器系の働きの影響を受ける。緊張がゆるむと、排便などの機能改善も期待できる。

改善POINT

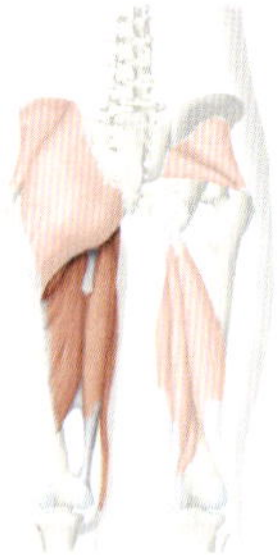

内転筋群

骨盤タイプ

内転筋群《ないてんきんぐん》をゆるめる ストレッチ&マッサージ

太ももにある内転筋群は、骨盤の安定に関わる。恥骨・坐骨と大腿骨をつなぐため、股関節や脚のつけねが痛む人は、ここが硬い可能性あり。中臀筋のメニュー(P112)と併せて行うとよい。

立って行うストレッチ

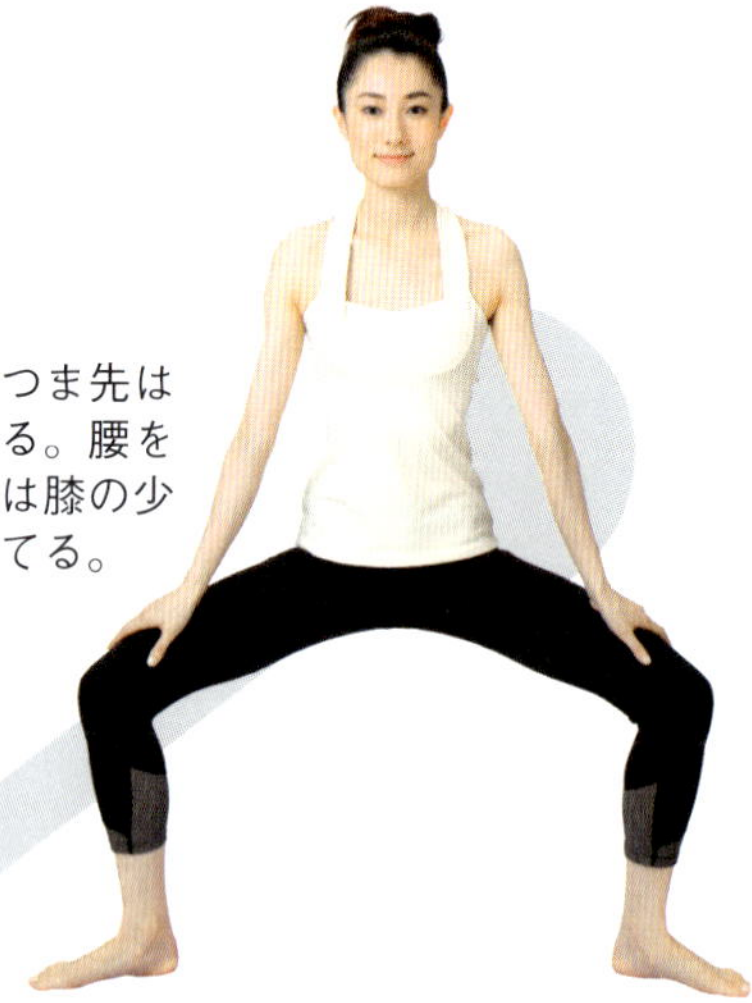

1

脚を大きく開き、つま先は自然に外側に向ける。腰を落とし、左右の手は膝の少し上の太ももに当てる。

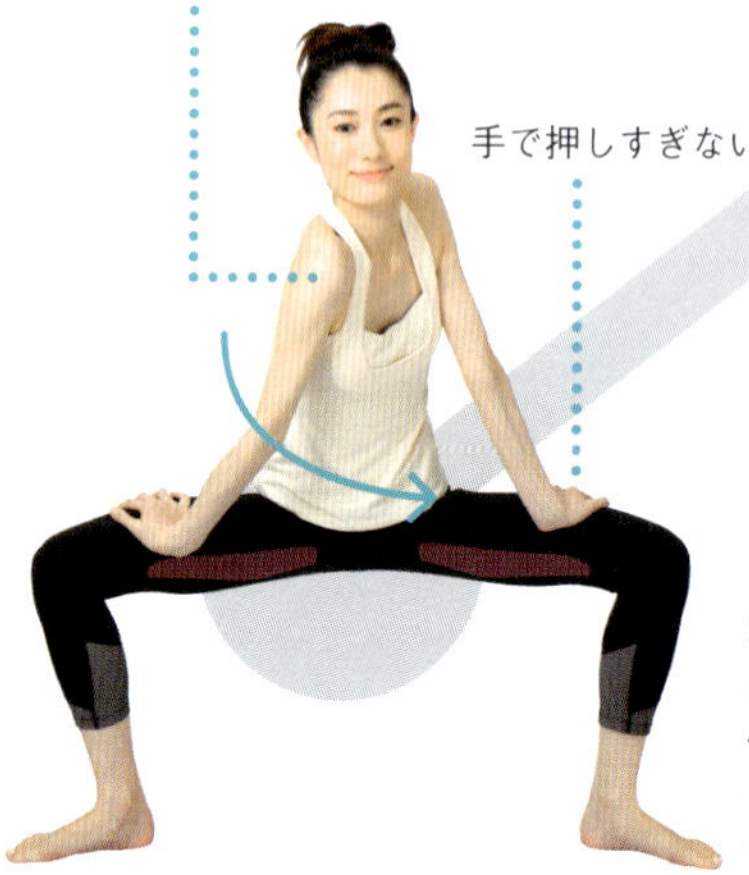

2

右の肩を内側に入れるようにして、右腕で太ももを外側に開くように押す。3～5呼吸を目安にストレッチする。反対側も行う。

内臓POINT

内転筋群は生殖器や泌尿器と関わりがある。これらの不調の改善も期待できる。

テニスボールを使ったマッサージ

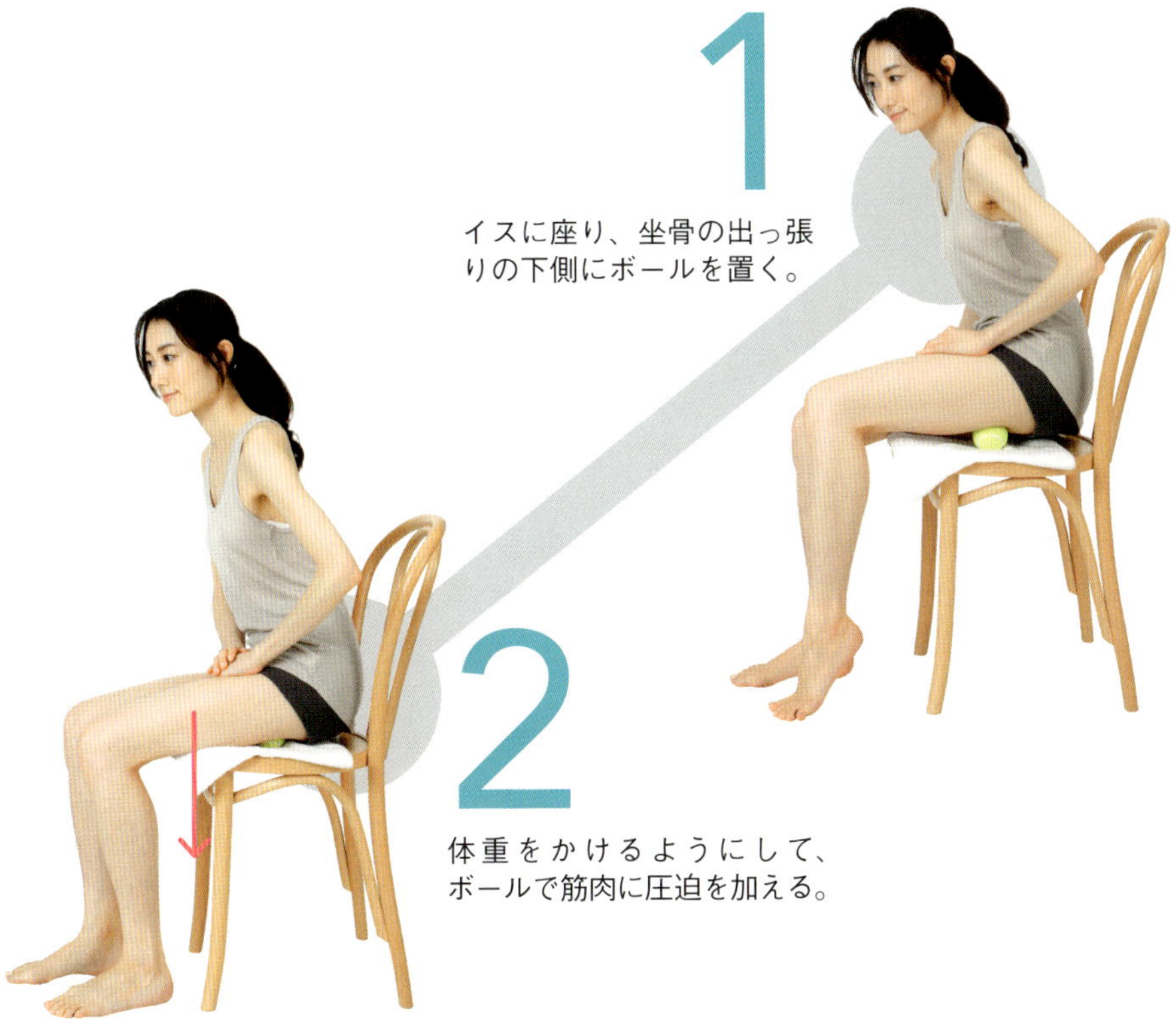

1

イスに座り、坐骨の出っ張りの下側にボールを置く。

2

体重をかけるようにして、ボールで筋肉に圧迫を加える。

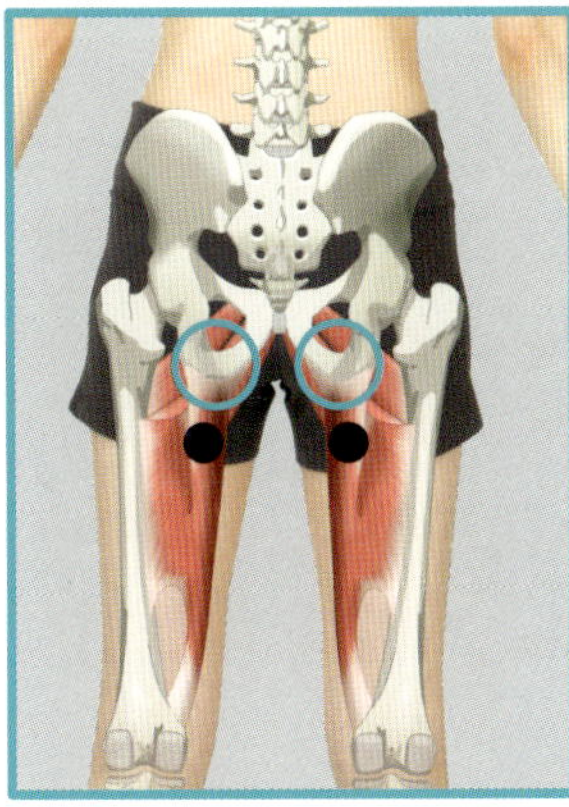

ボールの当て方

内転筋群は坐骨から大腿骨の内側につながっている。お尻の下にある骨盤の骨の出っ張り（坐骨結節、○の部分）を探し、その少し下側（●の部分）にボールを当てる。

改善POINT

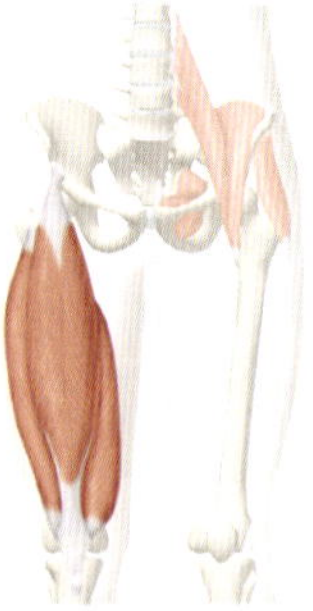

大腿四頭筋（大腿直筋）

骨盤タイプ

大《だい》腿《たい》四《し》頭《とう》筋《きん》をゆるめる ストレッチ&マッサージ

太ももの前側の筋肉、大腿四頭筋が硬くなって短縮すると、骨盤の前側が引っ張られることで、骨盤の前傾が起こる。筋肉をゆるめて正常な状態に戻す。

寝て行うストレッチ

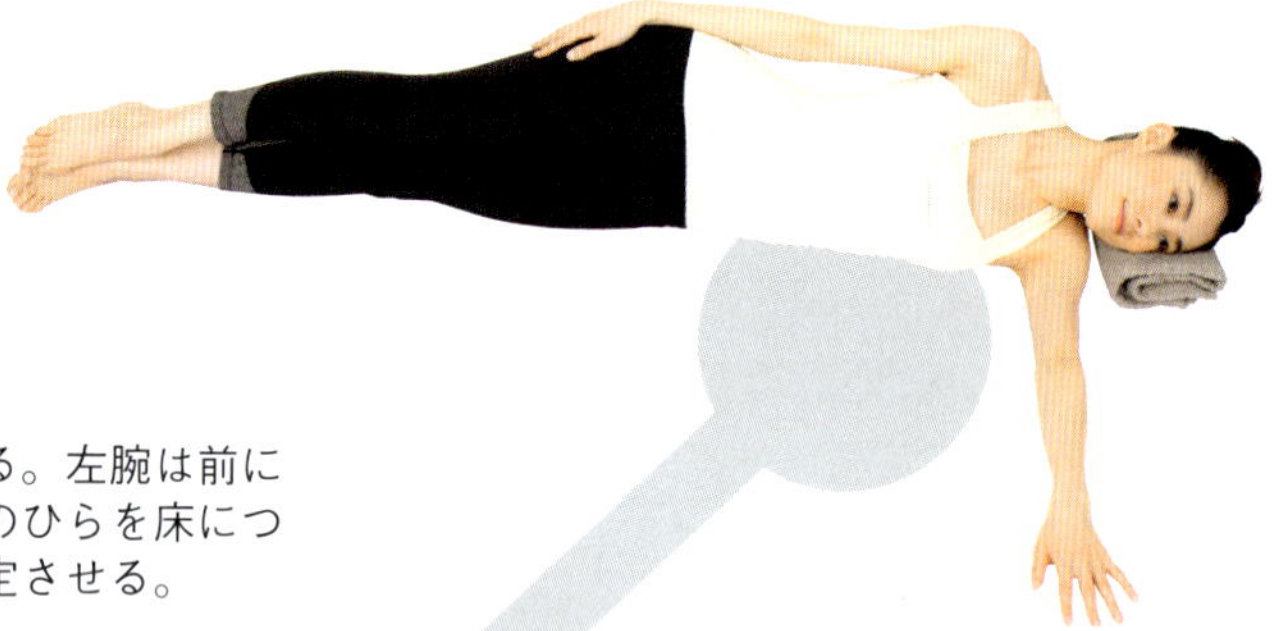

1

横向きに寝る。左腕は前に伸ばし、手のひらを床につけて体を安定させる。

つかめない人はタオルを足首に巻いて行う。

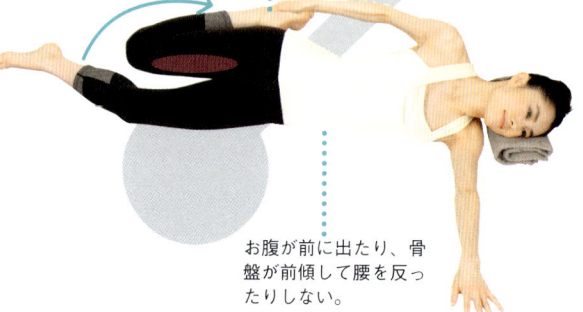

お腹が前に出たり、骨盤が前傾して腰を反ったりしない。

2

右膝を深く曲げる。右手で右足をつかみ、お尻の方に引っ張る。3～5呼吸を目安にストレッチする。反対側も行う。

タオルを使ったマッサージ

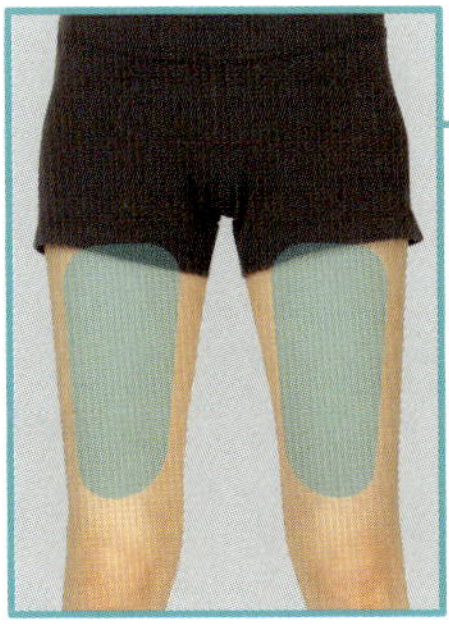

タオルの当て方

太ももの前面にある大きな筋肉が大腿四頭筋。脚のつけねから膝までの間をマッサージする。

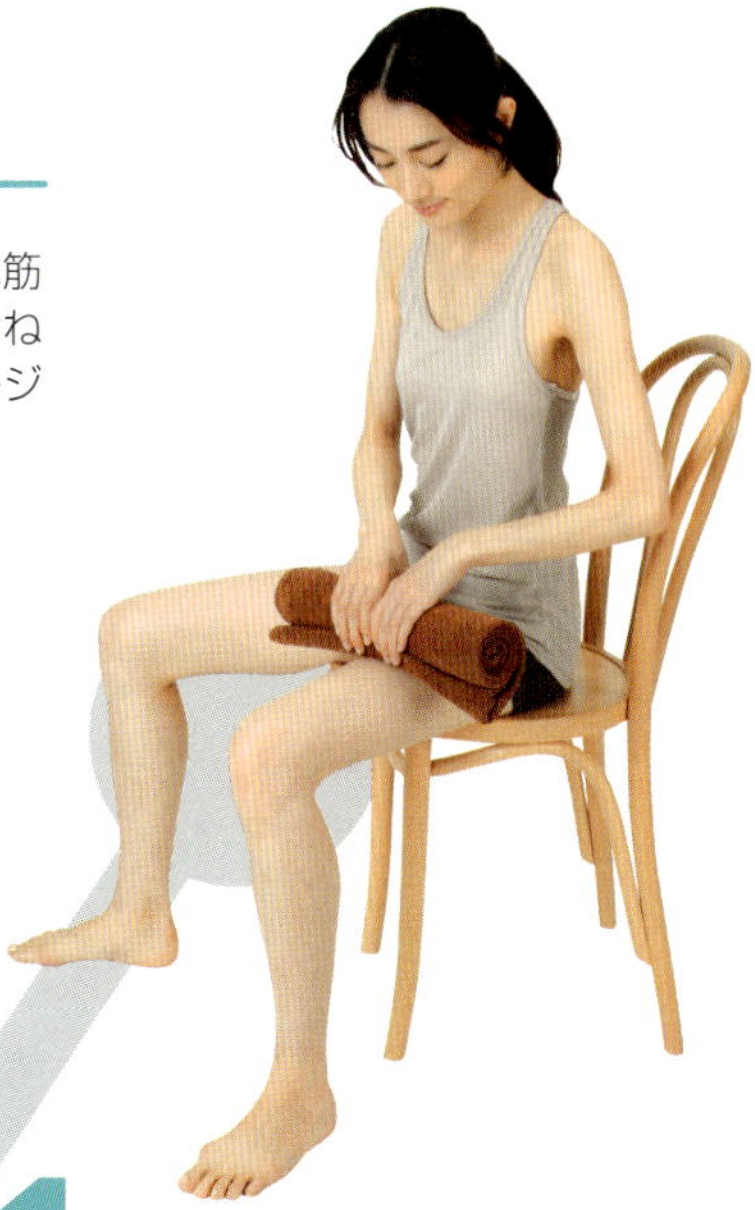

ココロ POINT

中医学の経絡※で、消化器系の状態が現れやすい胃経と関わりがある筋肉。落ち込みやすく、考え込んでしまいやすい人は、太もも前面が硬くなりやすいので、まめにストレッチするとよい。

1

イスに座り、太ももの上に硬く丸めたタオルを置く。タオルに両手を添える。

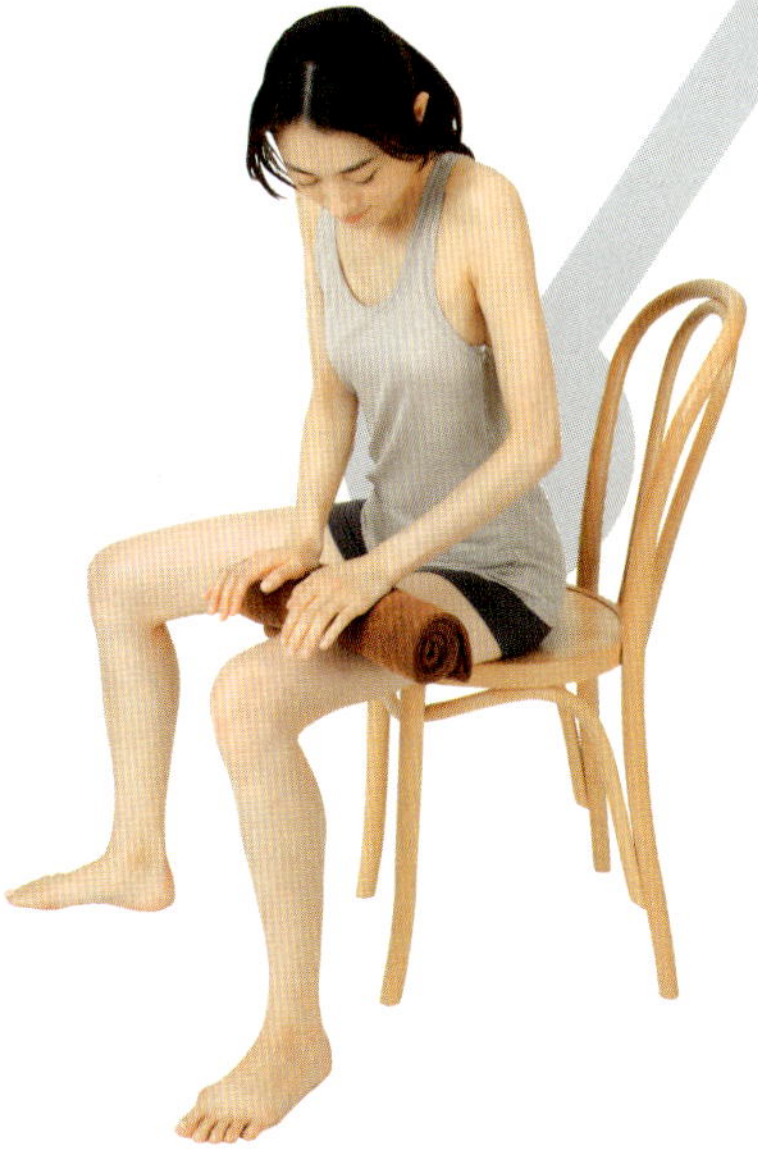

内蔵 POINT

胃腸の働きと関わりが深いので、消化不良や食欲不振の時には、この筋肉のストレッチ&マッサージがオススメ。

2

両手でタオルを押すようにしながら、タオルを転がしていき、太ももの前面をマッサージする。

※ 中医学やその考え方の一つである経絡のことを知っておくとより効果的なマッサージができる。詳しくは5章参照。

C 足タイプの腰痛改善メソッド

P126～138では、「足」に腰痛の原因がある人に向けたメニューを紹介。テスト項目を行い、「足」の中でも特に問題があるところを把握してメニューを選びましょう。

まずは自分の状態をCheck！

1 で左右差がある人や、**3** がしづらい人は、足裏のアーチに問題あり。

2 で左右差が出る場合、関節の問題や足の筋肉の緊張が考えられます。

4 で外反がしづらい人は腓骨筋、背屈がしづらい人は腓腹筋やヒラメ筋の緊張をゆるめましょう。

1 足底のチェック

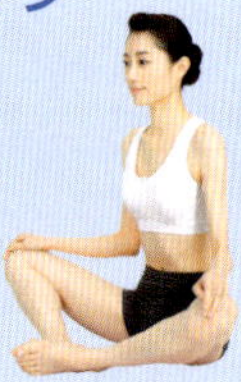

あぐらをかいて床に座り、左右の足の裏を合わせる。あぐらをかくのがキツい人はイスに座って行う。

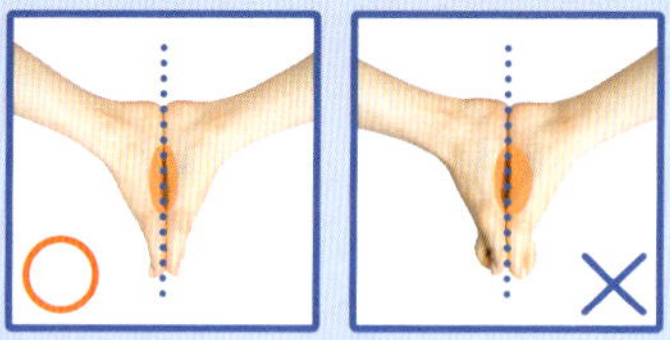

2 膝曲げのチェック

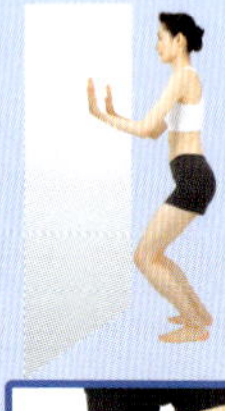

壁に両手をついて、両膝をゆっくり曲げていく。下を見て、左右の膝と足首の曲がり具合を確認。

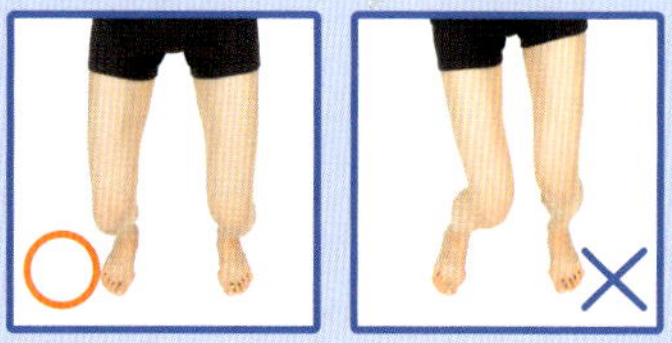

3 足指グーパー

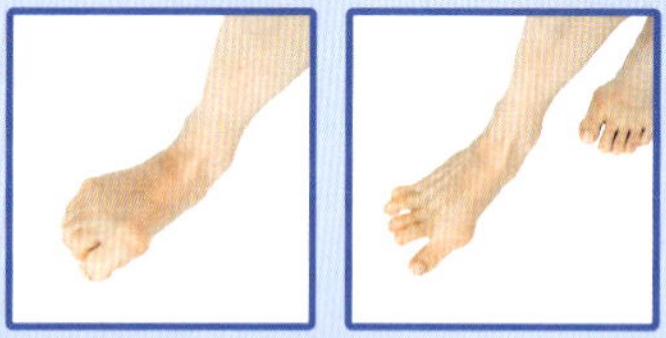

足の指をグーパーするように、のばしたり曲げたりする動作を繰り返す。やり方の詳細はP137を参照。

4 外反・内反／背屈・底屈

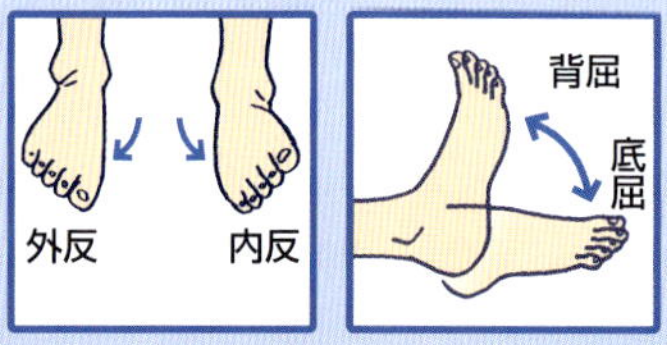

足首を外側や内側に向けたり（外反・内反）、つま先を上げたり下げたり（背屈・底屈）する。

メソッド1

足の筋肉の緊張をゆるめる

足の筋肉に緊張があったり、左右差があったりすると、その歪みは骨盤や腰椎へとつながり腰痛を招きます。そこで、ストレッチとマッサージで筋肉の緊張をゆるめます。マッサージでは強くもみすぎないように注意。内臓の疲れが出やすい部位でもあるので、足の緊張を解くことで内臓の働きも改善できます。

オススメメニュー

腓腹筋のストレッチ&マッサージ → P128

ヒラメ筋のストレッチ&マッサージ → P130

前頸骨筋のマッサージ → P132

長腓骨筋のマッサージ → P134

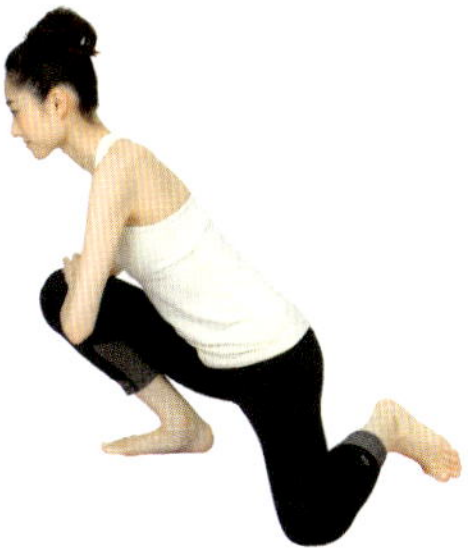

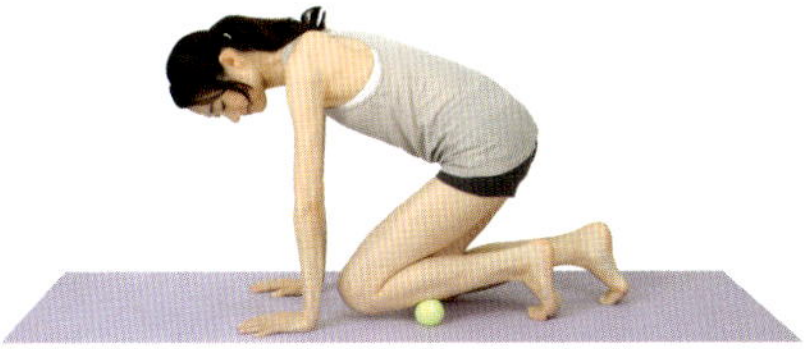

メソッド2

足裏のアーチを改善する

足裏のアーチが高すぎたり、落ちすぎていたりすると、地面からの力を分散できず、腰に負担がかかってしまうことがあります。足裏の筋肉を強化したり、緊張をゆるめたりすることで、自分に合ったアーチと感覚を手に入れることが必要です。

オススメメニュー

足底のマッサージ → P126

足指グーパー → P137

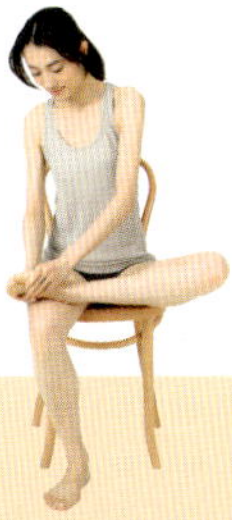

メソッド3

関節の動きを高める

足裏のアーチがきちんと機能していても、足首がうまく動いていないと、力がねじれて上へ伝わってしまいます。つま先が上がらず、つまずきやすい人などは、足首が動きにくくなっている可能性があります。足首の関節を動かすメニューに取り組みましょう。

オススメメニュー

足関節回し → P136

足踏み → P138

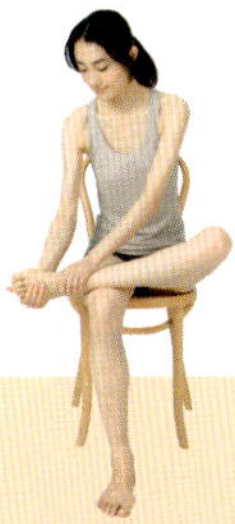

足指を強く曲げると痛む人

足タイプ

腰によい歩き方を身につける

足底のマッサージ

足底の筋肉が短縮していると、
足のアーチに狂いが生じてしまい、
歩行に関わる足裏の感覚にも影響する。
もみほぐすことで、全身の土台を整える。

改善POINT

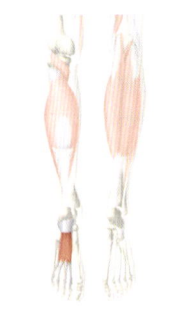

足底筋

手で行うマッサージ

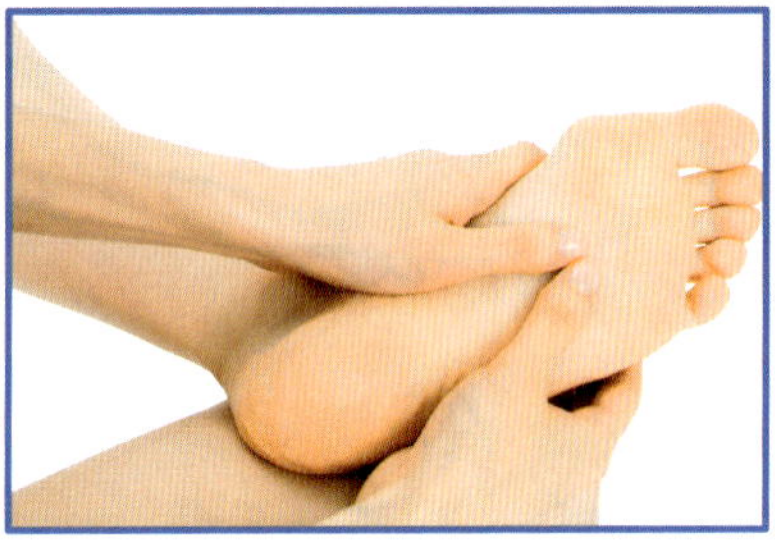

1 イスに座って、左の足首を右の太ももに乗せる。足裏の中心あたりに、両手の親指を当てる。

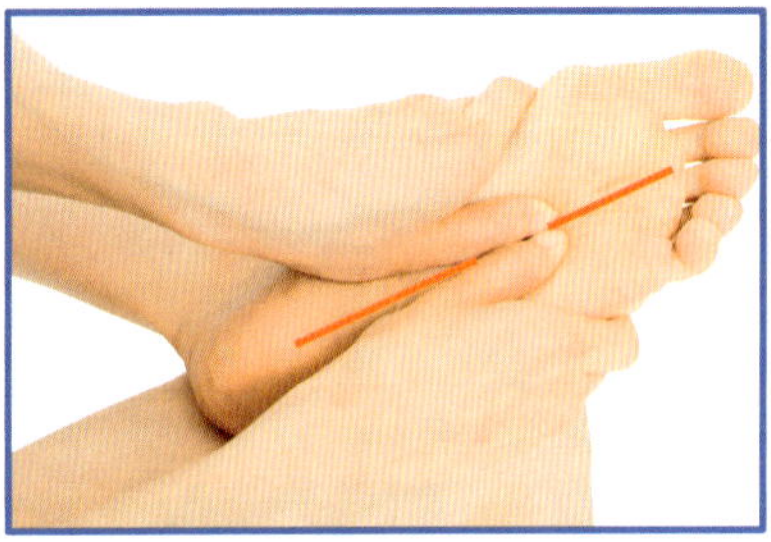

2 足の裏の正中（真ん中の線）を割るように手首を返して圧をかける。気持ちのよい強さで、30〜90秒を目安にマッサージする。反対側も行う。

Another Angle

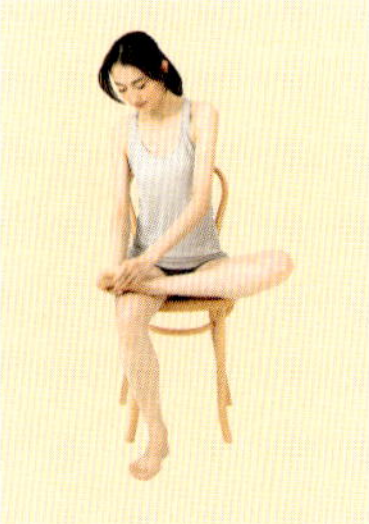

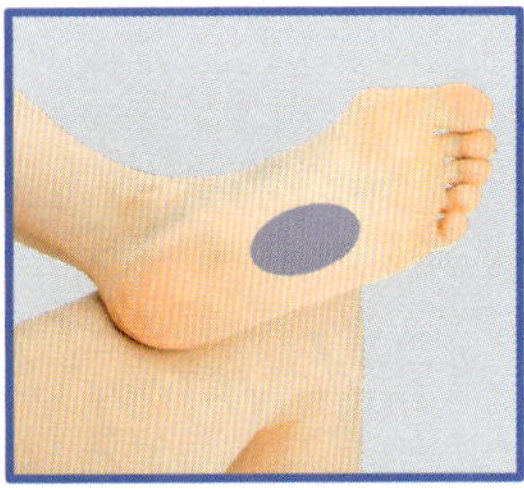

もむ部位

足底筋の中で最も表層にある短趾屈筋《たんしくっきん》は第２〜５趾を曲げる時に収縮する筋肉。足裏の中心のややかかとよりを押すことでマッサージできる。

テニスボールを使うマッサージ

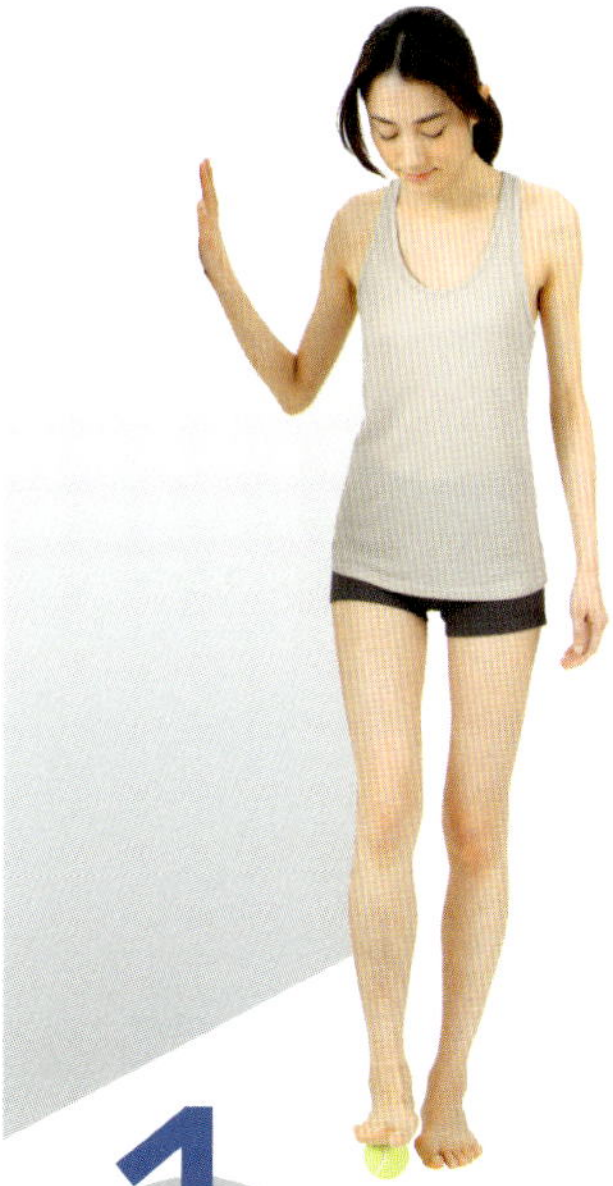

1

床に置いたボールに足を乗せる。ボールが足裏の中心あたりにくるようにする。壁などにつかまって体を支えるとやりやすい。

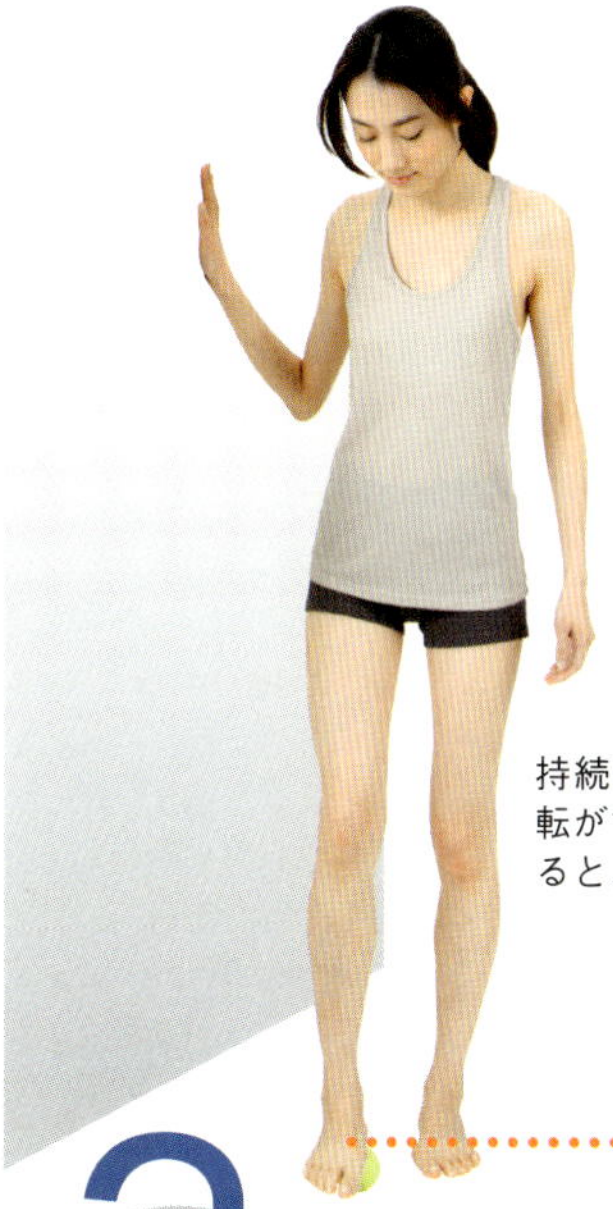

持続的に圧迫したり、転がすようにしたりするとよい。

2

ボールに体重をかけ、気持ちのよい強さで、30〜90秒を目安にマッサージする。反対側も行う。

Another Angle

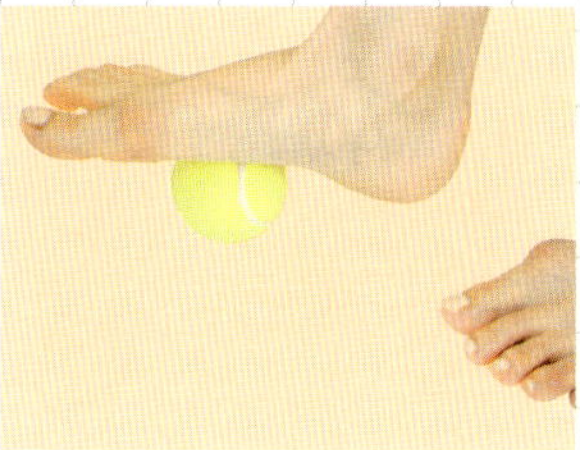

足裏の中心あたりにボールが当たるようにする。

内臓 POINT

足裏は内臓との関わりが深い。中医学的には、腰痛と関係がある腎経（P151）のスタート地点も足裏にある。

靴をはいていると腰が痛い人

改善POINT

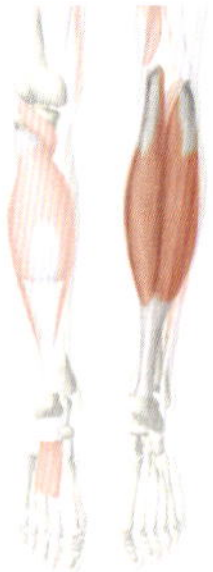

腓腹筋

足タイプ

腓腹筋《ひふくきん》をゆるめる ストレッチ&マッサージ

ふくらはぎの筋肉である腓腹筋は、筋膜で腰につながるため、その緊張が腰痛の原因になる。日頃からストレッチを行い、硬くなっていれば、もみほぐすことが必要だ。

壁を使ったストレッチ

内蔵 POINT

腓腹筋は静脈血など体液を流すポンプ作用も果たしている。中医学の経絡（P150）では肛門につながっていて、痔の痛みの改善や、スムーズな排便も期待できる。

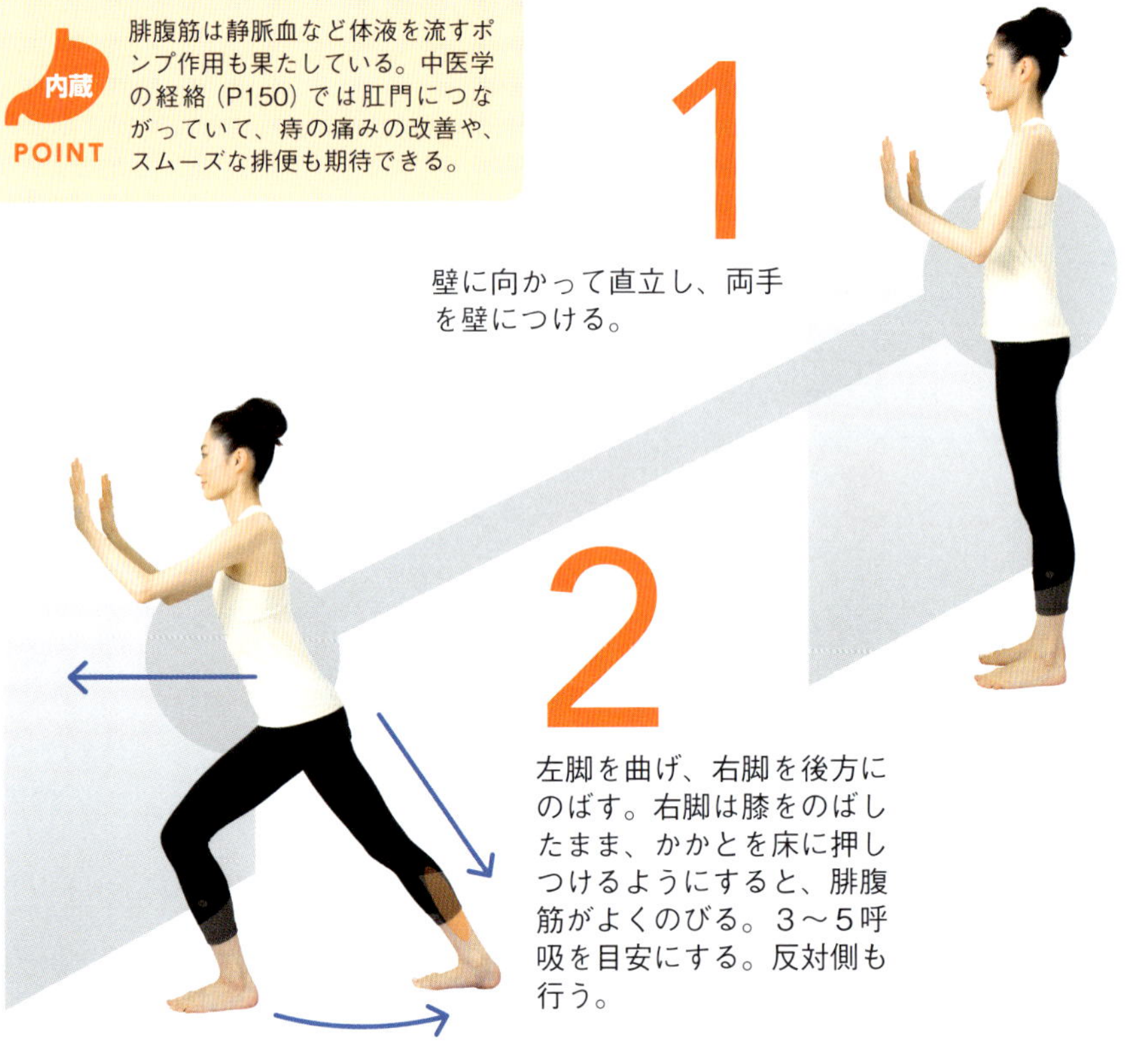

1

壁に向かって直立し、両手を壁につける。

2

左脚を曲げ、右脚を後方にのばす。右脚は膝をのばしたまま、かかとを床に押しつけるようにすると、腓腹筋がよくのびる。3～5呼吸を目安にする。反対側も行う。

手で行うマッサージ

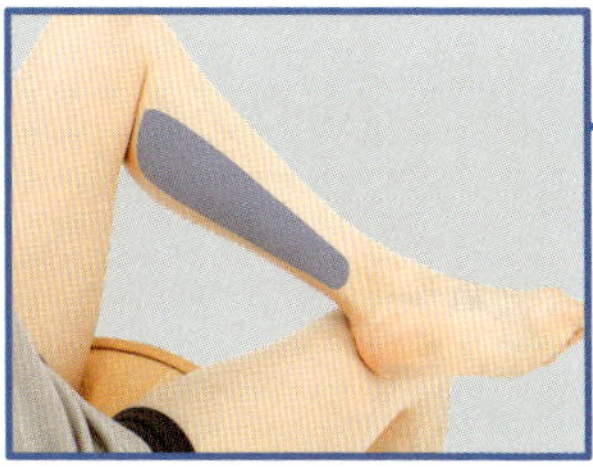

もむ部位

ふくらはぎにあって、大きく
ふくらんでいるのが腓腹筋。

Another Angle

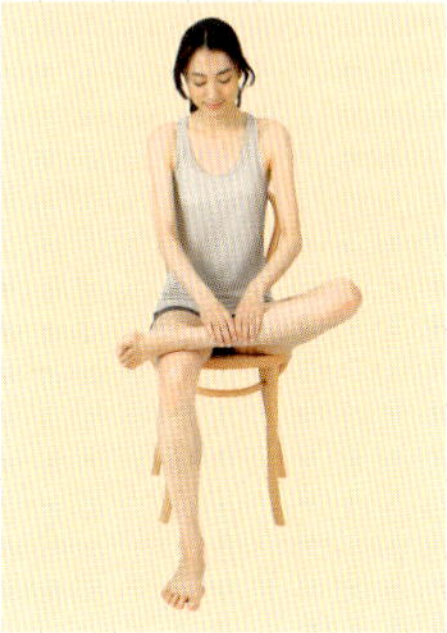

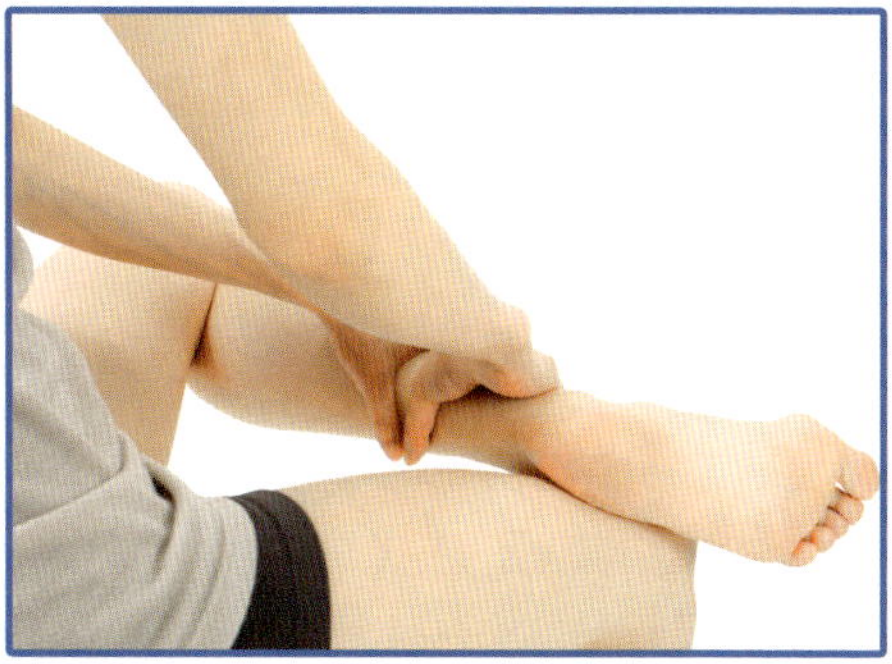

1 イスに座り、左の足首を右脚の太ももに乗せる。ふくらはぎを左右の手のひら全体でつかむ。

↓

Another Angle

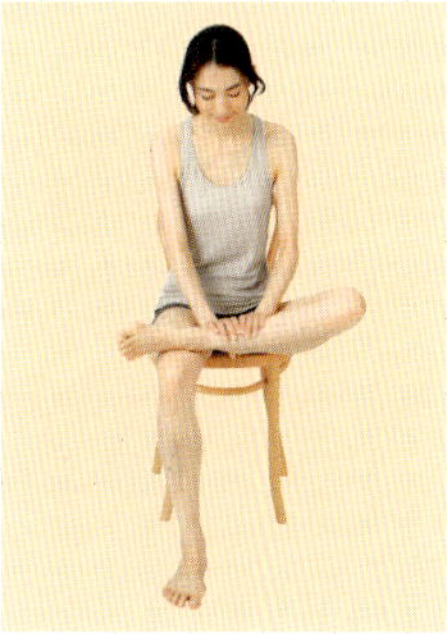

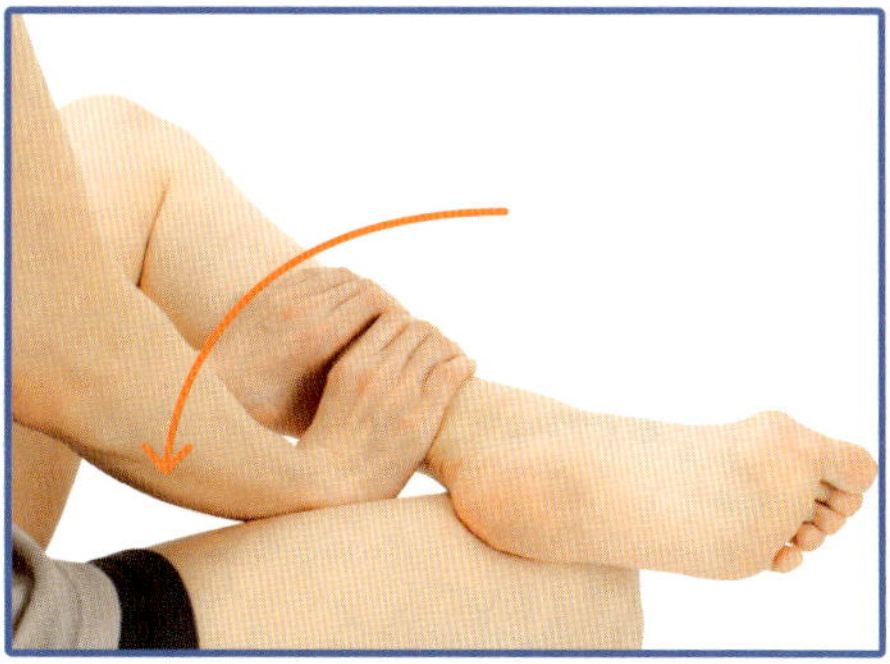

2 手のひら全体でつかむようにし、手前に回しながら、持続的に圧力をかける。30〜90秒を目安にする。反対側も行う。

改善POINT

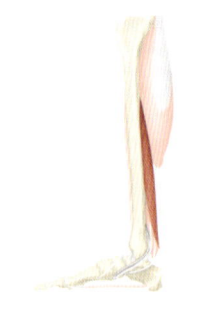

ヒラメ筋

足タイプ

ヒラメ筋をゆるめる ストレッチ&マッサージ

ヒラメ筋は足首の動きに関わる重要な筋肉。過剰な緊張は歩行の妨げとなり、太ももから腰へと連鎖していき、腰痛を引き起こしてしまう。

立て膝で行うストレッチ

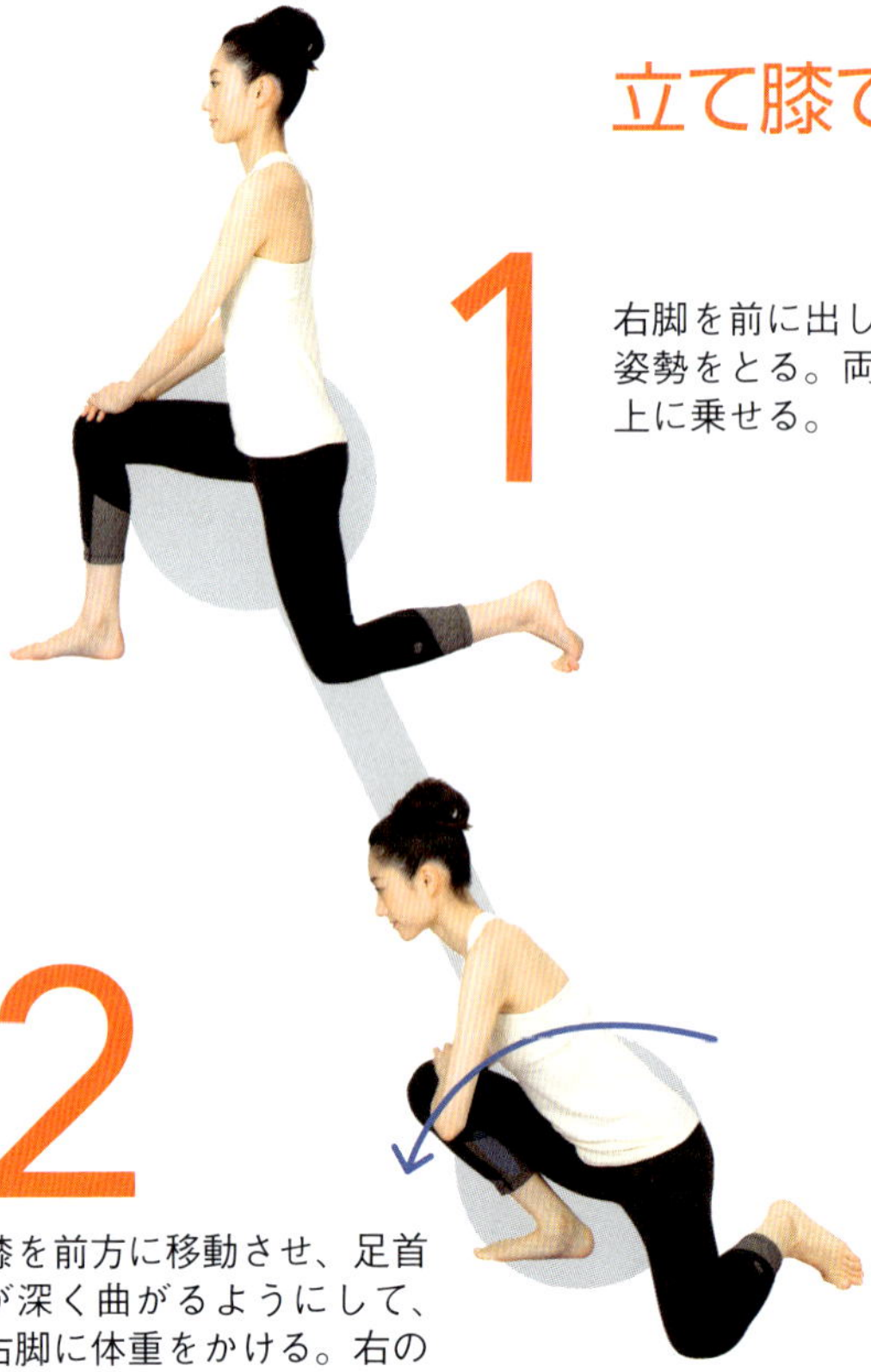

1

右脚を前に出し、立て膝の姿勢をとる。両手は右膝の上に乗せる。

2

膝を前方に移動させ、足首が深く曲がるようにして、右脚に体重をかける。右のかかとが上がらないように。3～5呼吸を目安にする。反対側も行う。

Another Angle

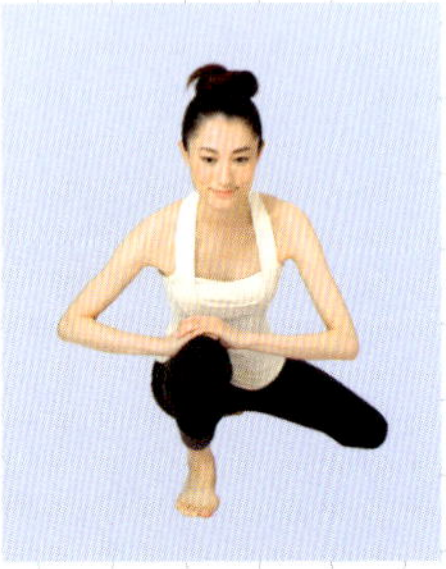

前に出した足首を深く曲げる時、反対側の脚を外側に開くとやりやすい。

手で行うマッサージ

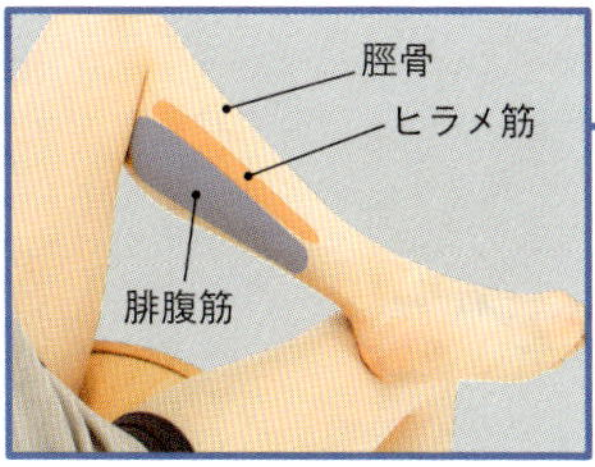

もむ部位

ヒラメ筋は腓腹筋の内側にある筋肉。脛骨とふくらはぎの間に指を当てる。

内蔵 POINT

ヒラメ筋は静脈血など体液を還流させるポンプ作用も果たす。中医学の経絡では、肛門とつながっていて、痔の痛みの改善や、スムーズな排便も期待される。

Another Angle

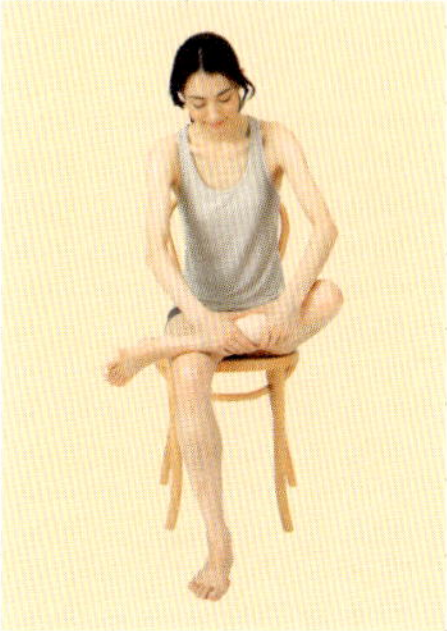

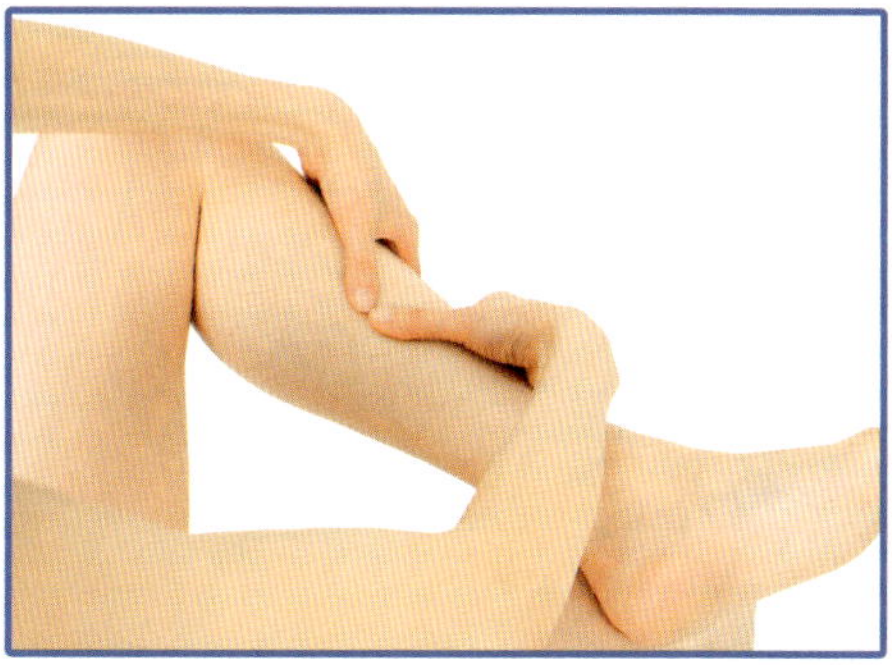

1 イスに座り、左の足首を右脚の太ももに乗せる。ふくらはぎに両手の親指を当て、残りの指で脚全体をつかむ。

Another Angle

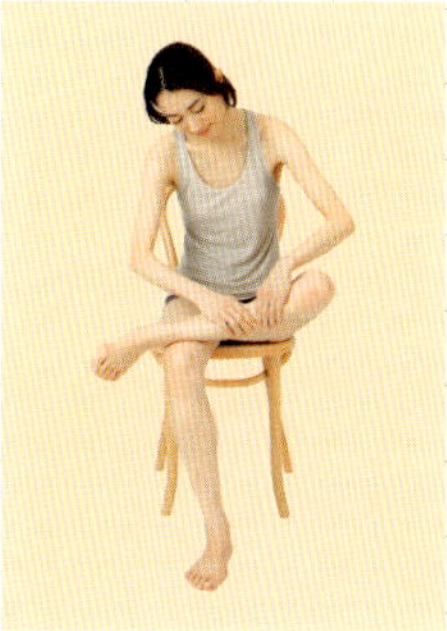

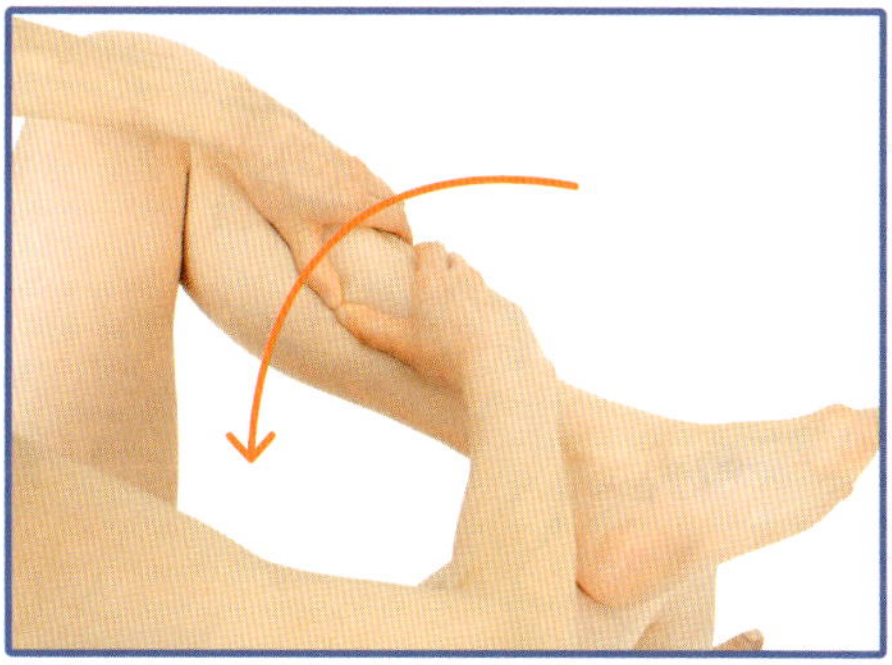

2 ふくらはぎに親指を当て、手首を返すようにして、持続的に圧迫を加える。30～90秒を目安にする。反対側も行う。

足タイプ

前頸骨筋《ぜんけいこつきん》をゆるめるマッサージ

前脛骨筋はつま先を上げる(足首を背屈)のに使われる筋肉。中医学では胃に関わる経絡(P150)が通るため、マッサージすることで、足や胃の状態がよくなることが期待できる。

改善POINT

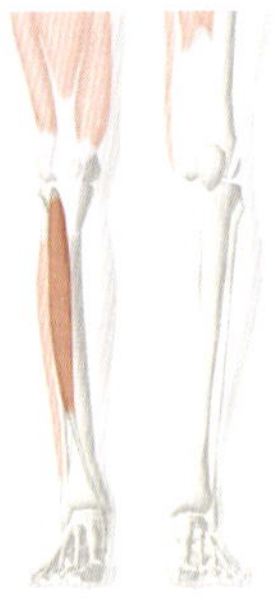

前脛骨筋

手で行うマッサージ

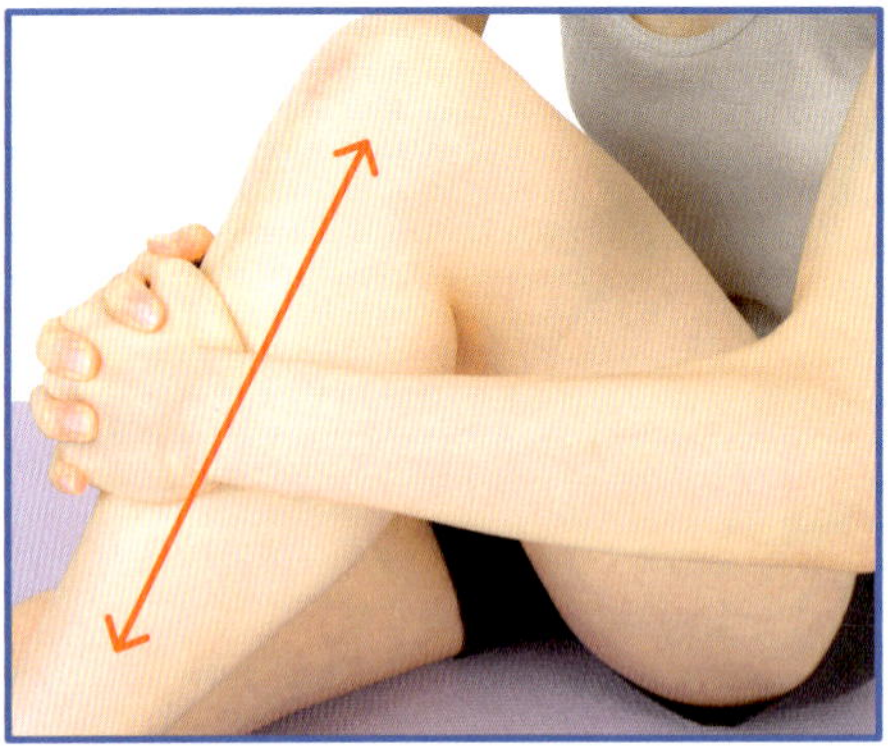

床に座り、左脚を曲げる。左右の手を組んですねに当て、手のひらのつけね部分で挟みつけるようにして、筋肉に圧迫を加える。圧迫しながら、2往復上下させる。反対側も行う。

Another Angle

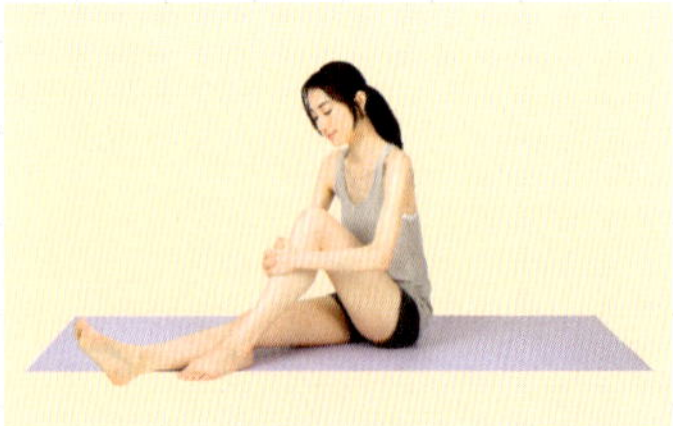

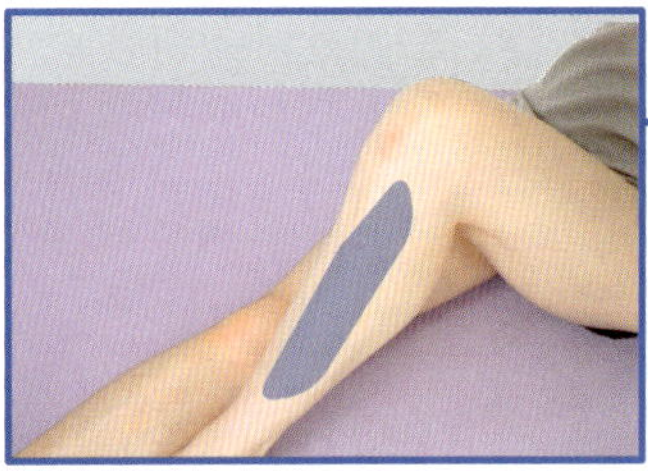

もむ部位

すねの骨に沿って、すぐ外側(小指側)にあるのが前脛骨筋。上から下までマッサージする。

テニスボールを使うマッサージ

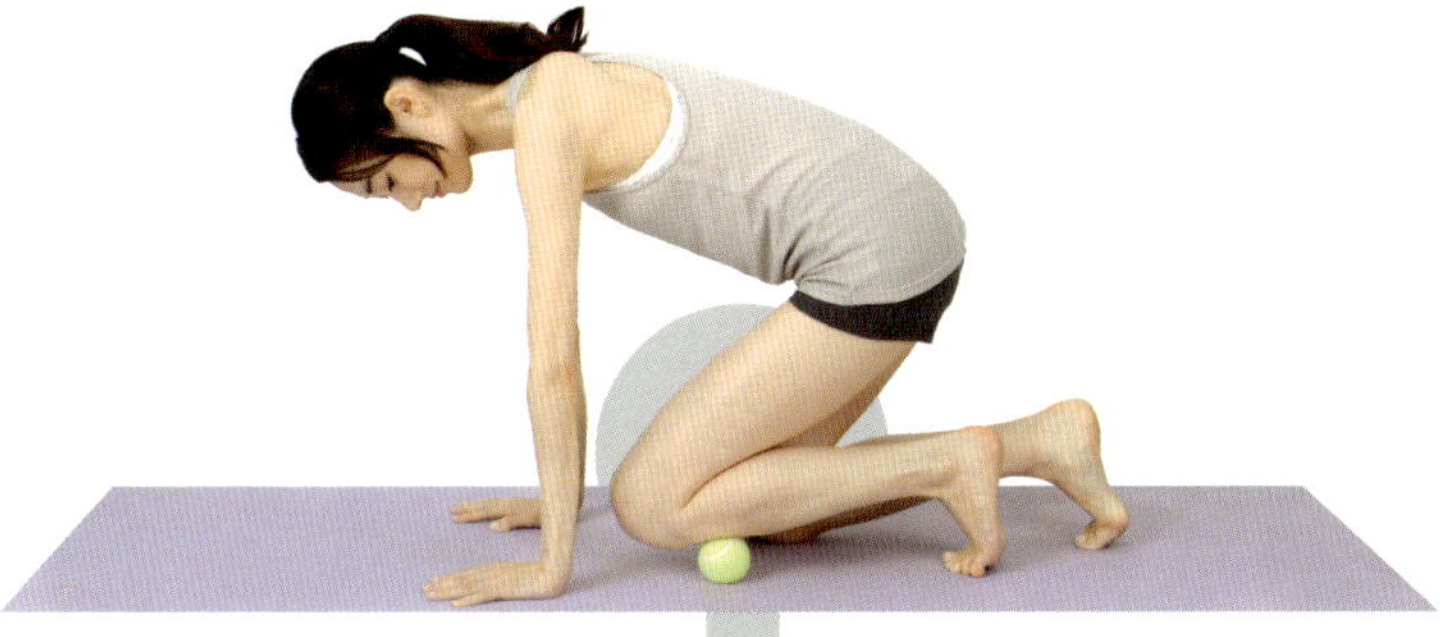

1

床に膝をつけて座り、両手も床につける。すねの下の、膝に近い部分にボールを置く。

内臓 POINT

経絡が通り、胃腸の働きに関わるツボがある。胃腸に問題がある場合には、そこが過敏になっていたり、圧痛があったりする。

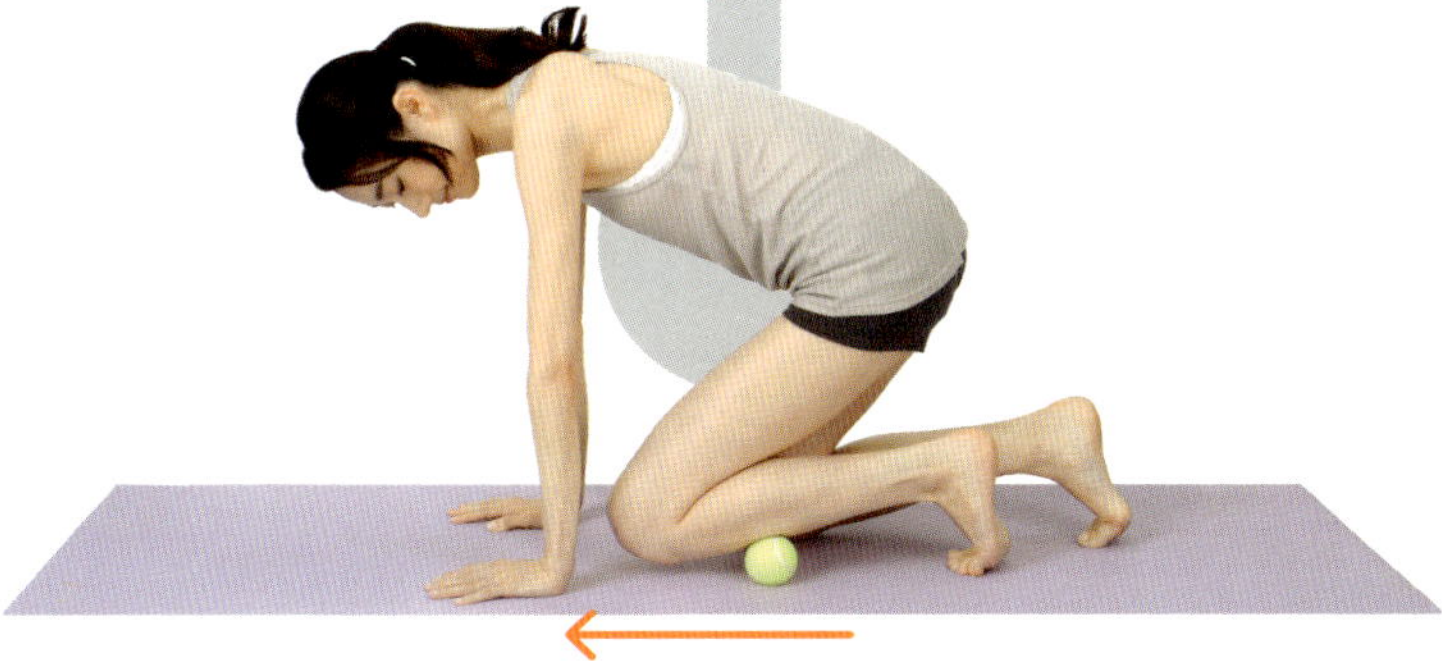

2

左脚を前方に動かし、ボールを転がすようにしながら、ボールですねの筋肉に圧迫を加える。2往復を目安にする。反対側も行う。

ココロ POINT

中医学では、胃腸の働きの低下は、気持ちの低下につながると言われている。胃腸の働きをよくすることが、ココロの状態の改善にも役立つ。

外反の動作がしづらい人

足タイプ

長腓骨筋《ちょうひこつきん》をゆるめるマッサージ

膝から足首までの外側を通る長腓骨筋。過去にねんざグセなどがあると、足首の動きが悪くなるなどして、ココから筋膜を伝わって腰痛が起こることがある。

改善POINT

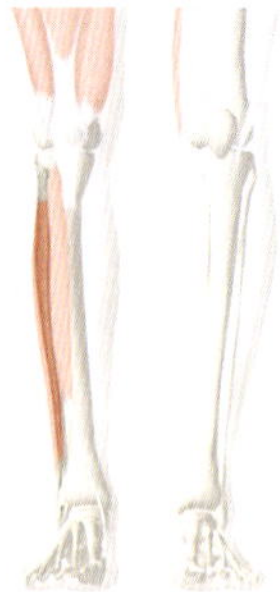

長腓骨筋

手で行うマッサージ

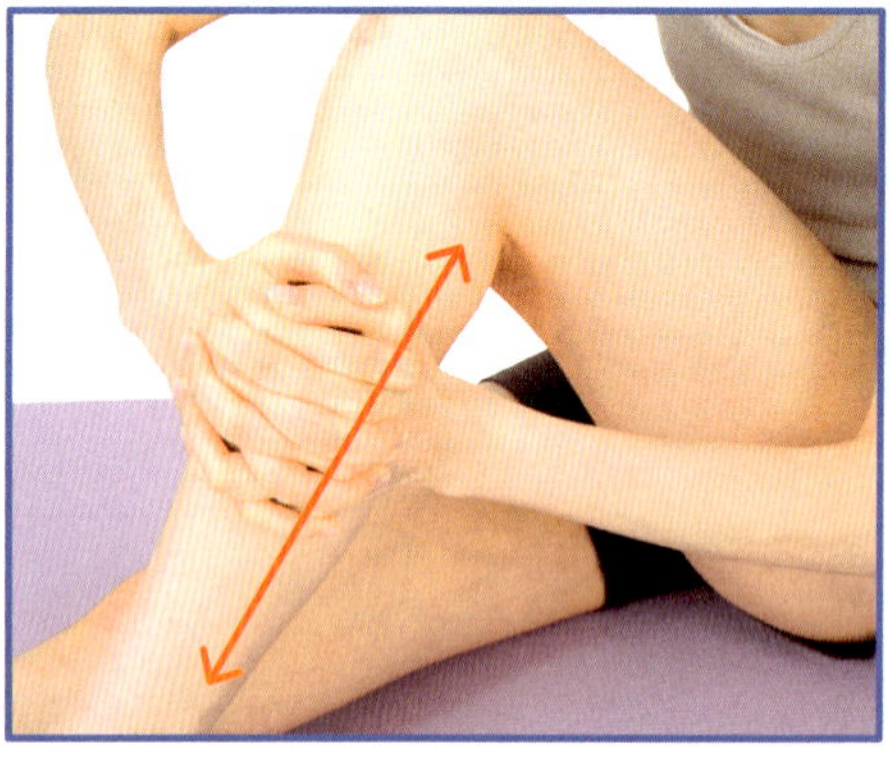

床に座り、左脚を曲げる。左右の手を組んで、すねの外側に当て、手のひらのつけね部分で、挟みつけるようにして筋肉に圧迫を加える。圧迫しながら２往復上下させる。反対側も行う。

Another Angle

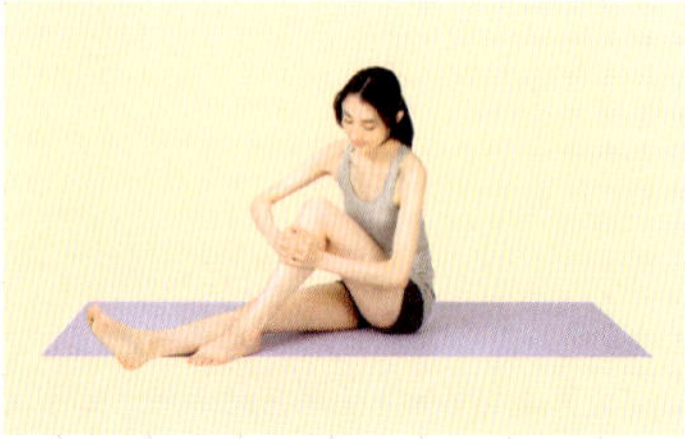

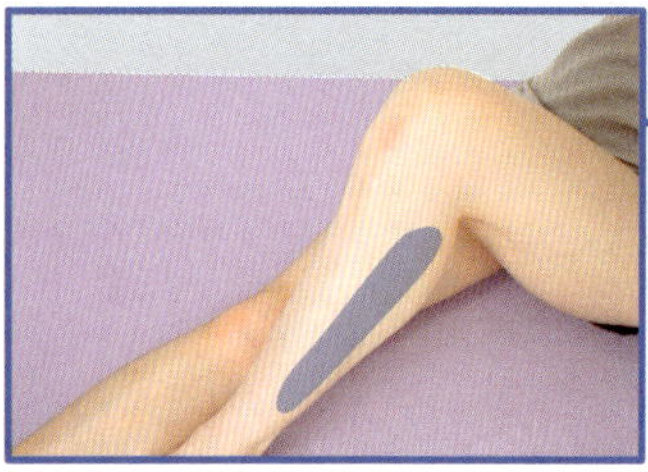

もむ部位

膝の外側にある骨の出っ張り（腓骨頭）から、くるぶしの後ろ側に続いているのが長腓骨筋。この筋肉に沿ってマッサージする。

タオルを使うマッサージ

1

床に座る。左脚を曲げて、すねの外側が床につくようにする。床とすねの外側の間に、固く巻いたタオルを置く。

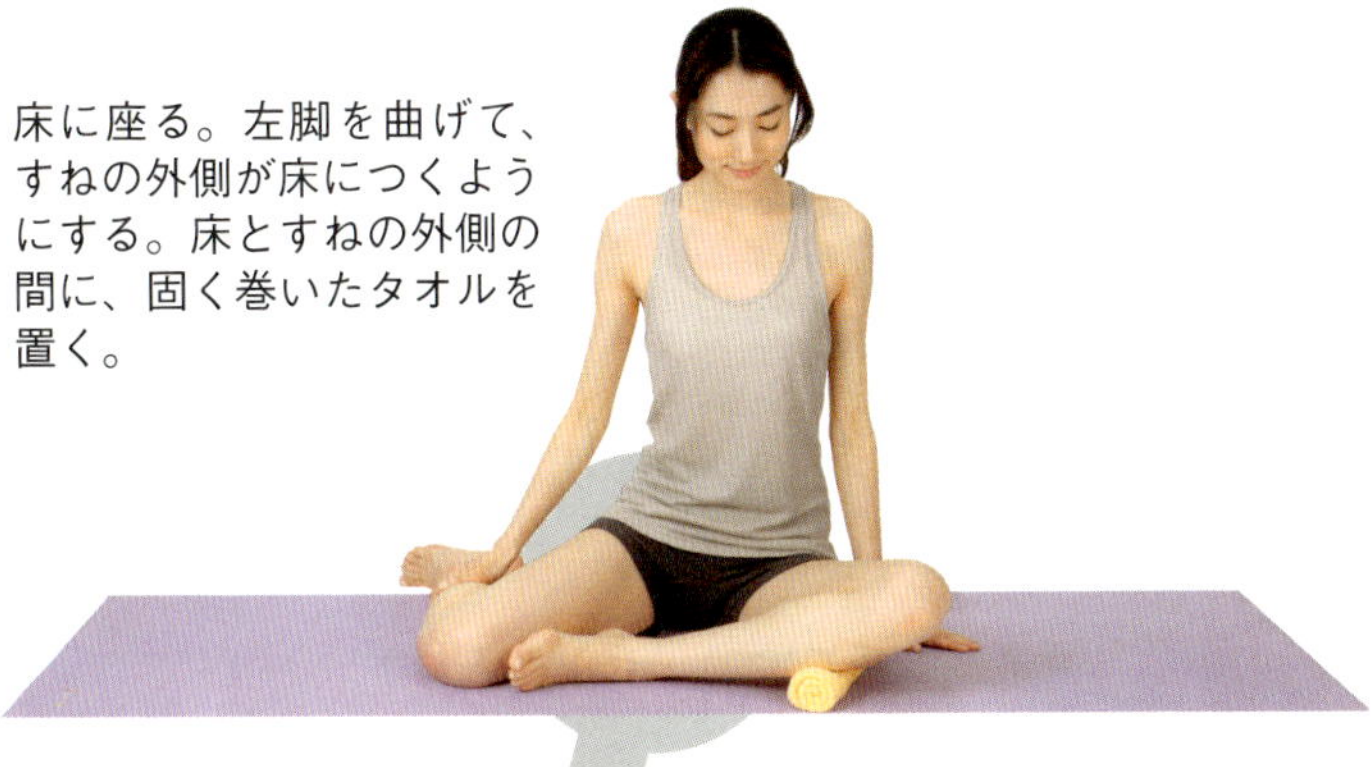

ココロ POINT

中医学的には、胆経（P151）という経絡が通る。怒りやイライラの感情と関わりがある肝経とのバランスをとる経絡なので、そうした感情にも関係している。

押している位置におへそを近づけるように。

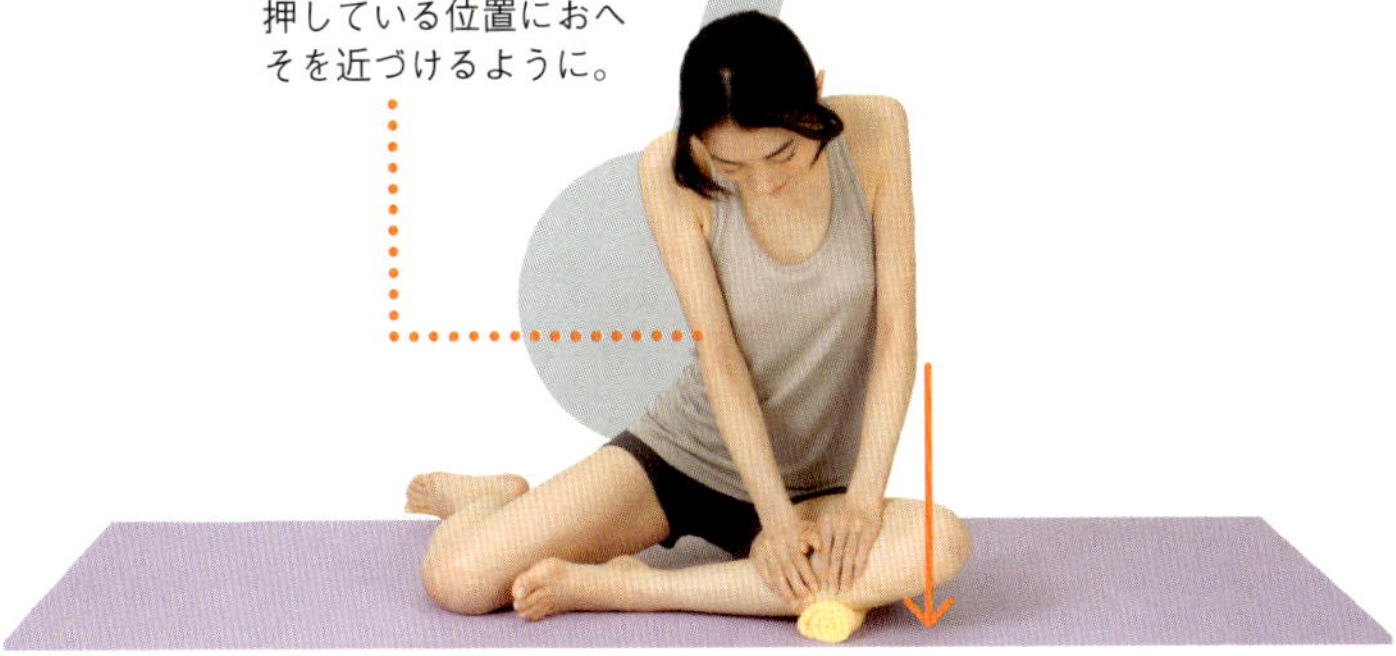

2

左のふくらはぎに両手を乗せ、体重をかけるようにして押す。2往復を目安にする。反対側も行う。

内臓 POINT

中医学的には経絡が通り、胆のうに関わるツボがある。問題がある場合には、ツボの部分が過敏になったり、圧痛があったりする。

足タイプ

足関節を回して可動域を広げる

足関節回し

足関節の動きが悪くなっていると、
靴を変えた時や、長く立ち続けた時などに、
腰に影響が現れ、痛むことがある。
このメニューでよく動かしておくことが大切。

改善POINT

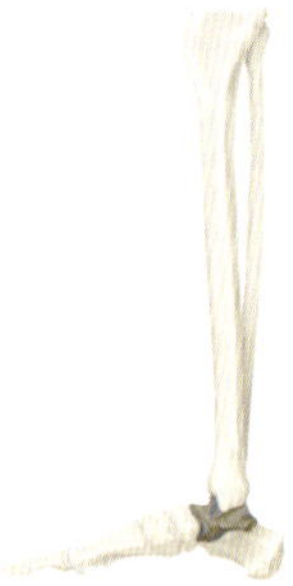

距骨《きょこつ》

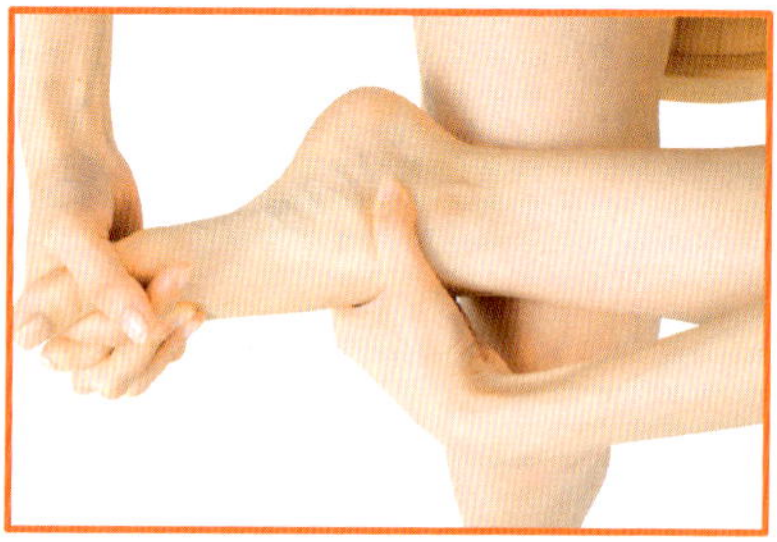

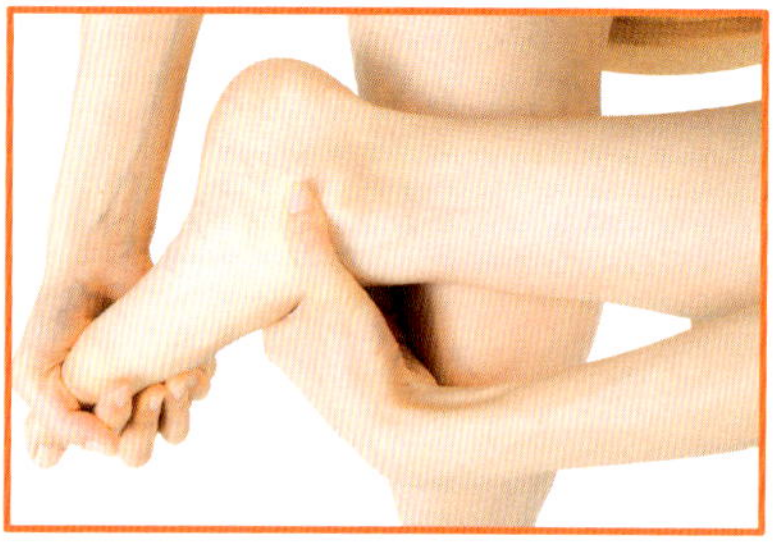

1 イスに座り、左の足首を右脚の太ももに乗せる。左足首のくるぶしの下にある距骨（P75）を、左手でしっかりおさえ、右手の指を左足の指の間に入れる。

2 左手でおさえた距骨を動かさないようにしながら、指をからめた右手で足を回す。両方向へ、3〜5回回す。力を入れて無理に回さないこと。反対側も行う。

Another Angle

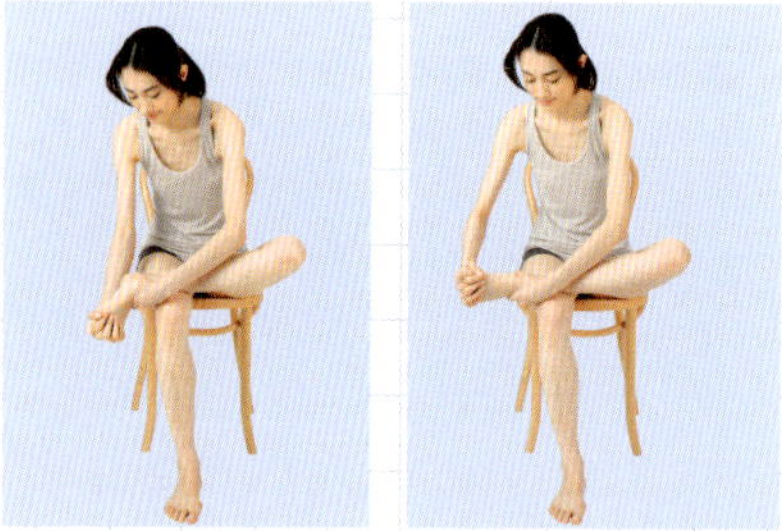

足タイプ

足の繊細な動きを高める

足指グーパー

立ったり、歩いたりするのに必要なのに、
足の指は動きが悪くなっていく。
グーパーの動きを繰り返すだけで、
指を動かす多くの筋肉を一挙に活性化できる。

改善POINT

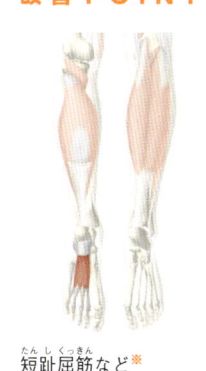

短《たん》趾《し》屈筋《くっきん》など※

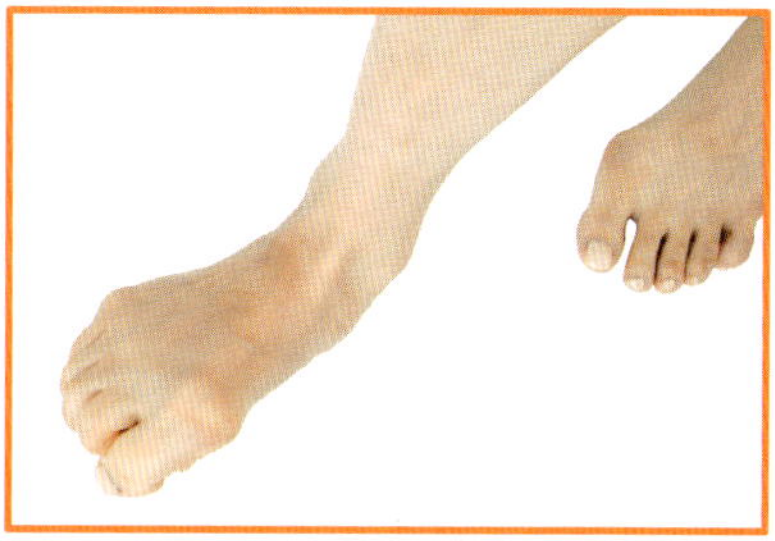

1 足の指をすべて曲げる。この時に足底に痛みが出る人は、テニスボールマッサージ（P127）の併用がオススメ。

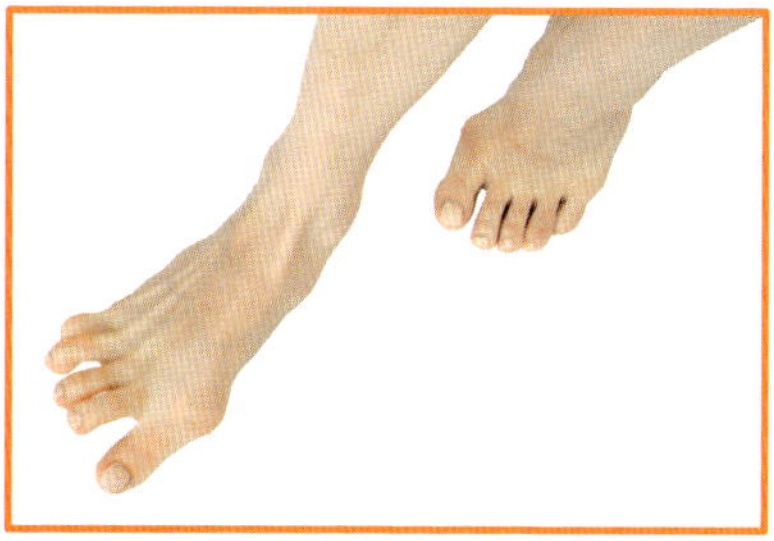

2 足の指をすべて広げる。ゆっくりと大きい動きで、グーパーを5～10回繰り返す。反対側も行う。

Another Angle

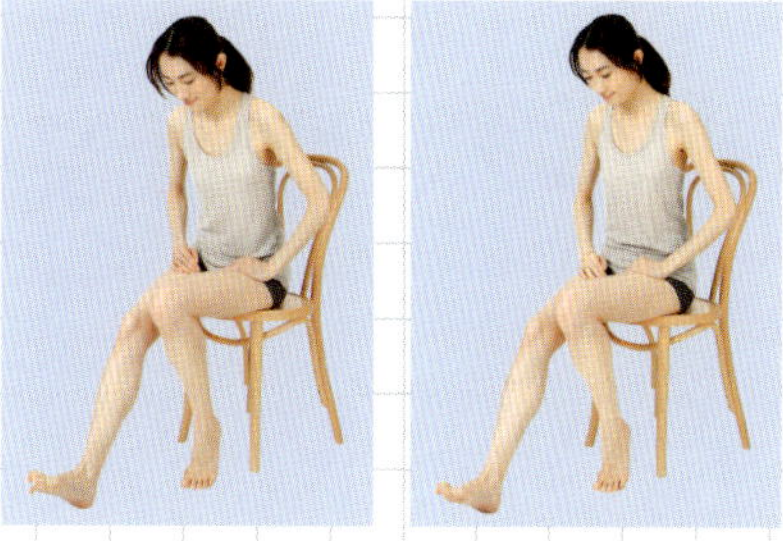

内蔵 POINT
足底の筋肉・筋膜は内臓とつながっていると言われている。また、経絡でも腎経とつながっており、泌尿器系の働きが活性化される。

※ 他に小趾外転筋、母趾外転筋、背側骨間筋、虫様筋、短母趾屈筋、短小趾屈筋、長趾屈筋、長母趾屈筋

足タイプ

股関節の負担を軽減する足踏み

足にはたくさんの骨が集まっている。
それらを正しい状態に調整することで、
膝、股関節、仙腸関節へと及ぶ力を
軽減することができる。

改善 POINT

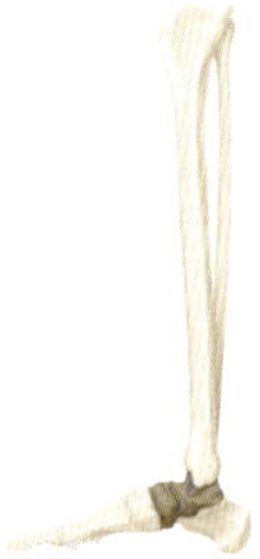

足根骨《そっこんこつ》（距骨《きょこつ》、舟状骨《せんじょうこつ》）

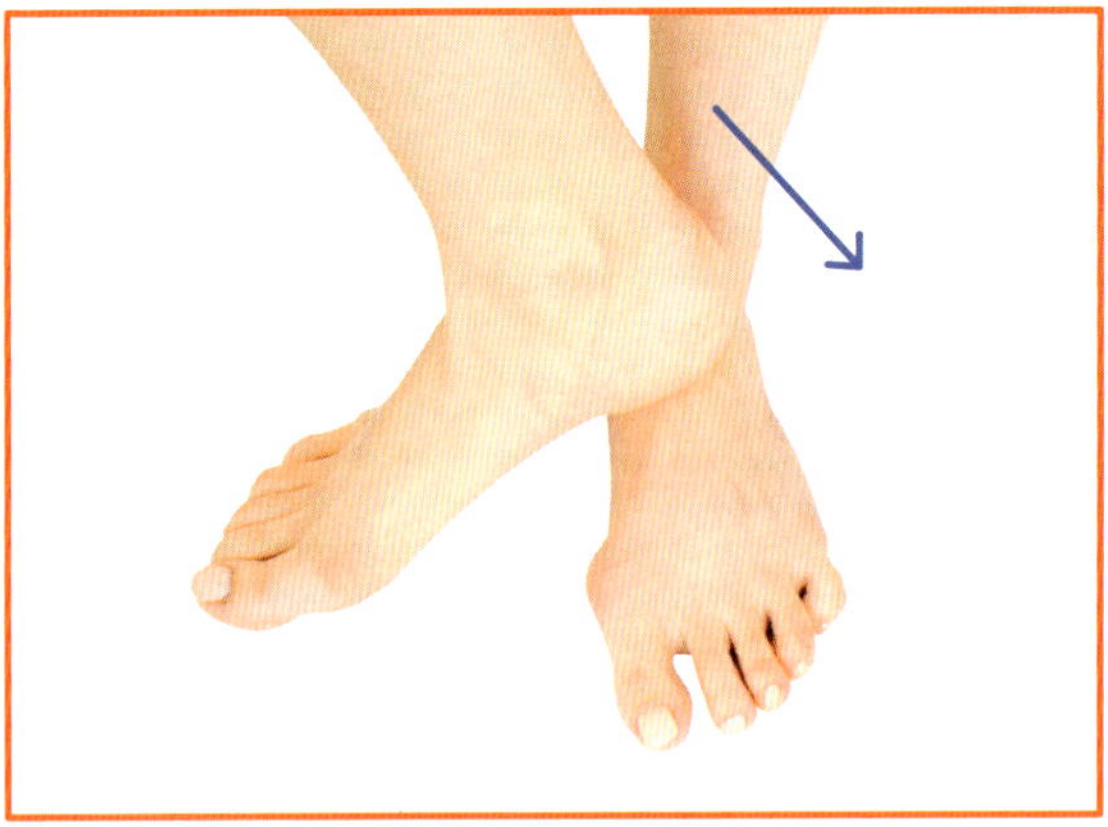

左足の甲に右足のかかとを当て、気持ちよく感じられる強さで踏む。その状態で、左の膝を5～10回軽く屈伸させる。反対側も行ってもよいが、問題のある片側だけでもよい。必ず壁の支えを使うこと。骨粗鬆症の人は行わない。

Another Angle

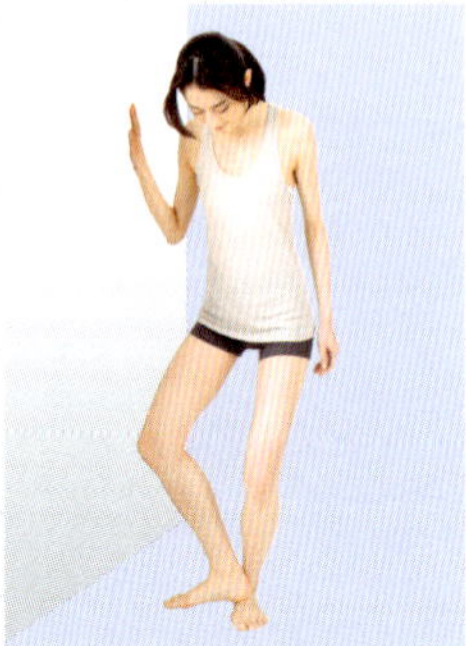

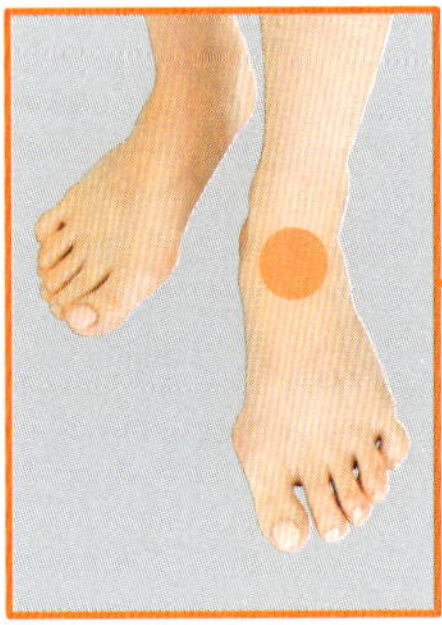

踏む部位

距骨や舟状骨は、足の甲の足首寄りにある。ここを踏む。

急な痛みに襲われた時の対処法

急に腰痛が起きた時に痛みを軽減する方法を紹介します。
オフィスでもでき、痛む腰を動かさなくてもよい方法が中心です。

改善POINT

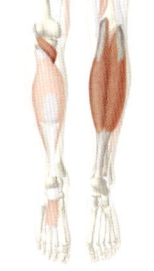

膝窩筋、腓腹筋

腰の曲げのばしで痛みが出たら

膝裏マッサージ

膝の裏には「委中《いちゅう》」というツボがある。腰を曲げたり、伸ばしたりした時に起きた腰痛には、このツボが特に効果的。痛みがやわらぐまで持続的に押し続ける。

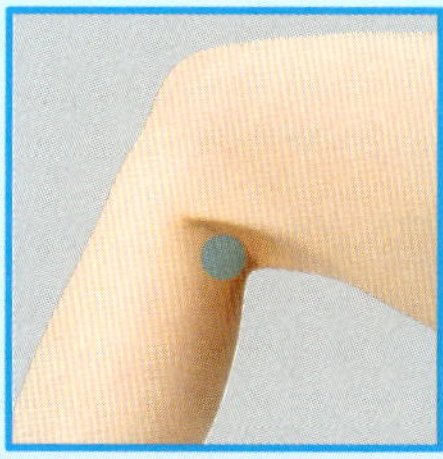

ツボの見つけ方

委中は（腰痛に効果があると言われるツボ）、膝裏の横じわのほぼ中央にある。

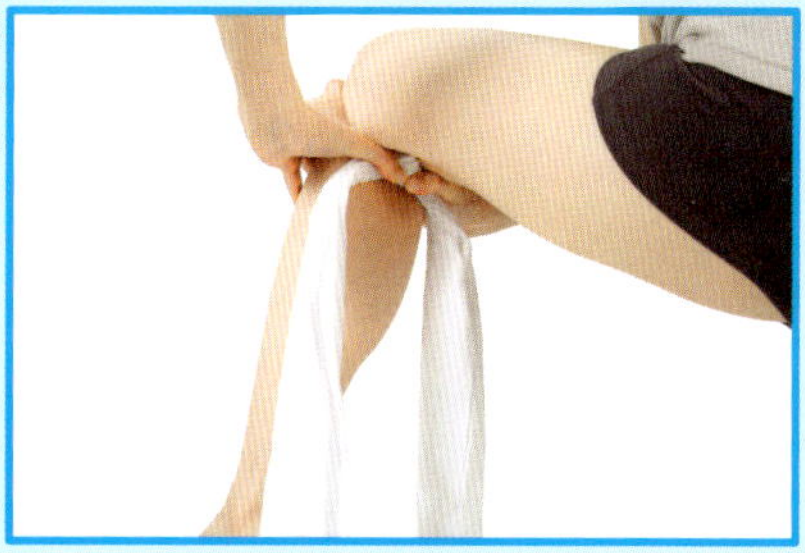

手ぬぐいに結び目を作り、それを膝の裏に当て、膝の下にある骨の出っ張りに向かって押す。強くこねたりせず、30〜60秒間持続的に押す。途中、休みながらでもよい。左右行ってもよいが、痛みが腰の片側なら、痛む側だけでもよい。

Another Angle

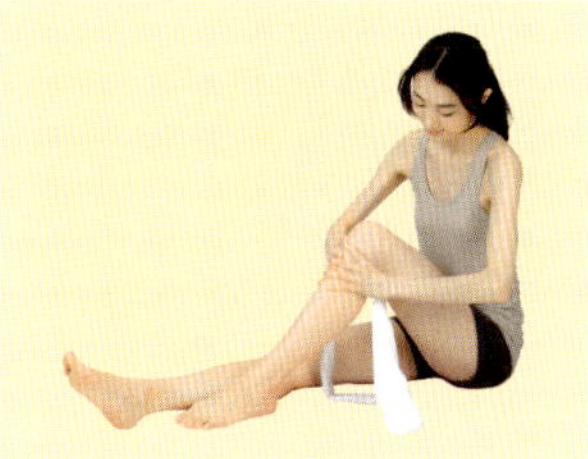

手ぬぐいを活用

手ぬぐいを強く結ぶと、ツボを刺激するのにちょうどよい硬さになる。

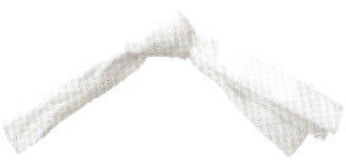

改善POINT

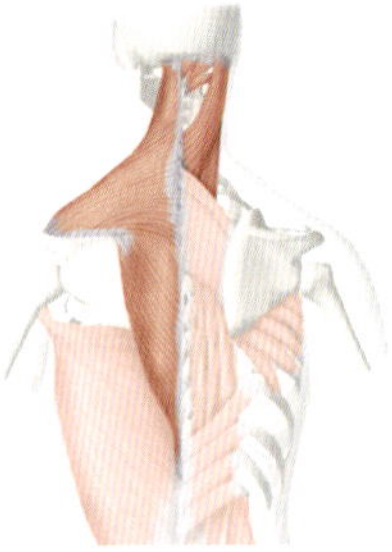

板状筋、後頭下筋群、
僧帽筋

ストレスを感じ腰が痛い時

後頭部マッサージ

ストレスで緊張しやすい後頭部の筋肉。
ここをじっくりとほぐすことで、
頸椎（背骨の首あたり）や背中の筋肉の緊張もとれ、
腰の痛みがやわらいでいく。

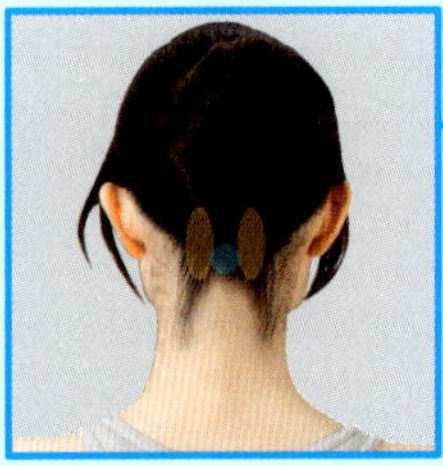

もむ部位

後頭部のくぼみの左右に筋肉の隆起を感じることができる部分をマッサージする。

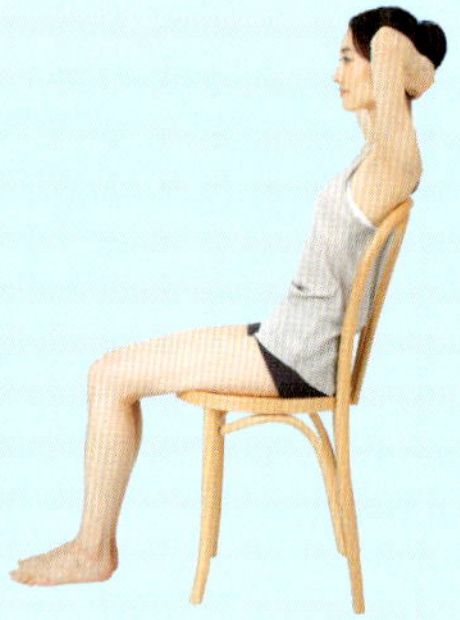

1 イスに座り、両手の指先を揃えて、後頭部のくぼみに当てる。

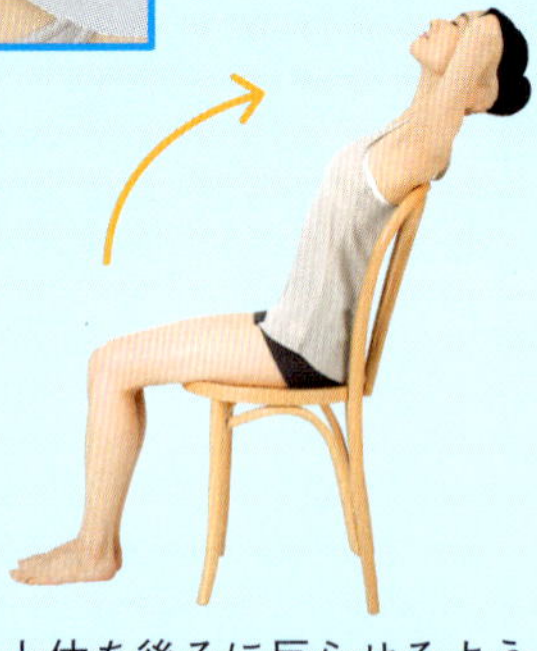

2 上体を後ろに反らせるようにし、頭の重さを利用して、気持ちよく感じられるように、やさしく圧力を加える。30〜90秒程度、左右や上下にもんでもよい。仰向けに寝て行ってもよい。

Another Angle

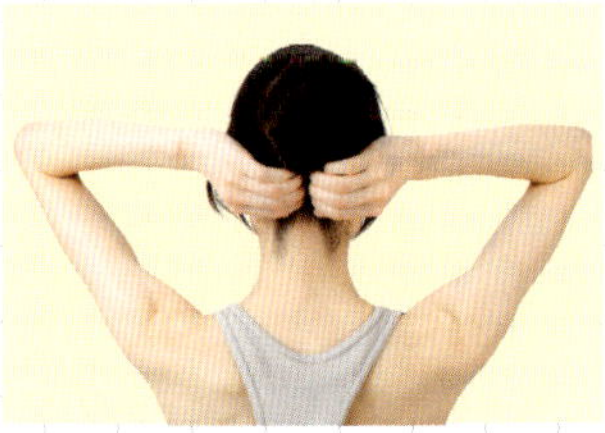

ココロPOINT

頸椎と後頭部の連結部は、副交感神経の連絡路。精神的なストレスは頸部の筋肉を緊張させるため、ゆるめると気持ちが落ち着く。

改善POINT

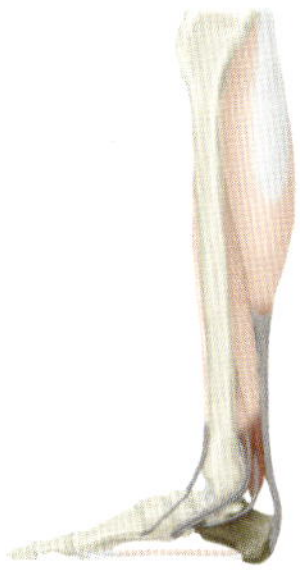

踵骨、アキレス腱、各種腱など※

腰を動かすのが怖い時
足首&かかとのマッサージ

中医学では足首と腰は密接な関係にある。
そのため足首やかかとをマッサージすると、
痛みがやわらいでいく。
腰に負担がかからないので、安心して行える。

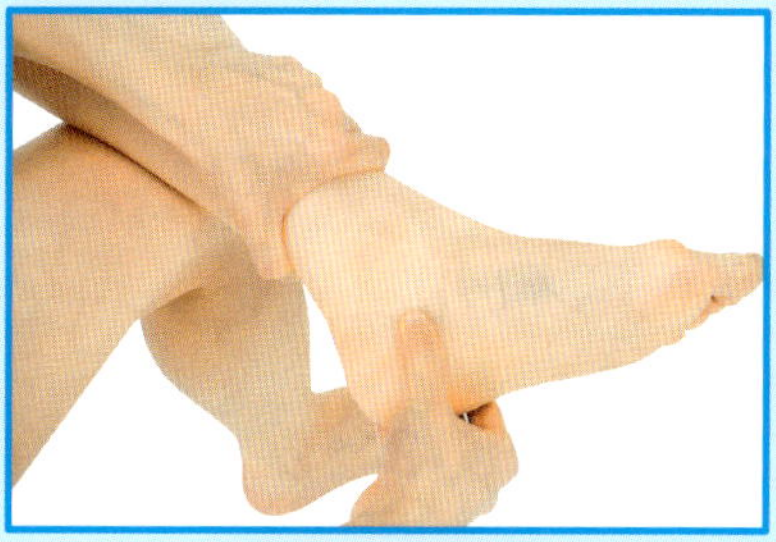

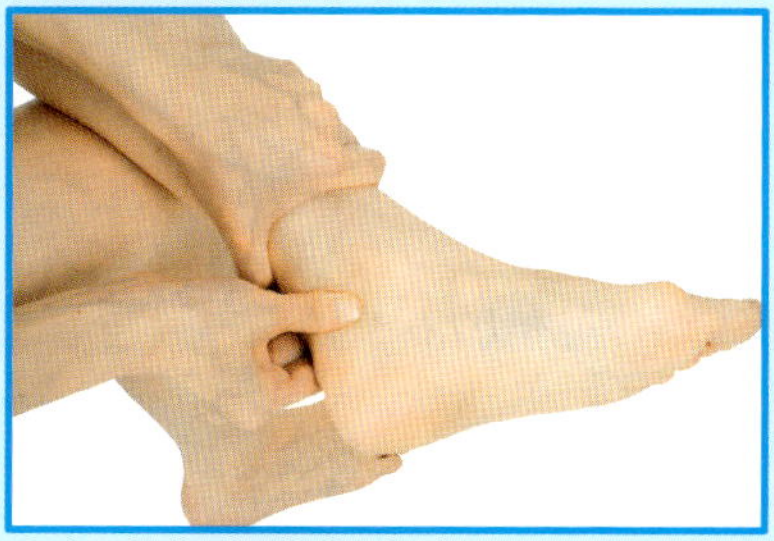

1 足首を太ももに乗せ、かかとを親指と人差し指で挟むようにして圧迫する。足裏から挟むようにすると、うまく圧迫できる。

2 足首を親指と人差し指で挟むようにして圧迫する。アキレス腱側から挟むようにすると、うまく圧迫できる。

Another Angle

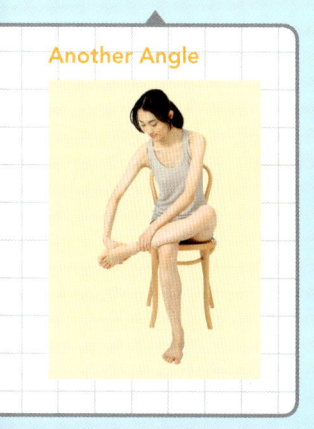

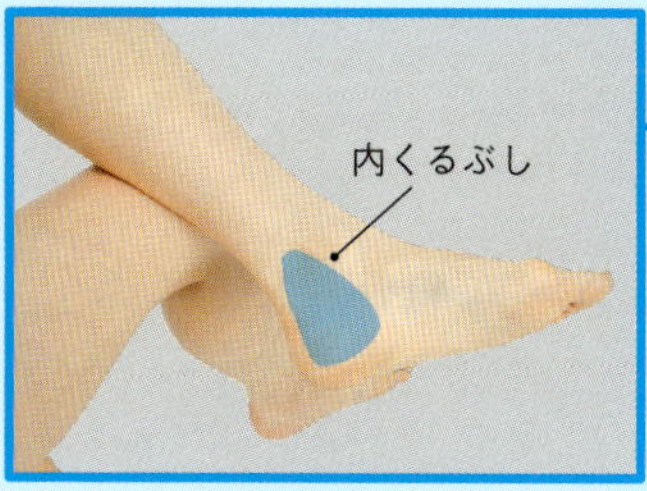

もむ部位

かかとの骨を感じられるところから、内くるぶしの上あたりまでをマッサージする。

※ 他に長・短腓骨腱、後頸骨筋腱、長母趾屈筋腱、長趾屈筋腱

改善POINT

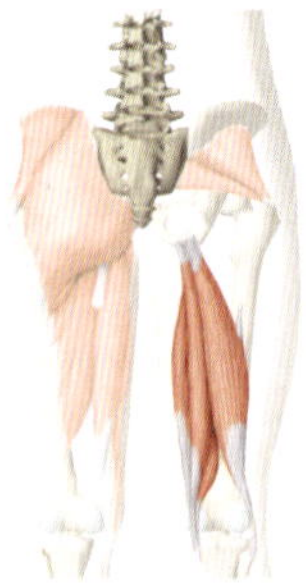

ハムストリング

腰が固まりそうになった時

ヒップバック

座っている時に腰が丸くなる人は、
急な腰痛に襲われた際、痛みとともに腰が固まってしまうことがある。腰椎の自然なカーブが回復すれば改善する可能性がある。

1
壁に向かって立ち、壁の胸の高さに両手をつける。上体がやや前傾するくらい壁から離れる。ドローイン※を意識してお腹をへこませる。

2
膝を軽く曲げる。顔は壁に向け、背中が丸くならないようにする。

3
膝は軽く曲げ、顔は壁に向けたまま、お尻を後ろにつき出していき、腰に適度な前弯（前側にカーブ）を作る。5〜10回を目安に行う。手を膝について行ってもよい。

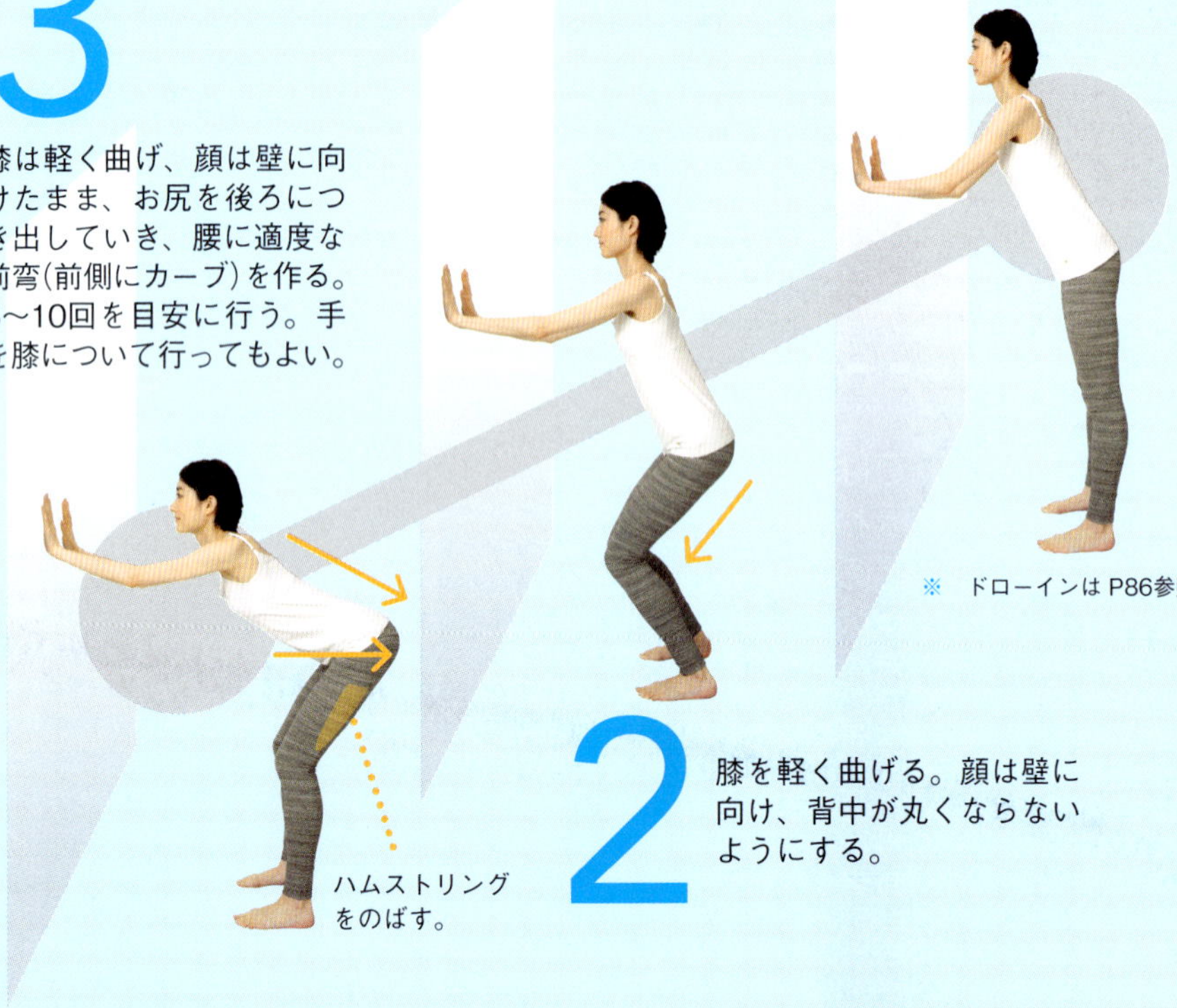

※ ドローインはP86参照。

第5章

腰痛と中医学

もっとラクになる

ここまでは主に西洋医学の観点から見てきましたが、
中国に伝わる伝統医学(中医学)では、
腰痛はどのようにとらえられているのでしょうか。
ココロや内臓と腰痛の関係、筋膜連結など、
これまで学んできた腰痛に対する考え方は、
実は中医学に通じるものがあります。
中医学特有の理論である経絡やツボ、
腰痛に関係が深い五臓六腑の「肝」と「腎」など
中医学の考え方やメソッドも学ぶことで、
腰痛のない健康なココロと体を手に入れましょう。

中医学
1

中医学から見る腰痛の治し方

五臓六腑の「肝」と「腎」が関わる

中医学※は中国に伝わる伝統医学です。古い時代に完成した医学体系ですが、現在でも病気の治療や健康づくりに生かされています。

中医学では、人間の体や生理活動を「五臓六腑」に分類しています。五臓とは、肝《かん》、心《しん》、脾《ひ》、肺《はい》、腎《じん》の5つ。肝や腎といっても、現代医学の肝臓や腎臓とイコールではありません。あくまで中医学の概念ですが、一つの内臓器官だけでなく、代表的な肝臓や腎臓を中心に関わりあって生まれる生理現象を意味しています。

六腑は、胆《たん》、小腸《しょうちょう》、胃《い》、大腸《だいちょう》、膀胱《ぼうこう》、三焦《さんしょう》の6つ。五臓六腑は、それぞれが協調し合いながら、人間が生きていくためのさまざまな働きをしています。中医学では、トラブルを起こしている体の部分だけを診るのではなく、体全体を診ていきます。そして、自然を含めた環境の影響を常に考えながら、体全体のバランスを整えることで、各部に生じているトラブルも解消していきます。

したがって、**腰に痛みがある場合でも、腰だけを治療対象とするのではなく、今おかれている環境や、五臓六腑をよい状態にすることを目指します。そして、中医学では肝と腎が弱くなることが、腰痛を生じやすいと考えるのです。**

memo

※　現代医学（西洋医学）は、病気の原因を絶つことや、症状を抑えることが中心だが、中医学では同じ病気でも、その人の体質や状態によって対処法が異なり、体の持つ自然治癒力を高めることによって回復させる。

五臓とは？

中医学における五臓とは、西洋医学における内臓器官だけではなく、内臓周辺の相互における機能や役割なども意味している。下記のイラストはその「概念」をイメージとして表したもの。

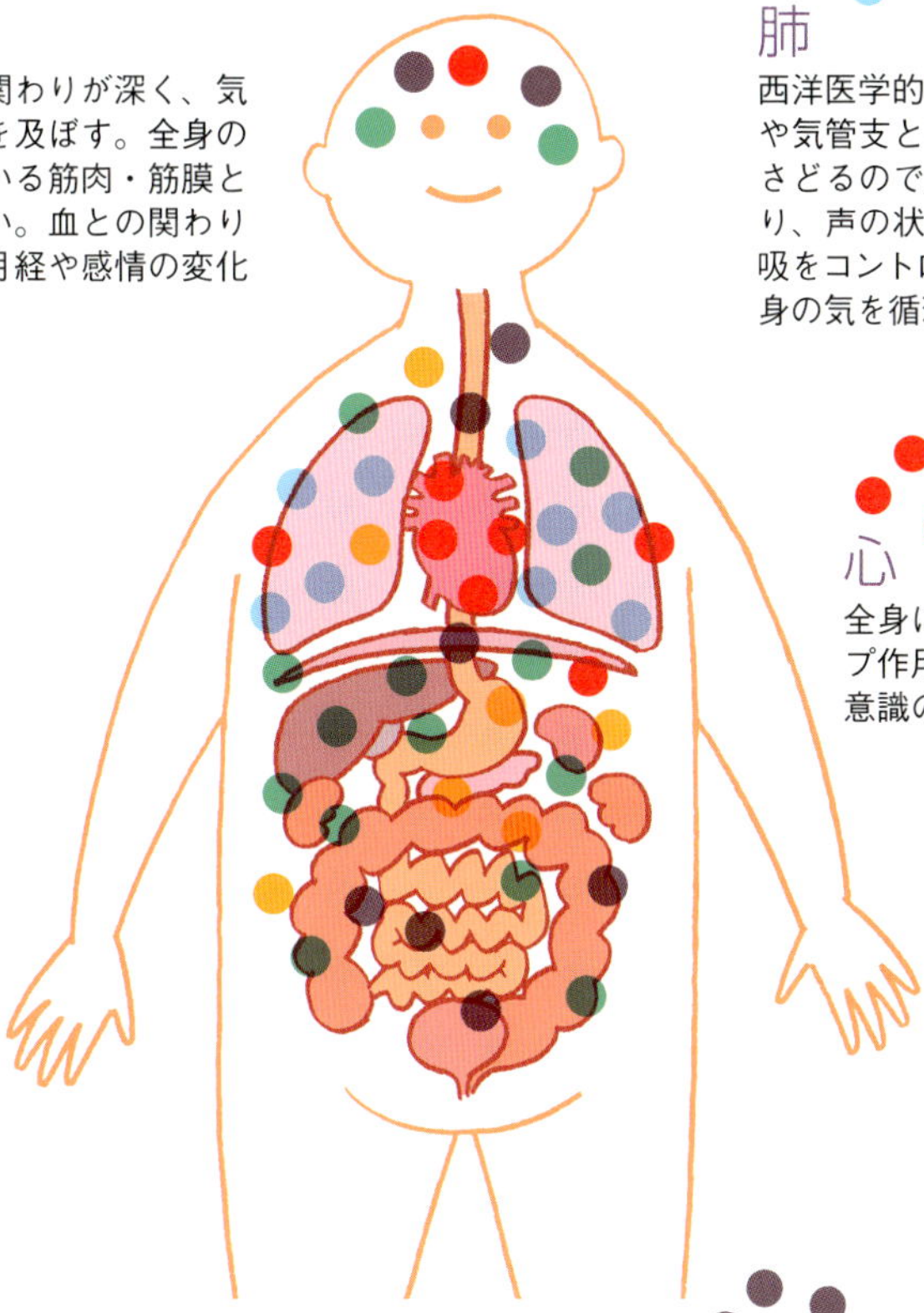

肝

自律神経との関わりが深く、気の流れに影響を及ぼす。全身の骨格を支えている筋肉・筋膜との関わりが深い。血との関わりから、女性の月経や感情の変化にも影響する。

肺

西洋医学的な肺はもちろん、喉や気管支といった上気道をつかさどるので、咳や鼻水、鼻づまり、声の状態として現れる。呼吸をコントロールすることで、全身の気を循環させる役目がある。

心

全身に血を送り出すポンプ作用だけでなく、精神意識の中枢となる。

脾

消化器系をコントロールし、飲食で生命活動に必要な後天のエネルギーを生み出す。後天とは、腎が生まれながらに貯蔵している先天と対照的なもの。子どもの頃は虚弱でも、生活の注意・養生によって健康になれるとして、中医学では特に大切だと考える。

腎

生まれながらに両親から受け継いでいる先天のエネルギー（気）を貯蔵しているため、不足するとダイレクトに加齢が現われてくる。また、背骨や神経系との関わりが深く、加齢による変性や認知症などは腎の現れと考える。

中医学 2

「肝」が弱ると筋肉に異常が現れる

肝は筋肉や筋膜と関わっている

腰痛には肝と腎が深く関わっていると書きましたが、その理由を説明しておきましょう。

中医学では、肝は筋肉や筋膜を司《つかさど》るとされています。つまり、肝が弱ると、筋肉や筋膜に問題が生じてくるということです。腰痛の原因は骨や関節にあると考えられがちですが、非特異的腰痛の場合、筋肉や筋膜が原因となって起きている腰痛はとても多いものです。

なぜなら、筋肉や筋膜には、骨格を支えるという重要な役割があるからです。**肝が弱ることで、筋肉がちゃんと収縮できなかったり、筋膜が縮こまったりしたままだと、背骨や骨盤を安定して支えられなくなってしまいます。その結果、歪みが生じて腰痛が生じたり、筋肉・筋膜自体の異常がトリガーポイント（P30）となって腰痛を引き起こしたりすることもあります。**

また、肝は怒りやイライラの感情と関わりがあります。特に抑圧された怒りが続くことは肝を弱らせ、腰痛の原因となるのです。

また、「肝腎同源《かんじんどうげん》」※という言葉がありますが、腎が弱ると肝も弱り、肝が弱ると腎も弱るとされています。ここからも、筋肉・筋膜と背骨・骨盤といった骨で構成されている腰の痛みが、肝と腎で説明できると言えるでしょう。

memo

※　中医学では、五行（木、火、土、金、水）という自然に五臓六腑を当てはめて考える。この考え方で「肝」は「木」、「腎」は「水」であり、相生関係という親子関係にある。

肝の元気度チェックリスト

□筋肉がけいれんしたり、脚がつったりすることがある
□時々めまいがする
□目の異常が現れやすい
□血圧が高くなりやすい
□イライラしやすい／
ストレス発散がなかなかできない
□自分のことをまわりが正しく評価してくれないと思う
□体がだるかったり、やる気がおきない時がある
□ワキや季肋部※周辺に張った痛みを感じることがある
□お腹にガスがたまりやすい
□生理周期が乱れやすい／生理前に心身の不調が生じやすい
□寝つきが悪い
□爪が割れやすい

４つ以上当てはまる人は肝が弱っている可能性がある。

※　上腹部で左右の肋骨の下あたり

肝に関わるツボ

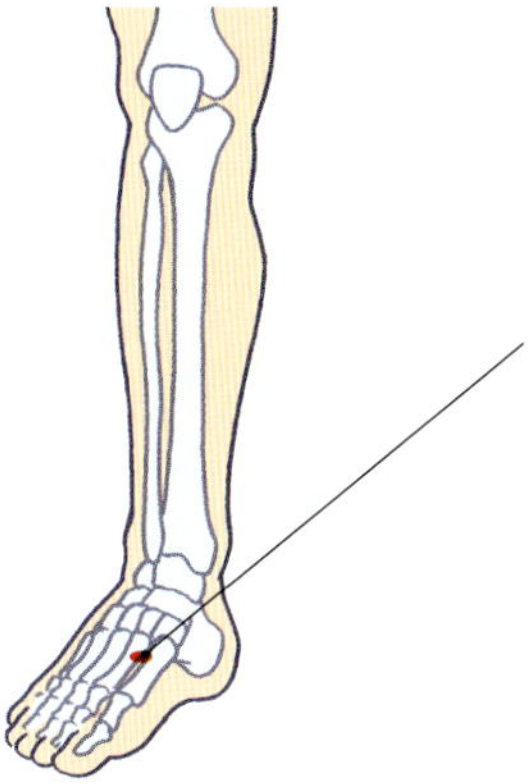

太衝《たいしょう》
肝の経脈のエネルギーの状態を最も表すツボ。第１中足骨と第２中足骨の間で指を下から上に滑らせていき、止まったところにある。ここの拍動が弱い場合、痛気持ちいい程度の圧で刺激し、脈拍が強くなる（肝の状態がよくなる）のを感じる。

中医学
3

「腎」が弱ると背骨に問題が起きる

腎は骨や髄と関わっている

中医学において、腎は骨や髄《ずい》（骨髄・脊髄）を司るとされています。全身の骨に関係しているわけですが、**特に脊髄や脳といった神経系と関わりの深い背骨が腎の状態を表します。その背骨[※]に問題が生じることを考えれば、腰痛と密接な関係にあることが理解できるでしょう。**

また、腎は老化との関わりが深く、背骨が気づかないうちに変性したり、加齢現象が進んだりするように、腎の衰えも意識的な注意が必要です。加齢がすべての腰痛の原因とは言えませんが、高齢になって冷えや、夜間頻尿などの自覚症状をともなう腰痛は、腎の衰えがダイレクトに現れていると言ってもいいでしょう。

生まれながらに腎のエネルギーが多い人や、後天的に丈夫に育った人も、過信して毎日忙しく根をつめたり、無理をしたりしてしまうと、腎をそこないます。男性の過度な性生活もこれにあてはまりますが、現代人の腰痛には、こうした生活習慣も大きく関係しているのです。

感情面では、腎は、不安、恐怖、恐れ、驚きなどに関わっています。腎が弱っている人は、不安や恐怖が強く、ちょっとしたことに驚いたり、不安を感じたりします。こうした感情も腰痛と関わっているのです。

memo

※　他にも腎が弱くなることで、毛髪が抜けやすくなる、歯が弱くなる、物忘れしやすくなるという症状がでる。

腎の元気度チェックリスト

□髪が抜けやすくなった
□歯が弱くなった
□耳鳴りや難聴になった
□腰痛を感じることが増えた
□足腰がだるく感じる
□膝が痛くて力が入らないことがある
□物忘れをするようになった
□夜間にトイレに行く回数が増えた
□不安感がある
□ちょっとしたことで驚きやすい
□足の裏のほてりを感じる

4つ以上当てはまる人は腎が弱っている可能性がある。

腎に関わるツボ

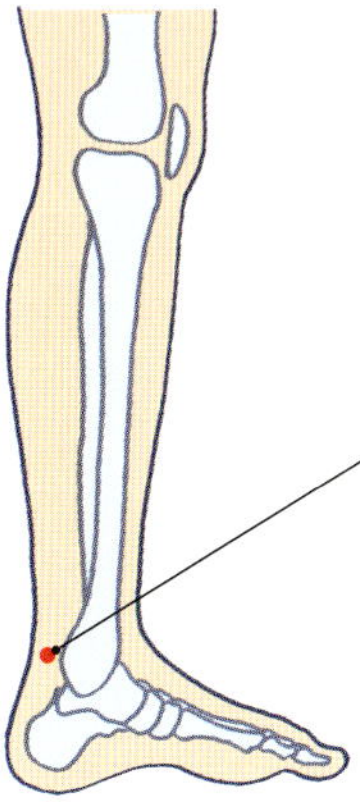

太谿《たいけい》

腎の経脈のエネルギーの状態を最も表すツボ。内くるぶしのアキレス腱側から少し移動したところにあるへこみを探す。ここの拍動が弱い場合、痛気持ちいい程度の圧で刺激し、脈拍が強くなる（腎の状態がよくなる）のを感じる。

中医学
4

経絡は筋膜と酷似したルート

腰痛に関わるのは「肝経」と「腎経」

中医学では、「気」というエネルギーが流れる「経絡」というルートが体の中に存在すると考えます。「ツボ」は、体表を走る経絡[※1]上に表れる凹みやコリ、圧痛などの反応点です。

腰痛に深く関わっているのは肝と腎ですが、経絡にもそれぞれと関わりの深い「肝経《かんけい》」と「腎経《じんけい》」があります。どちらの経絡も足から始まり、脚の内側や後ろ側を通り、上半身へと上がっていきます。腎経は背骨に連絡しながらお腹に戻って上に向かって走り、肝経は生殖器を通って上半身へとつながります。

経絡は六臓六腑[※2]の状態を、皮膚や筋肉・筋膜に表すルートですが、臓腑《ぞうふ》には裏表関係（陰陽関係）が存在します。肝と胆、腎と膀胱のように相互に密な連絡をとりあうため、腎が弱れば膀胱経《ぼうこうけい》に、肝が弱れば胆経《たんけい》に緊張や痛みなどの異常を現します。また、膀胱経《ぼうこうけい》は、ふくらはぎ、太ももの裏側、お尻、腰、背中、頭に続き、胆経《たんけい》は頭からワキ、体側、脚の外側へと続くので、腰痛を引き起こすことも。

臓腑の陰陽現象は、筋肉の拮抗筋《きっこうきん》や、自律神経の拮抗作用に似ています。また、経絡と筋膜の酷似したルートや性質を研究することが、腰痛を改善するきっかけになるかもしれません。

memo

※1　体表に縦に走る大きいルートを正確には経脈といい、その経脈と経脈をつなぐルートを絡脈という。２つを合わせて経絡というが、ツボの多くは経脈上にある。

※２　経絡では「心包」という臓が加わり六臓六腑となる。内側のカラダ（六臓六腑）と外側のカラダ（皮膚及び筋骨格）が経絡によって連絡されている。

腰痛に関わる経路

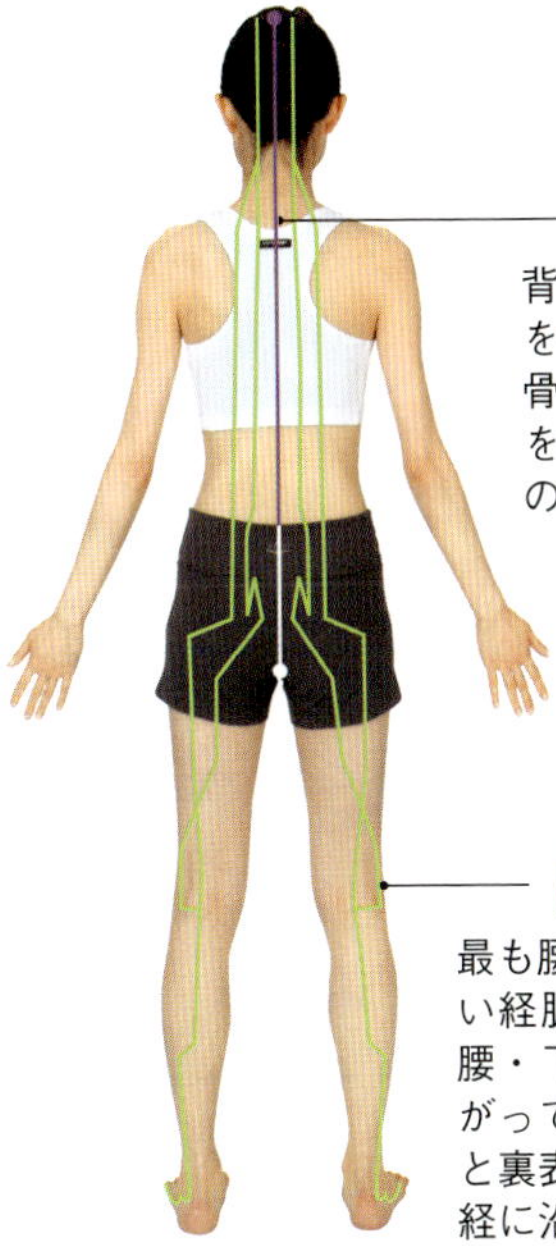

督脈《とくみゃく》

背面中央で、背骨の中を伝っていく経脈。背骨の歪みは督脈の運行を阻害し、腰痛や背中の痛みとしても現れる。

膀胱経《ぼうこうけい》

最も腰痛と関わりが深い経脈で、頭・背中・腰・下肢後面とつながっている。腎が弱ると裏表関係にある膀胱経に沿って緊張や痛みが現れやすい。

腎経《じんけい》

足の裏からもも裏の内側を上がって、背骨を貫いてから体表に表れ、お腹を上行。腰痛の根本原因となることが多い大腰筋とも関わりが深い。

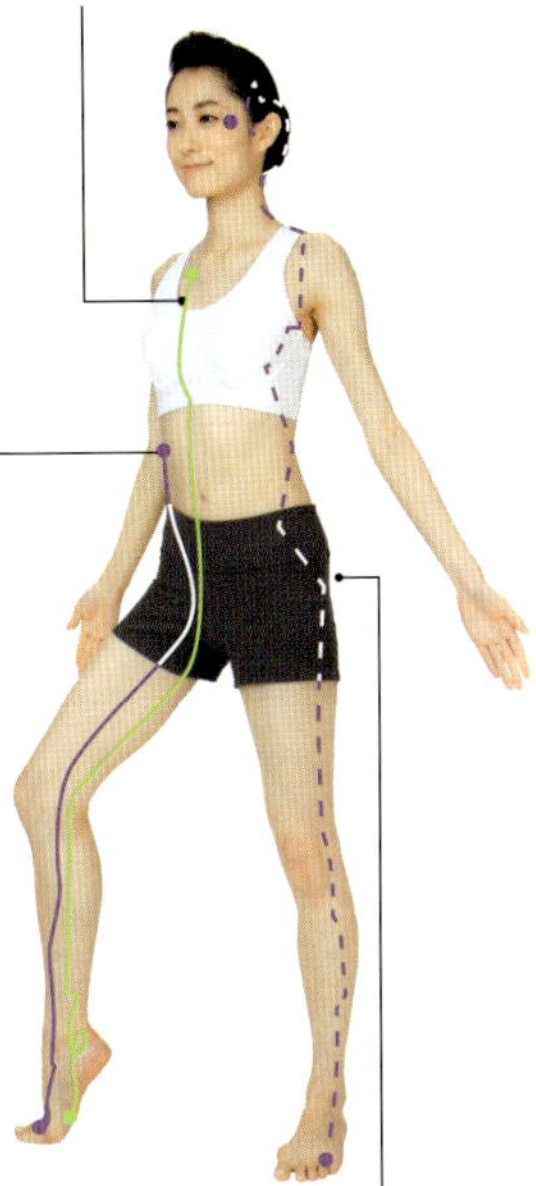

肝経《かんけい》

足の親指から内ももを上がり、生殖器を通って季肋部（上腹部で左右の肋骨の下あたり）に至るため、婦人科系や月経のトラブルとも密接。別行ルートでは、頭頂（督脈）につながる。

胆経《たんけい》

頭からワキ、臀部、下肢と体の側面を通る経脈。肝が弱ると裏表関係にある胆経に沿って緊張が現れやすい。

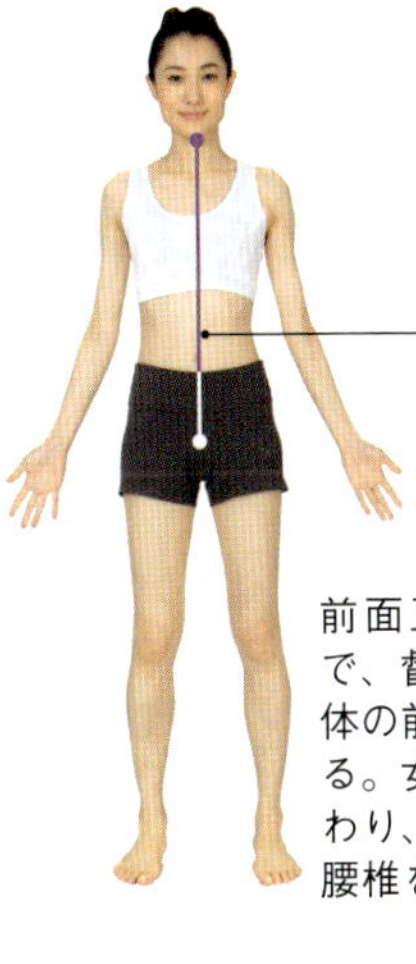

任脈《にんみゃく》

前面正中を通る経脈で、督脈とつながって体の前後を周回している。女性の月経とも関わり、別行ルートでは腰椎を通っていく。

中医学
5

「肝腎」を高めて腰痛を遠ざける

がんばりすぎないことが大切

中医学で主要な五臓を占める肝と腎ですが、現代にも「肝腎要《かんじんかなめ》」※という言葉があるように、私たちも大事な時に肝と腎を意識しています。

そんな肝と腎をそこなう原因の一つが、元気な人が、働きすぎたり、無理をしすぎたりしてしまうこと。自分は大丈夫だから、がんばれるから、と過信してしまうと、肝や腎が弱り、腰痛も引き起こしやすくなってしまいます。

これを防ぐには、がんばりすぎないことが大切。自分は無理がきくと思っている人ほど、注意が必要です。**すでに肝や腎の働きが低下している場合には、十分に体とココロの休養をとって、エネルギーを回復させることが必要です。**

男性の場合には、過度な性生活も避けるべきです。女性と異なり、多くの男性は、性生活に限らず、働きすぎたり、やせ我慢をしたりして、体をそこなう傾向があります。

食事では、肝や腎に負担のかかる食べ物のとりすぎに注意。呼吸も大切です。深い呼吸を意識しながら横隔膜を上下させることは、肝臓などの内臓にマッサージ効果を発揮します。ストレスがあると呼吸が浅くなるので、ゆっくりと長く吐く呼吸を意識し、ストレスや自律神経とも関わりが深い肝や腎を高めましょう。

memo

※「肝心要」と書くことも多いが、肝臓と腎臓が大切であるという語源に近い漢字はこちら。「要」に肉体を意味する「月＝肉づき」を足したものが「腰」であることから、肝臓と腎臓が腰と深い関係にあることも示唆される。

肝腎を高める方法

運動

エネルギーを激しく消耗するような息が上がるものではなく、適度に運動をすることは「肝」にも「腎」にも効く。本書で紹介しているメニューでは、「肝」には「三角のポーズ」(P80)、「腎」には「ブリッジ」(P90)」が特にオススメ。

感情のコントロール

「肝」「腎」ともに、ネガティブな感情が過剰に、また長期にわたって生じると弱ってしまう。また、恐怖や不安からイライラや怒りといった感情へ連鎖することもある。自分の感情を客観的に分析し、できる範囲で恐怖や怒りの感情を予測することも大切。うまくいかない時は、過去の成功体験を思い出すなどして感情をポジティブな方向へコントロールしよう。

性生活

本来、性生活は気を充実させる意味で良いものとされるが、過剰だと特に「腎」を消耗することになる。特に男性は過剰な射精は控え方がよい。

食事

「腎」を高めるには、豆類や黒い食べ物(黒キクラゲや黒豆など)を適度に摂取するとよい。クエン酸などを多く含むグレープフルーツやレモンなどの酸味を摂取することは、筋肉疲労を回復し、「肝」にもよい。ただし、取りすぎるとお腹をくだすことがあるので注意が必要。杜仲茶は「腎」と「肝」を高め、腰痛に効果があると言われる。

呼吸

「肝」の西洋医学的な器官に相当する肝臓は横隔膜の広い範囲にはりついていて、「腎」と関わりの深い大腰筋も横隔膜とつながっている。深い呼吸で横隔膜を動かし、自律神経を介して気持ちも体もリラックスすることが「肝」と「腎」を養生することになる。

COLUMN

中医学における“痛み”の考え方

中医学には、「不通即痛(ふつうそくつう)」という言葉があり、痛みは気血が流れなくなった時に生じると考えます。つまり、「通即不痛」＝通ずれば痛まず、流れていれば痛みは起こらないと考えるのです。これを水に例えてみましょう。熱すぎれば水は腐ってしまいますし、極寒の地では凍ってしまいます。しかし、どちらにおいても流れていたり、常に湧いてきたりする水は腐らないし、凍りもしないのです。同じように、人間の体も常に川の流れのようにめぐっている状態が理想です。

これは腰痛にも言えることです。何かに固執しすぎたり、緊張し続けたり、呼吸が止まってしまったりすることが痛みを長引かせたり、増強させていることがあるのです。まずは呼吸や体を動かすことから、少しずつ気の流れをスムーズにめぐらせていきましょう。

中医学 6

自分の体と感情を客観的に見つめる

「怒」と「恐・驚」に注意する

中医学では、病気や体調不良の原因を、「内《ない》因《いん》」、「外因《がいいん》」、「不内外因《ふないがいいん》」の3つに分類します。内因は感情やココロの問題。外因は感染症など。不内外因は食べすぎや働きすぎ、不良姿勢、運動不足などの生活習慣です。中医学では、特に内因＝感情の変化を重要な病気・不調の原因ととらえます。

問題なのは「怒《ど》・喜《き》・思《し》・悲《ひ》・憂《ゆう》・恐《きょう》・驚《きょう》」と呼ばれる7種類の感情（七情《しちじょう》）で、五臓※と深い関係にあります。過度な感情や長期にわたる感情の変化が五臓に影響を及ぼしたり、五臓が弱ることで感情が現れやすくなったりします。

肝は「怒り」、腎は「恐れや驚き」と関わります。怒りっぽくイライラしやすい人は肝が弱っている可能性があり、不安や恐怖を感じ驚きやすい人は腎が弱っている可能性があります。怒ったり不安になったりすることが悪いことではありません。大切なのは、客観的に自分の体と感情を見つめ、どんな感情の時に腰痛が現れているのか、腰痛がない時はどんな状態なのかを比較し実感すること。ネガティブな感情が過剰であったり、長く続いたりすることが体にとってマイナスになることを理解した上で、自分についてよく知ることが必要なのです。

memo

※ 肝は「怒」、心は「喜」、脾は「思（思う）」、肺は「悲」と「憂」、腎は「恐」と「驚」と関係がある。

自分だけの腰痛チェックシート

あなたが腰痛を感じた時、どんな状況だったかを思い出してみましょう。下記は一例にしかすぎません。「引っ越しをした」といった大きなものから「靴を変えた」という小さなものまで、あなたの日常には常に変化が起きているはずです。そうした変化に敏感になり、自分の体やココロがどうなっているかを客観的に見つめることが必要なのです。

腰痛を感じた時、どんな状況でしたか？

食事はどうだった？

□食べすぎていた

□食欲がなかった

□いつもと違う嗜好や偏食になっていた

体はどうだった？

□腰以外にも痛みがあった

□筋肉にけいれんがあった

□耳鳴りやめまいがあった

睡眠はどうだった？

□睡眠時間をとれていなかった

□寝ても疲れがとれなかった

□途中で目覚めることが多かった

対人関係はどうだった？

□上司や部下とうまくいっていなかった

□友達と会ったり話したりしていなかった

□プライベートで悩みがあった

仕事はどうだった？

□働く環境が変わった

□立ち仕事が多かった

□忙しくて働きすぎていた

感情はどうだった？

□いつもよりイライラしていた

□いつもより不安感があった

□いつもよりびっくりしやすかった

おわりに

このたびは、数ある腰痛に関する書籍の中から本書を選び、最後までお読み頂きありがとうございました。

昨年、本書の出版が決まった時、まっさきに思い出したのは、地元静岡で生活する腰痛持ちの友人や知人、家族の顔でした。

「早く地元に帰ってきて治療してほしい」。そんな声に応えられない自分に、いつしか歯がゆさを覚えていました。そして同時に、腰痛には実にさまざまな原因があって、自分自身のことをちゃんと知ることが大切なのだということを、いつか伝えたいという思いが増していきました。

前著「背骨の実学」では、健康のバロメーターである背骨の大切さを伝え、背骨を健康に保つメソッドを紹介しました。さまざまな不調が背骨に影響し、背骨自体もあらゆる不調の原因になっているのです。一方、本書「腰痛の実学」では、読者の皆さんが自ら腰痛を改善することを目的としています。そして、自分に起こる腰痛を正しく知ることから、ご自身と身のまわりの自然環境を見直すきっかけになってほしい、そんな思いが込められています。

私が人生で2度目に経験した腰痛は、上下関係の厳しい職場における精神的なストレスが主な原因でした。常に感じる腰の重だるい痛みに加え、恐怖や苛立ちといった感情の浮き沈み、脚のほてりや質の悪い睡眠などの付随した症状がありました。今思えばよくわかることではありますが、当時は、まさか自分がストレスで腰痛を感じることになるとは思ってもみなかったのです。

このように、今でこそ、私自身の体験や、多くの腰痛を訴えるクライアントの施術経験から、腰痛にはメンタルストレスや内臓の不調、筋膜や関節の問題など、さまざまな原因があることがわかりました。しかし、自分にとって当たり前のことを伝えることが、読者の皆さんに役に立つことなのだろうかと疑問に感じた時期もありました。そんな時、「先生にとって当たり前のことでも、多くの腰痛で悩んでいる方にとっては当たり前のことではないのですよ」という編集者さんの言葉に励まされ、自分が現段階で知りうる腰痛のとらえ方と改善方法を、できるだけわかりやすく伝えようと決めました。

そのために、本書では読者がイメージしやすくなるようなイラストを多用し、腰痛の原因やメカニズムを紹介しています。そして、メソッドは筋力強化、関節モビリゼーション、ストレッチ、マッサージという4つの手法の違いを、読者の皆さんが自ら考えながらアプローチできるように説明しています。ぜひ、無理のない範囲で腰痛改善にトライしてみてください。

本書では妊娠中の腰痛や急性腰痛などには、あまり触れていません。もし、本書を読んでわからないことや不安なことがあれば、自分の力だけでなく人に頼ることも忘れないでください。施術者に自分の体を委ねてケアを受けたり、適切な医療機関などで医師や専門家の意見に耳を傾けたりすることも大切です。なぜなら、自分では感じることのできない感覚やアドバイスが、腰痛を改善するために必要なこともあるからです。きっと、皆さんのまわりに信頼できる先生がいるはずです。そして、腰痛の詳細に加えて、その他に付随する症状や環境の変化などがあれば伝えてみてください。腰痛だけをみると改善しないものが、自分と身のまわりのすべてをまるごとみていくことで改善していくものなのです。

出版に際しましては、推薦文をいただきました中村尚人先生と、数々のご助言をいただきました幸田誠先生に厚く御礼を申し上げます。2人を心から尊敬しています。また、いつも支えてくれる頼もしいスタッフと、ご愛顧くださるクライアント、自分のルーツである両親に感謝します。そして、最後まで妥協することなく最高の一冊を作り上げて下さった、信頼できる優秀な2人の編集者と、制作に関わってくださったすべての方に御礼を申し上げます。

本書を通じて、多くの方が、自然やご自分の体とうまく付き合い、あふれた情報に流されず、自分で考え、選び、行動する力が養われることを願います。そして、皆様の自然治癒力が活性化され、腰痛を感じることのない快適な日々を過ごすきっかけになれば幸いです。

石垣英俊

出版によせて

腰痛についてこれほどまでにわかりやすく、包括的に解説した一般書を私はほかに知りません。「○○だけで腰痛が治る！」というような極端なうたい文句で注目を引く書籍が蔓延する中、石垣氏は「そんなことは残念ながらない。原因はさまざまであり、腰痛は複合的な症状だ」と断言します。中医学、カイロプラクティック、鍼灸という幅広い見識と、豊富な臨床経験をもっているからこそ言えることです。私も強く共感します。

腰痛に限らず、痛みとは原因追及なくして、そう簡単に治るものではありません。腰痛を抱える本人の生活と今まで経験してきた歴史が、体に痛みとして現れているのです。その歴史を紐解き、原因を解明し、解決の方向を指し示すのが治療家です。つまり、原因の可能性を包括的に追及する視点が必要なのです。著者は、まさに治療家としてこの書籍を世に出していると私は感じました。本書の特徴として、セルフマネージメントが豊富に紹介されているのも自分自身の状態と向き合うためにとても有用だと思います。多くの方にこの本書が届き、冷静で客観的な腰痛との向き合い方が広まることを祈ります。

一般社団法人日本ヘルスファウンデーション協会代表理事　中村尚人

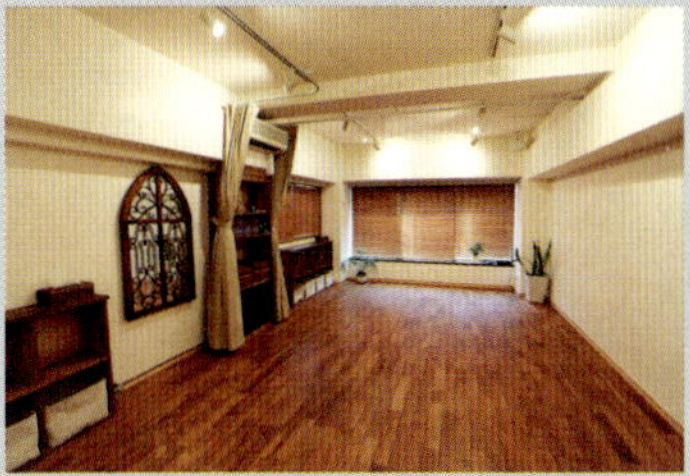

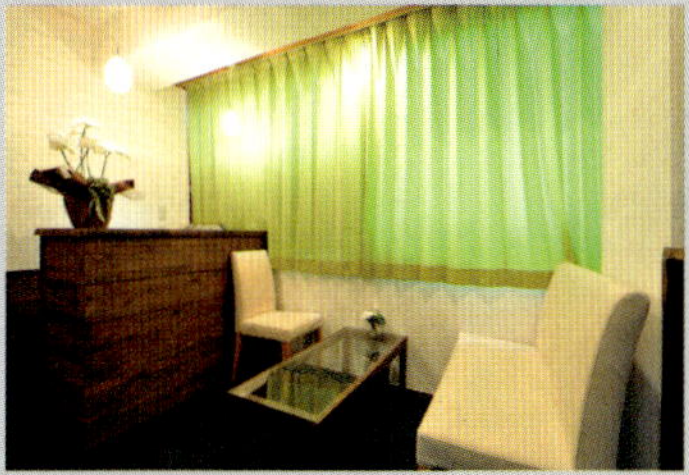

Information

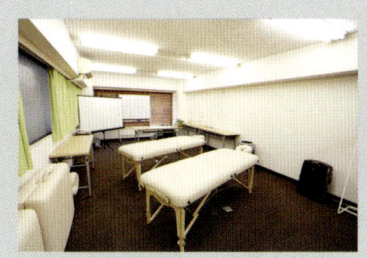

「神楽坂ホリスティック・クーラ®」（代表・石垣英俊）は、治療から癒しまでトータルにサポートする総合ヘルスケアセンター。付属の「アクティブケアスタジオ」は天然素材の心地よい空間で、ヨガ、ピラティスのレッスンを少人数制で実施。初心者から本格的に受けられます。併設のスクール、セラピストカレッジ「ナーチャ」では、本書で紹介した知識やマッサージをベースに、一般の方からセラピスト、インストラクターが実践で活かせるスキルを学べます。独自メソッド「アラウンドセラピー®」セミナーも随時開催中。詳細は下記または、ホームページをご確認ください。

アラウンドセラピー®とは？

アラウンドセラピー®は、中医学と脊柱解剖生理学をベースとした、独自のマッサージやエクササイズをアプローチとするホリスティックメソッド。"自然の一部である自分と身のまわりのすべて（＝Around）を知ること"と、"原因を知る"ことからはじまり、腰痛や肩こり、背中の痛みなどの不調を自ら ケアしていくことを目的としています。

神楽坂ホリスティック・クーラ
新宿区横寺町68 唐澤ビル２階　☎03-3269-8785
http://www.holistic-cura.net/

アクティブケアスタジオ
新宿区横寺町37 エムビル２階　☎03-6265-0787

セラピストカレッジ「ナーチャ」
新宿区横寺町37 エムビル３階　http://cura-nurture.com

石垣英俊（いしがき ひでとし）

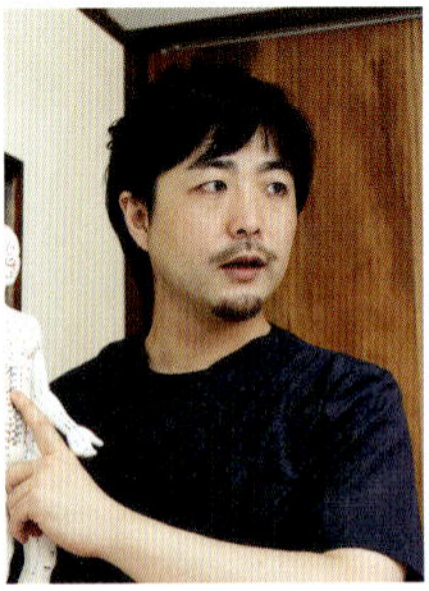

静岡県出身。臨床家の父に鍼灸治療を師事。2004年に開業し、体の痛みや不調に悩んでいる人々へ、よりよい施術、環境、アドバイスを提供すべく研鑽を積んでいる。神楽坂ホリスティック・クーラ®代表。一般社団法人日本ヘルスファウンデーション協会理事。セラピストカレッジ「ナーチャ」校長。鍼師、灸師、按摩マッサージ指圧師。オーストラリア政府公認カイロプラクティック理学士（B.C.Sc)、応用理学士（B.App.Sc)。中国政府認可世界中医薬学会連合会認定国際中医師。全米ヨガアライアンス200h修了ヨガインストラクター。日本ヨーガ療法学会認定ヨーガ教師。東西の智慧を独自に融合させた新メソッド「アラウンドセラピー®」を主宰。著書に『老け腸メンテナンス』（ブルーロータスパブリッシング)、『痛みと不調を根本から改善する 背骨の実学』（池田書店）。DVDに『セラピストのための身につく中医学講座』（BABジャパン）。

取材協力	及川彩
モデル	田島有紗（BLANCHE）
撮影	中島聡美
撮影協力	（衣装）イージーヨガジャパン、プラヴィダ、ボディーアートジャパン、yoggy sanctuary （ヨガマット）Yoga works
ヘアメイク	成田幸代
スタイリング	田中祐子
イラスト	中村知史
医学イラスト	金井裕也
透過イラスト	庄司猛
本文デザイン	TYPEFACE
編集協力	水城昭彦
編集・制作	大河内博雄（ケイ・ライターズクラブ）
参考文献	「アナトミー・トレイン――徒手運動療法のための筋筋膜経線」（医学書院） 「腰痛診療ガイドライン2012」（南江堂）

背骨、骨盤、足から治す
腰痛の実学

●協定により検印省略

著　者　石垣英俊

発行者　池田　豊

印刷所　日経印刷株式会社

製本所　日経印刷株式会社

発行所　株式会社池田書店

〒162-0851　東京都新宿区弁天町43番地
電話 03-3267-6821（代）／振替00120-9-60072
落丁・乱丁はおとりかえいたします。

ISBN978-4-262-16546-2

1502110